病院事務のための

医療事務総論／医療秘書実務

［第2版］

日本医療福祉実務教育協会
監修

有吉澄江・沖山圭子
編著

建帛社
KENPAKUSHA

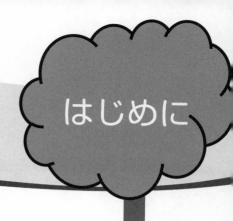

はじめに

　医療の進歩は目覚ましく，新しい治療法や検査法が研究され，治らないといわれていた疾患も治療できるようになってきました。

　医療秘書が日本に導入された当時から比べて，医療技術の進歩に伴い医療の現場は高度化・専門分化され，多くの専門職種がかかわるチーム医療が主流となりました。医療事務スタッフの仕事は，受付や請求事務のみならず，事務面における専門的な援助と各部門の連絡調整を果たす重要な役割を担い，今では医師や看護師，コメディカルの方たちをサポートするチーム医療の一員として欠かせない職種となりました。

　日本医療福祉実務教育協会では，医療現場で活躍できる人材として「医療秘書実務士」「診療情報管理実務士」「医事実務士」「介護保険実務士」を養成してきました。平成28年度より新たに「医師事務作業補助実務士」が加わり，医療福祉の現場で活躍する人材の育成に取り組んでいます。

　本協会では，これまで『医療事務総論』『医療秘書実務』のテキストを刊行してまいりました。平成28年度より「医師事務作業補助実務士」を導入するにあたり，現状に即した改定と医師事務作業補助実務を盛り込んだ，本書『病院事務のための　医療事務総論／医療秘書実務』を新テキストとして発刊する運びとなりました。

　今，医療現場では「確かな知識と豊かな心」を備えた医療事務スタッフが求められています。ますます複雑になる医療保険制度と診療報酬制度，電子カルテをはじめとするIT化の進む病院システム，医師やコメディカルスタッフのサポートに必要な医療知識等，確かな知識や技術が要求されます。また同時に，患者に寄り添い患者から信頼されるために，ホスピタリティやコミュニケーション力も必要とされます。

　日々進歩する医療の現場では，医療に興味をもち，向上していく姿勢が欠かせません。それが，患者からの信頼を得ることにもつながり，質の高い医療を支えていくことになります。このテキストで学んだ皆さんが，患者のために医療の第一線で活躍されることを願っています。

　最後に，執筆いただきました先生方，また建帛社編集部の皆様に感謝申しあげます。

2017年2月

編著者　有吉　澄江

沖山　圭子

2017（平成29）年の発行以来，多くの方にご活用いただき感謝申し上げます。

初版発行より4年が経過いたしました。その間の制度改正等の動向を踏まえ，記述を見直し，この度第2版として刊行することになりました。

医療事務に関連する法規，社会保障・社会保険制度の改正を受け，最新の状況・情報を反映するよう更新・追記を行ったほか，「個人情報保護法」関連でも新たな動向を盛り込みました。また，「医療情報技師」についても加筆しています。

医療秘書実務士・診療情報管理実務士，医師事務作業補助実務士，医事実務士をめざす方のテキストとして十分にご活用いただき，医療の最前線で活躍されることを願っています。また院内研修等でもご活用いただければ幸いです。

2021年4月

編著者　有　吉　澄　江

沖　山　圭　子

目　次

第2章　社会保障と社会保険制度

第3章　医療事務に関する法規

第4章　医療秘書実務

第5章　統計業務

第6章　メディカルマナー

医療事務の必要性

 医療事務の役割

日本では，1922（大正11）年に初めての医療保険制度として健康保険法が制定されたが，対象は一部の労働者に限られていた。その後対象者が順次拡大され，1958（昭和33）年には農業者，自営業者等を対象にした国民健康保険制度が制定された。1961（昭和36）年に全国すべての市町村で国民健康保険制度が実施され，ここに**国民皆保険制度**が実現した。

近年は少子高齢化や医療技術の進歩により，医療制度も年々複雑化してきている。また，IT技術の進化により，診療情報の電子化，情報の標準化・共有化が進んできた。

医療事務とは，医療活動で発生するすべての事務の総称であり，医師や看護師等の医療従事者が行う医療行為以外はすべて事務系スタッフの仕事といってもよい。主な業務は診療報酬請求事務であるが，これも高度化・専門分化した医療に即応した診療報酬算定の能力が不可欠となっている。そのためには，医学・医療の基礎，医療保険制度や保険診療，医療関連法規などの専門知識が求められる。

さらに，窓口受付業務，会計業務，入・退院業務などの仕事もあり，幅広い知識が求められている。例えば，初診患者が病院を訪れた場合，まず，診療申込書・問診票などへの記入を求め，受診科を決定するが，受診科がわからない患者もいるので，相談に応じられる医学知識が必要である。続いて保険証の確認をし，必要に応じて保険取り扱いの範囲を説明する。診察券の発行や診療録の作成を行い，医師の診察後は診療報酬の算定をし，患者から一部負担金等の徴収を行う。このように，医療事務の範囲は広く，業務一つひとつに専門性が要求されている。

病院における事務部門のうち，庶務・人事・管理・会計課などは一般企業の事務部門と共通する部分も多いが，医療事務を取り扱う医事課の業務は一般企業にはない特殊性をもち，病院特有の事務部門である。当然のことなが

国民皆保険制度

国民がなんらかの公的な医療保険制度に加入している状態をいい，2020年現在では，日本国民は全国健康保険協会管掌健康保険（協会けんぽ）・組合管掌保険・各種共済組合・船員保険・国民健康保険のうち，いずれかに加入することになっている。

ら，医療事務に携わるには，幅広い医学知識が求められることになる。

　日本医療福祉実務教育協会をはじめとする医療秘書の養成機関で，所定の職との違いを明確にしているのは，以上の理由によるものである。

　近年は患者が病院を選択する時代になってきた。来院した患者に最初に接し，患者へのサービスの第一線に立つ医療事務スタッフの行動は，そのまま医療機関のイメージともなり，病院経営を左右するといっても過言ではない。医療事務スタッフに対する病院経営者・管理者の期待は非常に大きい。

医療事務の特性

　医療事務が一般の事務と異なる点は，人の命にかかわる医療の一端を担っていることである。

　医療機関がサービス業であるといわれて久しいが，医療機関が提供するのは，一般のサービスとは異なる医療サービスであり，人の命にかかわる医療の提供である。

　近年，医療はますます進歩し，新しい治療法や薬剤により，今まで治らないといわれていた病気で治療できるものも出てきた。また，患者の意識にも変化が現れ，患者の「知る権利」や「選択する権利」がいわれるようになってきた。インフォームドコンセントの義務化で，セカンドオピニオンや情報の開示が今ではあたりまえになり，EBMでの治療が医療の主流になってきている。医療は医師や病院だけのものではなく，患者のものでもある。

　安全で良質な医療をよい環境で安心して，しかも安い費用で受けたいと誰もが望んでいる。医療機関に求められているものは，患者が安心できる環境である。それにはもちろん，医師や医療従事者による良質な診察の提供がもっとも重要であるが，医師や医療従事者が能力を発揮できる環境をサポートする事務系職の力も必要となる。診療情報管理士や医師事務作業補助者などの職種が登場してきたのも，必然といえる。

　かつては，医療費の計算が主な業務だった医療事務だが，近年は，診療報酬点数計算のみならず，施設基準や算定要件の判断，電子カルテの代行入力や医療文書の代行作成，また，さまざまな患者への応対力など，多様な能力が求められている。

　診療報酬の算定も急性期入院医療では診断群分類別包括評価で算定するようになり，医療費の算定も複雑になってきている。

　今や，病院は医療事務スタッフの働きで支えていかなくてはならない。そ

インフォームドコンセント
　第3章 p.89 参照。

セカンドオピニオン
　納得のいく治療法を選択できるように，診断や治療方針について，主治医以外の医師による助言「第2の意見」を求めること。

EBM
evidence-based medicine
根拠に基づく医療。

診療情報管理士
　第4章 p.179 参照。

医師事務作業補助者
　第4章 p.148 参照。

診断群分類別包括評価
　第4章 p.194 参照

のためには，診療報酬請求能力はもちろんのこと，医療保険制度や医療関連法規，公費負担医療制度などの知識をもつことが要求されている。また，患者応対はもちろんのこと，チーム医療の一員として，医師をはじめとする多種の医療従事者とのコミュニケーション能力が求められている。

　医療機関は，「医療」という人の命にかかわるサービスを提供する。医療事務の基礎をもう一度見直し，複雑な実務を確実にこなす処理能力を身につけることが必須である。ぜひ本書で基礎知識の重要性を見直し，確実な実務能力を養っていただきたい。

❸　本書の構成

　本書『病院事務のための　医療事務総論／医療秘書実務』は以下のような構成により編集されている。

　第1章　病院の組織　　病院の組織も医療の高度化に伴い変化してきた。病院内の各分部門の役割，医療従事者の職種などを理解し，チーム医療，医療倫理についても学ぶ。

　第2章　社会保障と社会保険制度　　国民生活の安定と，健康を守るうえでもっとも重要な制度である医療保険制度とともに，公費負担医療，公的な保障制度ならびに介護保険制度などについて幅広く学ぶ。

　第3章　医療事務に関する法規　　医療関係者の知識の必須要件となる，医療施設に関する医療法，医療従事者に関する医師法および関連法令など医療行政法規をわかりやすく解説し，それらの法の適用に際して，医療関係者にはどのような配慮が必要かを学ぶ。また，近年，各医療機関で積極的に取り組んでいるインフォームドコンセントや，診療情報開示などについても学ぶ。

　第4章　医療秘書実務　　医療秘書実務として，医事実務，医師事務作業補助実務，診療情報管理実務について，それぞれ業務の基本から応用までを学ぶ。医事実務では，保険請求業務，受付・会計業務，病棟業務，文書管理業務を学ぶ。医師事務作業補助実務では，導入の経緯，診療録の記載と関連法規，業務の実際と医療文書作成について学ぶ。診療情報管理実務では，診療記録と関連法規，診療情報管理業務と医療文書管理について学ぶ。

　第5章　統計業務　　病院における統計は，日々の医療活動を数値としてとらえ，それを蓄積・分析することにより，患者の行動を把握し，併せて経営状況や医療の質の評価を図ることを主な目的としている。近年は，医療

の質が問われ，病院はみずからの医療機能を明確にし，患者に提供する医療の自主的な評価を通じて，医療の質の向上に努力している。本章では，医療統計算出方法を基本に，数値の見方，扱い方を学ぶ。

　第6章　メディカルマナー　　医療機関にはさまざまな患者が訪れる。患者が安心して治療を受けることができる環境を提供することは医療機関の努めである。患者の立場になり，接することが何より大切である。本章では第一印象をはじめとし，敬語表現や聞くこと・話すことを学ぶことにより，患者や医療スタッフ間での円滑なコミュニケーション方法を学ぶ。また，各種応対業務や交際業務についても学ぶ。

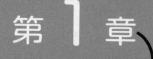
 病院の組織と業務管理

1. 病院と診療所

　医療機関とは，けがや病気のために訪れた患者を収容して診察や治療をする施設をいい，医療法上では，病院と診療所は以下のように定義づけられている。一方，医院やクリニックという名称の定義はないため，病院や診療所のいずれにおいても名称の使用が可能である。ただし，診療所が病院を名乗ることは機能上認められない。

　医療法では，病院とは，医師または歯科医師が公衆または特定多数人のため医業または歯科医業を行う場所と定義され，病床数20床以上の入院施設（病棟）をもつものをさし，無床もしくは19床以下のものは診療所（入院施設をもつ場合は有床診療所）と定めている。また，同法では，病院や診療所，助産所のほかに，介護保険法の規定による介護老人保健施設および介護医療院，調剤薬局（薬剤師が医師または歯科医師が交付した処方箋に基づき医薬品を調剤する薬局）についても明記しており，医療は医療提供施設の機能に応じ効率的に提供されなければならないと定めている。

2. 病院の種類

（1）病床の種別分類

　医療法第7条第2項では，病床の種別を表1-1のとおり定義している。

　これらの分類のほかにも，精神科病院（精神病院），感染症病院，結核療養所（結核病院），療養型病床群，一般病院の分類があるが，あくまでも考え方は病床単位で，すべて同じ類型の病床だけで構成される病院ばかりではない。

表 1-1　病院の病床の種別分類

精神病床	病院の病床のうち，精神疾患を有する者を入院させるためのもの。
感染症病床	病院の病床のうち，感染症の予防及び感染症の患者に対する医療に関する法律に規定する一類感染症，二類感染症（結核除く），新型インフルエンザ等感染症及び指定感染症並びに新感染症の所見がある者を入院させるためのもの。
結核病床	病院の病床のうち，結核患者を入院させるためのもの。
療養病床	病院・診療所の病床のうち，精神・感染症・結核病床以外の病床であって，主として長期にわたり療養を必要とする患者を入院させるためのもの。
一般病床	病院・診療所の病床のうち，上記に掲げる病床以外のもの。

表 1-2　病院の機能別分類

特定機能病院	1992年の医療法改正（第4条の2）により，もっとも高度な医療を提供する医療機関として認定された病院。「高度な医療の提供ができ，また開発・評価・研修する能力があること」「一定基準以上の診療科があること」「400床以上の病床数，一定基準以上の紹介率・逆紹介率であること」「医師や看護師，薬剤師の数が患者人数に対して一定以上の割合であること」などが主な認定条件である。
地域医療支援病院	医療法第3次改正（1997年）で制度化された機能別区分。主な役割は，地域の中核病院として，地域の診療所・クリニックなどでは対応困難な専門的治療や高度な検査，手術などを行い「地域完結型医療」の中心的役割を担うことである。「一定基準以上の紹介率・逆紹介率であること」「院内に委員会が設置されていること」「地域の医療従事者を対象とした一定回数以上の研修を実施していること」「共同利用，共同診療体制の確保」「許可病床が原則200床以上」などが主な承認要件である。
一般病院	上記以外の病院。患者はまず，これらの地域密着型病院を利用することが多い。

（2）機能別分類

　　それぞれの病院のもつ機能によって，特定機能病院，地域医療支援病院，その他の一般病院の3つに分けることができる（表 1-2）。

医療法人
　病院，医師や歯科医師が常勤する診療所，または介護老人保健施設の開設・所有を目的とする法人。

（3）開設者による分類

　　病院の開設母体には，国，公的医療機関，社会保険関係団体，公益法人，医療法人などがある。

　　厚生労働省の調査（2019年10月1日現在）では，全国の病院の68.9％，一般診療所の42.5％が**医療法人**であり（診療所の個人開設は40.0％），数的には医療の根幹を支えている（表 1-3）。

3.　病院の機能

　　病院の機能には，規模や地域の医療環境などによって異なるが，大きく分けて入院機能と外来機能の2つがある。長寿化と高齢化が加速している昨今では，病院を中心に多くの社会資源を活用しながら，人びとが住み慣れた地域の住み慣れた自宅で療養生活を継続できるよう，在宅機能の重要性が増し

表 1-3　開設者別にみた施設数（各年 10 月 1 日現在）

	施設数		構成割合（%）	
	令和元年 （2019）	平成 30 年 （2018）	令和元年 （2019）	平成 30 年 （2018）
病院	8,300	8,372	100.0	100.0
国	322	324	3.9	3.9
公的医療機関	1,202	1,207	14.5	14.4
社会保険関係団体	51	52	0.6	0.6
医療法人	5,720	5,764	68.9	68.8
個　人	174	187	2.1	2.2
その他	831	838	10.0	10.0
一般診療所	102,616	102,105	100.0	100.0
国	537	536	0.5	0.5
公的医療機関	3,522	3,550	3.4	3.5
社会保険関係団体	450	464	0.4	0.5
医療法人	43,593	42,822	42.5	41.9
個　人	41,073	41,444	40.0	40.6
その他	13,441	13,289	13.1	13.0

厚生労働省　令和元（2019）年医療施設（動態）調査・病院報告の概況より

ている。また，国民医療費が 40 兆円を超えている現状では，疾病の早期発見や予防のために，人間ドックや検診などの予防活動も重要である。

（1）外　来

　患者が受診受付をして，診察や治療などを受けた後，投薬があれば薬を受け取り（院内処方の場合），最後に会計を行うのが，外来診療の流れである。また，夜間や休日など診察時間外の急を要する診療，救急車で搬送された緊急かつ重症患者の治療など，救急外来診療も外来診療のひとつである。

　「病院は待ち時間が長い」という固定観念が多くの人の中で定着し，「3 時間待ちの 3 分診療」などと揶揄されているが，昨今では電子カルテやオーダリングシステム，医事システム，画像管理システムなど，院内の IT 化を図ることで待ち時間の短縮に努めている病院が増えている。

　同じ待ち時間であっても，受付ロビーの画像放映や図書の配置，完全予約システムや呼び出しベルの導入などで，「待たされている感」を軽減する方法も考えられている。加えて，「軽微な症状の場合は近隣の診療所やかかりつけ医に」「専門的な診断・治療を必要とする場合や救急の場合は病院や専門医に」といった患者側の使い分けと行政側からの働きかけも，病院の待ち時間短縮には欠かせない。

（2）入　　院

入院に至る経緯には，大きく分けて，① 通院している病院の外来で医師から入院が必要と判断された場合，② かかりつけ医や近隣の診療所からの紹介（予約入院が多い），③ 救急搬入や救急外来を受診し，入院治療が必要になった場合という3つが考えられる。

入院は，いずれも医師の診療の結果と患者の同意の後で決定される。緊急入院とは，即日治療または手術が必要と診断された入院で，予約入院は，目的の検査，手術，患者のスケジュールなどに合わせて入院日，病室を予約してから入院をする方法である。また，栄養・運動療法の指導，眼や腎臓の合併症チェック，薬のチェックなどを目的にした教育入院もある。

入院決定後は，入院の期間，治療方針，退院後のフォローなどについての説明が医師からあり，患者の入院生活が終われば，会計の後退院となる。入院における病院の役割は，日頃からの開業医との連携，外来患者の継続的なフォロー，手術の施行，高度な検査機器利用機会の提供，入院ベッドの確保，在宅支援をはじめとする退院後のフォローと，入院時だけにとどまらず，継続的なものである。

（3）在　　宅

患者が病院に来院するのではなく，医師をはじめとする病院の医療スタッフが患者宅や居住系施設を訪問し，医療を提供するのが在宅医療である。高齢化が進み，病院に通院することがむずかしい患者や利用者が増加していること，がんや難病などに罹患している患者の中で，在宅療養を希望する人が増えていること，**終末期**を在宅で迎えたい，あるいは迎えさせたいという看取りの問題などから，在宅医療の必要性は年々増加している。

終末期
治療の望みが全くなく，死が近づいている状態。ターミナル期ともいう。

4. 病院の管理者

医療法には，病院または診療所の開設者は，臨床研修等修了医師を管理者に置いて，当該医療機関を管理させなければならない（第10条）とある。また，開設者が管理者になることができる場合（開設者が臨床研修等修了医師である場合）は，都道府県知事の許可を得た場合を除き，みずからが管理者にならなくてはならない（同第12条第1項），あるいは，管理者は，都道府県知事の許可を受けた場合を除き，ほかの医療機関の管理者を兼任することはできない（同第12条第2項）とある。

先に述べたように，日本の医療機関は，個人経営と医療法人による開設であることが多く，実質的に，管理者≒院長≒経営者といってよいだろう。

ただし，本来医師である院長は，経営については専門外であり，病院経営が困難な昨今の時代背景を考えると，真の意味での経営者（院長）の養成は非常に重要で，病院経営と質の高い医療サービスの提供を両立させるためにも，院内の人的資源，医療サービス，機器などの資産，資金などの経営資源を有効に使う組織体制の構築が不可欠である。現在の病院経営では，まだまだ確立された組織のあり方をみることは少ないが，今後その重要性はますます増大するだろう。

5. 病院組織の特徴

病院の構成員の多くは，国家資格を有した専門職であり，自身の職能や専門性についてのプライドや，自部署への帰属意識が高い。また，一般に患者志向である。反対に，病院全体への帰属意識や病院経営についての認識，すなわち「もうける」「利益を上げる」という意識は希薄で，横断的な協力体制の中で業務を行うことがどちらかといえば苦手であり，ともすれば閉鎖的で排他的な職能集団になってしまう危険性をはらんでいる。

一方，医療事務スタッフは，医療費の計算や請求を一手に担っていることから，病院経営の中核であるという認識が高く，コスト意識や収益思考をもち合わせ，どちらかといえば経営志向で，病院そのものへの帰属意識は高い。しかしながら，特別な国家資格を必要としないことから，院内では軽視されがちな職種ともいえる。

ただし，これらはあくまで一般的な傾向でしかない。各職能が十分に発揮される組織，また，それらを有機的につなぐことができる組織を創造することは，医療サービスの質・効率の向上と病院経営の安定のためには重要であり，その実現は，医療サービスを享受する患者やその家族のメリットにもなるだろう。

❷　医療を支える職員

　病院の組織体系を構成する要素にはいかなるものがあるだろうか。それには
いくつかの側面があり，「外来」と「入院」のように機能的な側面や，「看
護部」と「薬剤部」のように，職種単位での側面，また，これらに縛られな
い職種や部門横断型の「委員会」活動や「TQM：total quality manage-
ment」のような側面もある。ここでいう TQM とは，病院全体（total）で
医療サービス（quality）を継続的に向上させる（management）取り組みの
ことである。

1.　病院の職種

　病院組織の最小単位である主な職種を表 1-4 に列記した。その概略を押
さえてみよう。

2.　病院の部門

　病院組織を構成する最小単位はあくまで「個人」であるが，この個人の集
まりが「課・科・部」であり，これらの集まりが「病院」になる。そこで次
に，病院にはどういう部門があるのかを列記したい。

（1）診 療 部（医局）

　医局とは，医師の集まりである。大病院では，内科や外科のように各診療
科の構成単位のことをさしていうが，一般の病院においては各診療科の医師
が集まり，症例検討会や**カンファレンス**，研修などを行う場所を医局と呼ん
でいる。

　これまでの医療は，オールマイティである医師を頂点としたピラミッド型
といわれていた。医師の役割が重要であることには変わりないが，疾病構造
が多様化し，医療全体が高度化・専門化・細分化する中で，多職種がそれぞ
れの専門性を発揮しながら連携するチーム医療が必要である。医師は，治療
方針の決定と治療を行い，かつ，各職種間のコミュニケーションを図って情
報を集積し，患者にフィードバックするとともに，リーダーや**ファシリテー
ター**役を担いながら，医療の質の向上に寄与しなければならない。

カンファレンス
　関係するスタッフが
集まり協議すること。
患者の病状の共有，治
療方針の検討などを行
う。

ファシリテーター
　公平な立場でグルー
プに介入し，円滑なコ
ミュニケーションを図
る。

表 1-4 病院における主な職種

職　種	業　務	根拠法	資格の種類	管　轄
医　師	患者の診察や疾病の治療，投薬などにあたる。専門ごとに「内科医」「外科医」などの呼称があり，患者に直接診療を行う臨床医と，病気の原因を突き止めるために基礎医学を研究する研究医に分けることもある。	医師法	国家資格	厚生労働大臣
薬剤師	医薬品全般について，幅広い知識をもつ薬の専門家。薬局や病院で処方箋に基づく調剤や患者への服薬の説明を行うほか，医療用医薬品から一般用医薬品まで，すべての薬を販売でき，また相談業務もできる。	薬剤師法	国家資格	厚生労働大臣
保健師	地区活動や健康教育・保健指導などを通じて疾病の予防や健康増進など公衆衛生活動を行う地域看護の専門家である。	保健師助産師看護師法	国家資格	厚生労働大臣
助産師	看護師免許取得者が，助産師学校などの養成機関で1年以上の専門教育受講と実習を行い，国家試験合格により資格が与えられる（看護大学の場合は別の基準有り）。妊娠から産後6～8週間までの産褥期を通じて妊婦，母子のサポートやケアをする。正常分娩の介助もできる。	保健師助産師看護師法	国家資格	厚生労働大臣
看護師	傷病者や褥婦の看護や，医師・歯科医師の指示があった場合は診療の補助を行う。具体的には，血圧・体温・脈拍などの測定，注射・点滴・採血などの診療補助，食事や入浴，ベッドメーキングなどの身辺の世話などを行う。	保健師助産師看護師法	国家資格	厚生労働大臣
准看護師	医師・歯科医師，看護師の指示のもと傷病者や褥婦の看護や診療の補助を行う。1951年の保健婦助産婦看護婦法（現・保健師助産師看護師法）の改正によってできた資格職。	保健師助産師看護師法	公的資格	都道府県知事
診療放射線技師	医療機関において放射線を用いた検査・治療を業務とする。「エックス線技師」「レントゲン技師」と呼ばれることもある。医師・歯科医師の指示がなければ，放射線を人体に照射してはならない。	診療放射線技師法	国家資格	厚生労働大臣
臨床検査技師	病院などの医療機関において，医師・歯科医師の指示のもとに種々の臨床検査を行う技術者。尿糞便・血液学的・微生物学的・生化学的検査のほか，心電図・心音図・脳波・筋電図・呼吸機能・超音波などの生理学的検査も行う。	臨床検査技師等に関する法律	国家資格	厚生労働大臣
理学療法士	PT：Physical Therapist とも呼ばれ，身体に障害のある者に対して基本動作（座る，立つ，歩く等）の回復や維持，障害の悪化の予防を目的に，運動・物理療法等によって自立した日常生活が送れるようにサポートする。	理学療法士及び作業療法士法	国家資格	厚生労働大臣
作業療法士	OT：Occupational Therapist とも呼ばれ，医師の指示を受け，身体に障害のある者に対して社会復帰に向けた訓練や指導を行う。日常・社会生活が再び行えるよう，心身の機能回復を促し，身の回りのことを主体的にできるようにサポートする。	理学療法士及び作業療法士法	国家資格	厚生労働大臣
言語聴覚士	ST：Speech-Language-Hearing Therapist とも呼ばれ，診療の補助として，言葉や聞こえ，認知，嚥下（飲み込み）などに問題がある患者一人ひとりの症状に合わせ，医師・歯科医師の指示のもとに評価・訓練・指導を行い，生活の中でより円滑なコミュニケーションが実現できるよう周囲の環境に働きかける。	言語聴覚士法	国家資格	厚生労働大臣

表 1-4　つづき

職　種	業　　務	根拠法	資格の種類	管　轄
視能訓練士	多くは，眼科で医師の指示のもとに視能検査を行うとともに，斜視や弱視の訓練治療にも携わる医療技術者。	視能訓練士法	国家資格	厚生労働大臣
義肢装具士	事故や病気などで手足を失った者に対し，医師の指示のもと，義肢の製作や，身体機能に障害のある人に対し，その機能を補助する装具の製作をする。身体と義肢装具を適合させるために，採寸から組立，仕上げなどの工程を担う。	義肢装具士法	国家資格	厚生労働大臣
臨床工学技士	医師の指示のもと，人の呼吸・循環・代謝機能を代替，補助する生命維持管理装置等の医療機器の操作，保守点検を担当する。「人工心肺装置」「人工透析装置」等を扱う。	臨床工学技士法	国家資格	厚生労働大臣
社会福祉士	ソーシャルワーカーや MSW：Medical Social Worker とも呼ばれる。身体・精神上の障害があることまたは環境上の理由から日常生活を営むのに支障がある者の福祉に関する相談に応じ，助言，指導，福祉サービスを提供する者または医師その他の保健医療サービスを提供する者その他の関係者との連絡・調整その他の援助を行う。	社会福祉士及び介護福祉士法	国家資格	厚生労働大臣
精神保健福祉士	PSW：Psychiatric Social Worker とも呼ばれ，精神的な障害のある人を支える。病院では入院から退院までの相談に応じ，日常生活を送るための援助を行う。また，家族や関係機関との連絡・調整を行い，社会参加できるようサポートする。	精神保健福祉士法	国家資格	厚生労働大臣
介護支援専門員（ケアマネジャー）	法定資格所持者等は5年以上，それ以外の者は10年以上の福祉や保健医療の分野での実務経験を要する。要支援・要介護認定を受けた者やその家族からの相談を受け，介護サービス給付計画（ケアプラン）を作成する。他の介護サービス事業者との連絡・調整や取りまとめ等も行う。	介護保険法	公的資格	都道府県知事
栄養士および管理栄養士	栄養士は，栄養指導に従事する。管理栄養士は，患者の療養に必要な栄養指導，個人の身体の状況，栄養状態等に応じた高度の専門知識および技術を要する健康の保持・増進のための栄養指導を行う。	栄養士法	公的資格／国家資格	都道府県知事／厚生労働大臣
診療情報管理士	ライブラリーとしての診療録を高い精度で機能させ，そこに含まれるデータや情報を加工・分析・編集し活用することにより医療の安全管理，質の向上および病院の経営管理に寄与する。	民間資格	四病院団体協議会・医療研修推進財団	
医療事務	明確な定義はなく，医療機関や養成機関によって解釈に差がある。また，医療秘書とほぼ同義語としてとらえる場合もある。ここでは，医療事務を医療費の算定・請求業務，受付応対業務，診療情報管理業務，病院情報システムの運用業務までを広義の医療事務と考え，狭義では，医療費の算定・請求業務，受付応対業務までと考える。			
医療秘書	明確な定義はない。メディカル・セクレタリーとも呼ばれる。一般には，受付応対（総合受付・案内）業務，医師事務作業補助業務，看護クラーク業務，医局・看護部などの秘書業務などを行う者を言う。			

（2）看　護　部

　看護部の仕事は，大きく分けると，処置も含めた診療の補助業務，患者の身体の清潔保持や食事介助などのケア，患者の経過観察の3つである。看護師，准看護師，看護補助者は，通常病院の中でももっとも職員数の多い職種であり，患者と接する時間ももっとも長い。また，患者にとっては医師との懸け橋になってくれる存在でもある。

　院内では，業務の違いから，外来・病棟・オペ室・ICU（集中治療室）看護師に分類され，「外来」「○病棟」「オペ室・サプライ」のように，それぞれに合わせた部署の構成になっていることが多い。近年では，通常の看護師資格よりも高度な知識を求められる**専門看護師**や**認定看護師**という資格も存在し，専門化がより進んでいる。

（3）薬　剤　科（薬局）

　薬剤科の役割は，薬剤の専門家として，品質が保証された医薬品を有効かつ安全に，適切な情報とともに患者に提供することである。具体的には，薬品の管理，医師の処方に基づいた調剤，服薬指導，薬品情報の入手・管理などである。

　特に，患者が複数の医療機関や診療科にかかっている場合，それぞれの処方は適切であっても一緒に服用することで，負の相互作用が起こる可能性があり，これを未然に防ぐために患者が受ける薬物療法の情報を集約・確認・管理することは大変重要である。このほか，医療チームカンファレンスへの参加もあり，医師・看護師・その他の医療スタッフとチーム一体となって治療にあたる。

　また病院内で，医薬品の購入と保管，各部署への供給と一貫した管理を行い，品質管理（温度，湿度，光）に万全を期すことも重要な業務である。

（4）検　査　科

　臨床検査の仕事は，大きく2つに分けられる。ひとつは血液や尿など体内から採取した検査材料を調べる「検体検査」，もうひとつは患者に直接触れて検査を行う「生理機能検査」である（表1-5）。このほかに，外来採血業務を臨床検査部で行う場合もある。

　これらの検査は，医療行為と位置づけられているが，医師の補助として行う場合は臨床検査技師が担当する。

（5）放　射　線　科

　放射線科の仕事は，画像を使った診断と放射線治療の大きく2つに分けら

専門看護師
　日本看護協会・日本看護系大学協議会が運営する認定資格。複雑な看護問題を抱える人に，特定の看護分野において，高水準の看護ケアを効率よく提供するための専門知識・技術を備えた看護師。

認定看護師
　日本看護協会の認定資格。医療現場における看護ケアの広がりと看護の質の向上のため，特定の看護分野において，熟練した技術と知識で，高水準な看護を実践できる熟練した技術と知識を備えた看護師。

表 1-5　検査の分類

検体検査	血液検査	赤血球数やヘモグロビン量などの貧血検査，白血球数や白血球分類などの検査。
	生化学検査	血液中の成分を調べることで，栄養の状態や肝臓・腎臓・膵臓などの臓器の状態を知ることができる。
	尿・糞便検査	尿中の成分から，糖尿病や腎臓の状態を調べる。その他，便潜血検査や寄生虫検査も行う。
	感染症検査	B型肝炎やC型肝炎，梅毒，HIV（ヒト免疫不全ウイルス）などに感染していないかを調べる。疾病の有無確認のほか，術前検査としても行われる。
	細菌・微生物検査	喀痰や尿などの中にいる細菌の種類や薬の効き具合を調べる。また，インフルエンザなどのウイルス迅速検査も行う。
	輸血検査	血液型やクロスマッチ試験，血清クームスなどの輸血にかかわる検査を行う。
生理機能検査	心電図検査	通常の安静時標準12誘導心電図のほか，24時間記録するホルター心電図やトレッドミルやエルゴメータを用いた負荷心電図などを行う。
	呼吸機能検査	肺活量などの簡易肺機能検査や，特殊なガスを用いた精密肺機能検査を行う。
	超音波（エコー）検査	腹部超音波では臓器の状態を画像で調べ，表在超音波では頸動脈の状態を見たり甲状腺・乳腺の病気を発見する。心臓超音波では心臓の動きを検査する。
	脳波検査	脳から発生する微弱な電気を調べることで，睡眠の状態や脳の病気を知ることができる。
	筋電図検査	筋肉の状態や末梢神経の刺激伝達の状態を調べる。
	聴力検査	言葉の聞き取り能力やどの程度の大きさまで聞こえるかなどを調べる。

れる。X線撮影（レントゲン撮影）やCT，MRIなどの撮影を行い，画像から異常所見を発見し，医師に報告し治療に役立てるというのが，画像診断である。このほか，血液造影などの画像診断の手技を用いて治療を行ったり，がんの放射線治療なども行う。

　通常は，患者の主治医が，CTやMRIなどの画像検査の結果を患者に伝えるわけだが，つねに画像すべてがわかるわけではない。そこで，画像診断医が依頼を受け診断報告書を作成し，主治医の見解と画像診断医の意見を総合して，より精度の高い診断を行うことが多い。画像診断医が常勤でいるか否かは，病院によってまちまちである。

（6）リハビリテーション科

　リハビリテーション科には，理学療法士，作業療法士，言語聴覚士，視能訓練士，義肢装具士といった専門職が存在する。リハビリテーションとは，「その人らしい生活をとり戻す」という意味で，けがや病気で入院を要する状態になった患者が自宅生活や社会活動ができるよう支援することである。基本的には患者本人の活動を支援するのがリハビリテーションといえる。

　理学療法は，日常生活・日常の動作が低下している患者に対して行い，身

体機能の改善に重点を置き，基本動作（寝返り，起き上がりなどの練習）や歩行練習，物理療法（温熱・電気療法）などを提供する。作業療法では，応用的な動作を中心に行い，日常で必要な生活動作（食事・整容・排泄，家事動作）と手や指を細かく使う作業活動を提供する。また，言語聴覚士は，話す・聞く・読む・書くというコミュニケーションに関連する練習・助言などの支援を行い，嚥下訓練・口腔周囲のストレッチ・運動なども提供する。

（7）栄 養 科

栄養科には，管理栄養士，栄養士，調理師などが存在し，患者の栄養に関する業務に携わっている。入院患者の食事提供をはじめ，疾患に合わせた食事内容や食材の選択方法の提案，経腸栄養剤などの選択についての情報提供業務も行っている。

栄養科の業務には，大きく分けて2種類ある。ひとつは給食管理で，適時適温給食や選択メニュー，行事食の実施，アレルギー対応食・嚥下対応食の供給などをいい，もうひとつの栄養指導では，入院・外来患者を対象に，生活習慣病（糖尿病，脂質異常症，高血圧，心筋梗塞，脳梗塞など）や嚥下調整食，離乳食，食物アレルギーなどの栄養指導を行う。また，同じ疾患に罹患している患者やその家族には，集団指導も行う。いずれにしても，個々の患者の食生活や嗜好，地域や年齢特性を考慮しながら，長期的に実践可能な方法を提案することが肝要である。

また近年注目されているものに，栄養サポートチーム（NST：Nutrition Support Team）がある。これは，医師や看護師，薬剤師やリハビリスタッフと管理栄養士らが，職種の壁を越えて，栄養サポートを実施するための，多職種の集団（チーム）である。栄養サポートとは，基本的医療のひとつで，栄養管理を，症例や疾患，治療に応じて適切に実施することが求められる。

（8）事務部門

事務部門が扱うのは，人・モノ・金と情報という経営資源である。人事課，経理課，庶務課，総務課，施設課，用度課，資材課などに担当が分かれ，病院の運営をサポートし，職員が働きやすい環境を整えることが事務部門の役割である。

（9）医 事 課

医事課の主な仕事は，受付・会計，入院時の事務手続きや入退院の請求書作成，そして保険請求業務である。特に診療費を計算し，患者や保険者から

もれなく集金することは，病院経営上とても重要である。

（10）情報管理部門

情報管理部門の役割のひとつは，情報システムの管理である。病院でも，効率性や利便性，継続性や情報活用の観点から IT 化が進んでいる。さまざまな医療情報システムの運営・管理の担当も情報管理部門の役割であろう。昨今ではその担い手として**医療情報技師**という資格を特に持ったスタッフを採用する医療機関が増えている。

もうひとつは，診療情報管理士が中心となって行う診療情報の管理である。診療録の内容を点検するほか，診療録から得た病名などのデータを基に分類・集計し，医療統計や疾病統計を作成し，病院の経営・管理や治療成績の向上，公衆衛生のために役立てている。

医療情報技師

日本医療情報学会が認定する民間資格である。2003 年より認定試験が始まった。当該試験は「情報処理技術」「医学医療」「医療情報システム」の3科目からなる。

（11）地域連携室

昨今では，一医療機関のみで患者の検査や治療，通院と入院，在宅療養，介護などの一貫したサービスを提供することが困難であり，逆に地域単位でそれらを完結させることが望まれている。そのため，地域における各医療機関や施設が，専門性や特性，保有している医療機器による機能分担を図り，適切な医療や介護を効率よく提供することが求められている。

地域連携室では，地域の医療機関との連絡調整業務や地域の医療機関，介護施設などからの紹介受付，社会資源の有効活用などを行い，地域完結型の医療介護の実現と，患者や家族，利用者の負担軽減を目ざしている。

（12）医療相談室

医療相談室は，医療ソーシャルワーカー（MSW）などが担当し，患者やその家族の抱える経済的・社会的・精神的な問題や課題，疾病や障害に対する相談を受け，院内外の社会資源を利用しながら問題解決にあたる。

病院においては，入退院の時期，退院後の在宅・社会生活，介護サービスとの調整などの指南役として，地域の医療・保健・福祉施設との連携調整を行うことが多く，地域連携室と同じ部門として扱われることもある。

（13）経営企画室

病院の管理運営にかかわる指標の集計・分析，情報分析に基づいた経営戦略立案，病院全体の中・長期計画の実行支援などである。院長直轄の場合もある。

（14）委 員 会

　病院には，医療安全に関する委員会や感染対策に関する委員会など，法律上，設置することが義務づけられている委員会も含めて，多くの委員会が設置されている。

　委員会の多くは，縦断的な病院組織の中で，多職種横断的に位置づけられ，医療の質の向上や，病院サービスの向上，病院経営の効率化などに寄与している。

❸ 病院組織とチーム医療

1. 企業の組織構造分類と病院組織

　企業の組織構造の分類には以下の３つがあり，それぞれにメリットとデメリットがある。また，ひとつの企業や組織体がひとつの組織構造をもつとは限らず，複数の組織体の側面をもつこともある。

　ここでは，それぞれの組織構造を説明し，それらを病院組織にあてはめて考えてみよう。

（1）機能別組織

　開発，生産，営業，財務，会計などの機能を基に編成するのが機能別組織である。病院でいえば，医師の集まりである診療部（医局），薬剤科や検査科・栄養科・リハビリテーション科などで構成される診療補助部，外来看護部や病棟看護部などで構成される看護部，そして，医事課や地域連携室などが該当する事務部といった組織編成になろう（図 1-1）。

　機能別組織は，部門間での仕事や人員の重複がなく，経営効率の面で優れた組織構造といえる。また，看護師は看護部，薬剤師は薬剤部というように，それぞれの部署ごとに専門化が進み，専門機能に長けた人材の育成につながるというメリットもある。

　その一方で，機能別組織は，医局は医局，放射線科は放射線科というように，それぞれの部署の責任や権限の中での発想になりがちで，部分最適の集合体に陥ってしまうリスクがある。また，機能の専門家の育成には向いていても，病院全体が最適になるという視点をもった**ゼネラルマネジャー**のような人材が育ちにくいという面がある。

ゼネラルマネジャー
　部長職。課長職にあたるマネジャーが損益責任を負わないのに対し，損益責任をもつ。
　欧米では日本でいうところの総支配人をさすことが多い。

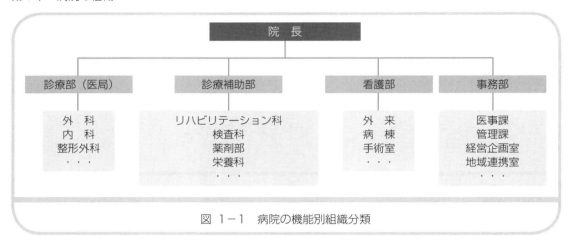

図 1-1　病院の機能別組織分類

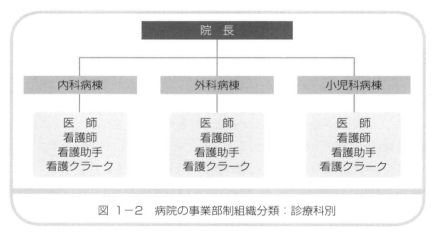

図 1-2　病院の事業部制組織分類：診療科別

（2）事業部制組織

　製品別・顧客別に事業単位を区切った組織のこと。顧客や製品の特性，ビジネスの仕組みが異なる事業を複数運営するのに適した組織である。病院でいえば，診療科別の組織（図 1-2）や，栄養サポートチーム（NST），褥瘡対策チーム，感染対策チーム（ICT：Infection Control Team），医療安全推進委員会など，各プロジェクトや委員会組織がこれにあたる（図 1-3）。

（3）マトリクス組織

　機能別組織と事業部制組織を組み合わせたのが，マトリクス組織である。事業と機能の2つの軸を併せもった組織ともいえる。例えば，病棟看護師として看護部に所属しながら，褥瘡対策チームの一員でもあるということが両立している組織構造である。この場合，2つの顔をもつことが求められ，2人の組織上位者（所属長とチームリーダー）に仕えることになる。

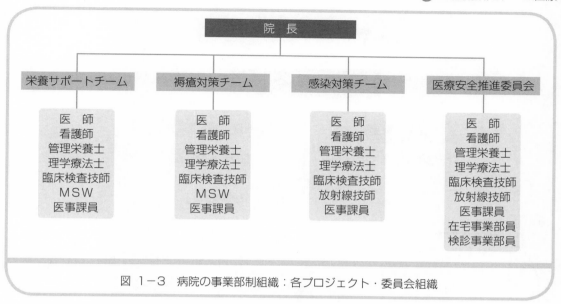

図 1-3 病院の事業部制組織：各プロジェクト・委員会組織

　この組織がうまく機能すれば，情報伝達・共有がスムーズになり，また事業と機能の両方に精通した人材が育成される。しかし，その一方で，責任や権限があいまいになり，業務運営が複雑化するリスクも考えられる。

2. 理想的な病院組織

　病院の組織構造を考えると，その多くは機能別組織を中心に構成され，部分的に事業部組織を取り入れている点からは，マトリクス型ともいえる（図1-4）。いずれにしても，病院組織の特徴としては，① 高い専門性と独立性をもった組織の集合体である，② それぞれの部署単位では，まとまりやすく専門性を向上させやすいが，部署間での連携・融合がむずかしい，③ 患者のためによりよい医療サービスを提供するという意識は高く，この方向性は部署間でも共有できる，反対に，④ 事務部門を除いては，経営感覚に乏しく，コストよりもやりたい業務を優先してしまう傾向がある，⑤ 部分最適・全体非最適になりがち，⑥ スペシャリストは育つが，ゼネラリストは育ちにくい環境，⑦ 専門性の高い職種ほど病院全体への**ロイヤルティ**は低いが，自分の部署へのロイヤルティは高い，⑧ 事務職のように，国家資格を有しないスタッフで構成される部署を軽視しがちで，結果，目に見えない力関係が部署間でできてしまうなどがあげられる。

　大切なことは，こういった病院組織の特性を各スタッフや部署，チームが認識し，質の高い医療サービスの提供と，持続可能な病院経営を両立させるために，今一度力を結集させることである。個々には素晴らしい能力をもっ

ロイヤルティ
　自分の部署への帰属意識，忠誠心。

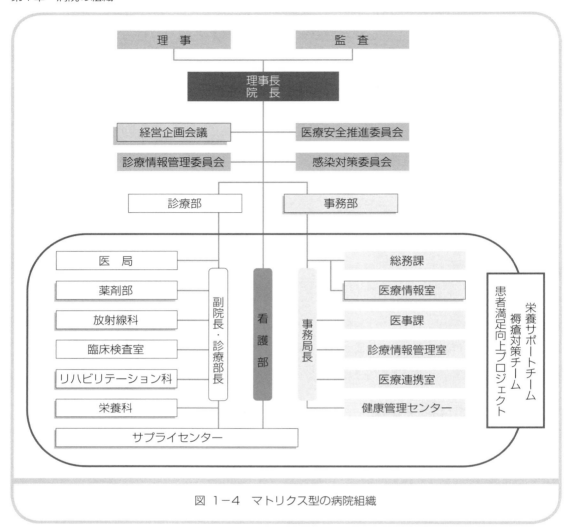

図 1-4　マトリクス型の病院組織

ていても，一人の力には限界があり，やはり多くの職種やスタッフの正の総和にはかなわない。一方で，いくら良質な医療を提供できても，赤字続きでは，いずれ病院は倒産の憂き目に合ってしまう。

　　自分と自部署の利益，患者や家族の利益，そして病院の利益の「三方よし」の視点に立って，組織運営をしていくべきであろう。

3.　チーム医療

　　理想的な組織体制づくりのひとつの試みとして，チーム医療がある。チーム医療とは，一人の患者に対して，医師および複数の**コメディカル**が連携して治療やケアにあたることである。異なる専門職種のスタッフが連携・協力

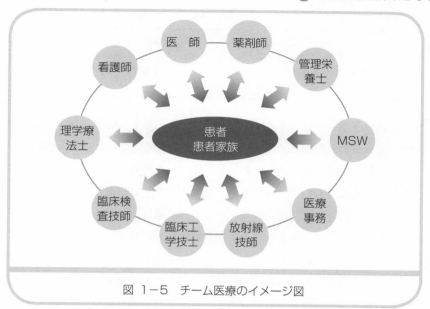

図 1-5 チーム医療のイメージ図

コメディカル
　医師・歯科医師の指示のもとで業務を行う医療従事者のこと。一般に，医師・歯科医師以外の医療専門職種をいう。
　医師・歯科医師と協働する職種を総称して，コメディカルスタッフという。

QOL
Quality of life
　生活・生命の質。患者の身体的苦痛の軽減だけではなく，精神面を含めた生活全体の豊かさや自己実現を含めた概念。

上意下達
　上位の人の意志・命令を，下位の人に周知徹底すること。

し，それぞれの専門知識やスキルを発揮することで，入院中や外来通院中の患者の生活の質（QOL）の維持・向上，患者の人生観を尊重した療養の実現をサポートする。チーム医療では，患者とその家族もチームの一員である。
　従来の医療は，医師を中心または頂点とする組織体系（ピラミッド型）を形成していたが，封建的で**上意下達**型の垂直型組織モデルの欠点克服のために，それぞれの医療従事者が医師の下につくのではなく，並列関係（横の関係）になって互いにフィードバックしながら医療を行うという，最善の医療を施すための考え方である（図 1-5）。

 病院の組織体系とその中での
医療事務職の役割

　病院における医療事務・医療秘書業務の詳細は，別章に譲るとして，ここでは，医療事務職の組織の中での立ち位置や役割について考えてみたい。病院によってもまちまちであるが，医療事務関係業務には表 1-6 にあげるようなものがあるだろう。
　医療事務職は，病院組織において，基本的には機能別組織の一端を担い，医事課長を筆頭に医事課係長，医事課主任，医事課員のような縦のラインを形成している。一方で，外来，病棟，検診，医療相談室あるいは各種委員会や医療チームのように，事業別の組織体系の一面ももっている。加えて，病

表 1−6　主な医療事務関係業務

新患・再来・入退院受付	診療情報管理業務	医療相談業務
医療費の算定・請求	医師事務作業補助業務	病診・病病連携業務
未収金管理	病棟（看護）クラーク業務	検診・人間ドック関連業務
統計業務	医局秘書業務	

棟（看護）クラークは看護部に配属されることが多く，医療相談室や地域連携室，健診事業部などは，独立した部署として存在していることも多い。

　病院の運営には“質の高い医療”と“安定した経営”の両立が必要不可欠であるが，後者において，特に重要な役割を果たしているのが，医事課である。先に述べたように，国家資格を有した専門職は，その部署において，専門性と独立性，セクショナリズムと部分最適思考，経営よりも医療サービスの質の重視という価値観をもちやすい。そのような中にあって，すべての院内部署と接点をもち，経営感覚と全体思考をもって勤務する必要がある医療事務職の存在は，病院経営のみならず，組織間の調整役としてもたいへん重要である。

参考文献●

- 安藤秀雄ほか：最新 医事関連法の完全知識 2020 年版，医学通信社（2020）
- 山田雅資，飛田美琴画：コミック医事課のお仕事 2020-21 年版，医学通信社（2020）
- ブリタニカ国際大百科事典 小項目版 プラス世界各国要覧，ブリタニカ ジャパン（2019）
- 渋谷明隆編著：MBA 流ケースメソッドで学ぶ 医療経営入門Ⅱ，日経 BP（2015）
- 木津正昭：最新・医療事務入門 2016 年版，医学通信社（2016）
- 全日本病院協会　http://www.ajha.or.jp/index.html
- おしえて！病院のお仕事　http://www.taiyou331.com/2007/03/post.html
- 日本理学療法士協会　http://www.japanpt.or.jp/
- 日本病院会　http://www.jha-e.com/
- チーム医療推進協議会　https://www.team-med.jp/
- 野村総合研究所：経営用語の基礎知識
  https://www.nri.com/jp/opinion/m_word/organization/kinoubetu.html
- 日本医師会：医の倫理綱領
  http://www.med.or.jp/doctor/member/000967.html

社会保障と社会保険制度　第2章

　日本の社会保障制度は，日本国憲法第 25 条「すべて国民は，健康で文化的な最低限度の生活を営む権利を有する。国はすべての生活部面について，社会福祉，社会保障及び公衆衛生の向上及び増進に努めなければならない」に基づき，国の社会的使命として位置づけられている。1950（昭和 25）年の社会保障制度審議会の勧告により，日本の社会保障は社会保険，公的扶助，社会福祉，保健医療・公衆衛生を 4 本柱とする制度として発展してきた。

　社会保険は，国民すべてに共通する疾病，負傷，分娩，老齢，失業，死亡などによって生活上の不安をもたらす事故に対し一定の給付を行い，生活の安定を図ることを目的とした社会保障の中心となる制度である。現在，社会保険は，医療保険，年金保険，雇用保険，労災保険，介護保険から成り立っている。その目的に医療を取り上げている保険が医療保険であり，国民の生活の安定と健康を守るうえでもっとも重要な制度のひとつである。

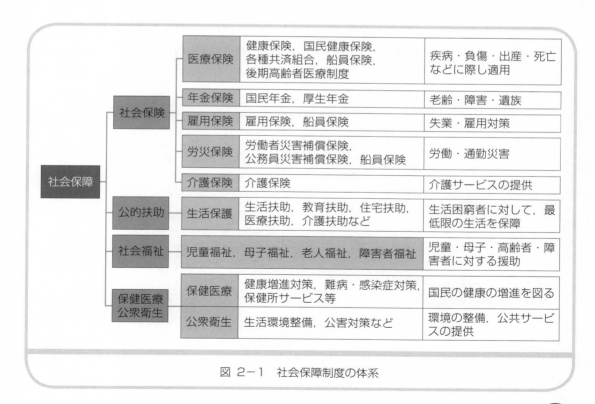

図 2-1　社会保障制度の体系

　　　近年，社会保障制度の体系を，保障の内容・給付の性質により，所得保障，医療保障，社会福祉に分けることもある。医療保障とは，疾病や障害の治療，健康の回復・保持・増進のために医療機関による保健医療サービスが保障されることを目的とし，医療体制を整えてそのサービス費用を保障することである。医療保険をはじめとし，医療扶助，公費による医療費負担，業務上の疾病に対する労働者災害補償等の制度が該当する。

医療保険制度

　　　私たちは誰でも病気にかかった，またはけがをしたときには，病院や診療所で保険による診療を受けることができる。

　　　日本の医療保険制度は，相互扶助の精神のもとに，病気やけがに備えて加入者から保険料を徴収して，医療を受けたときに医療給付や手当金等を保険から支給し，生活を安定させることを目的にした「社会保険」制度である。1927（昭和 2）年に健康保険法が施行され，その後順次医療保険各法が施行・整備された。1958（昭和 33）年に現行の国民健康保険法が制定され，国民皆保険制度が実現して現在に至っている。医療保険制度の運営については，国も財政を負担し，内容の充実を図り，最終的な責任を負っている。

　　　その他に，公衆衛生の向上および社会福祉の観点から公費負担医療制度が設けられており，業務上の災害・疾病に対する補償制度として，労働者災害補償保険などがある。

　　　日本の医療保険制度の特徴は，1961（昭和 36）年から実施された「国民

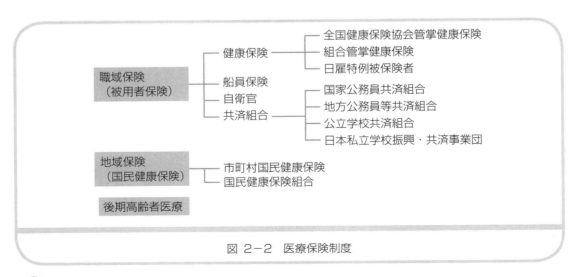

図 2-2　医療保険制度

皆保険制度」である。これにより，すべての国民はいずれかの公的医療保険に加入する。次に，医療行為が先に行われ後に保険者より医療機関に費用が支払われる「現物給付制度」である。もうひとつは，みずからの意思により自由に医療機関を選択できる「フリーアクセス」である。つまり，日本の医療制度は，すべての国民が「いつでも，どこでも，だれでも」良質な医療を安価な負担金で受けることができる仕組みとなっている。

❷ 医療保険の種類

医療保険は職域ごとに成立してきた経緯から多数の制度が分立しているが，大きく職域保険と地域保険に大別される。

職域保険は被用者保険とも呼ばれ，一般の会社員が対象の健康保険，公務員や船員など特定の被用者が対象の共済組合や船員保険がある。健康保険は主に中小企業の従業員とその家族が対象の全国健康保険協会管掌健康保険と，主に大企業の従業員とその家族が対象の組合管掌健康保険からなる。

地域保険は，職域保険の適用を受けない個人で自営業や農業を営む人などを対象とする国民健康保険の制度である。個々の市町村の住民ごとに保険集団を構成する国民健康保険，同職種の自営業者が集まって構成される国民健康保険組合からなる。また，75歳以上の人などを対象として後期高齢者医療制度が設けられている。

1. 職域保険（被用者保険）

（1）健康保険

健康保険法は，被用者保険の業務外の疾病・負傷・分娩・死亡および被扶養者の疾病・負傷・分娩・死亡に対して保険給付を行うことを目的として定められている。健康保険法に基づいて運営される医療保険には全国健康保険協会管掌健康保険と組合管掌健康保険がある。

1）全国健康保険協会管掌健康保険（協会けんぽ）（法別番号 01）

全国健康保険協会が保険者となって運営される保険で，常時1人以上の従業員のいる法人の事業所，または常時5人以上の従業員のいる個人経営の事業所で，健康保険組合が設立されていない事業所が加入する。

2）日雇特例被保険者（法別番号 03・04）

全国健康保険協会が保険者となって運営される保険で，健康保険の適用事

業所の臨時に使用される人や季節的事業に従事する人（一定期間を超えて使用される人は除く）を被保険者とする。健康保険法第5章　日雇特例被保険者に関する特例により規定されている。

3）組合管掌健康保険（法別番号06）

事業所単位で設立される健康保険組合が保険者となって運営されている保険で，その事業所で雇用されている従業員が対象となる。被保険者となる従業員が300名以上の事業所で設立することが認められているが，実際の取り扱い基準では常時700人以上の従業員を使用する事業所で設立が許可されることになっている。また，合計被保険者数が常時300名以上の従業員を使用する2以上の事業所が共同して健康保険組合を設立することもできる。

事務取り扱いは各健康保険組合が行う。

4）任意継続被保険者

健康保険では事業所に使用されている人が被保険者となるが，例外的に退職後も元の勤務先の健康保険に引き続き個人で加入できる「任意継続被保険者制度」（最長2年間）がある。「任意継続被保険者制度」は，一定の要件を満たす個人が任意で加入するものであり，届出・保険料の納付などの義務を加入者自らが負うことになる。

> 加入条件：2か月以上継続して勤務先の健康保険に加入している
> 保 険 料：在職中は事業主と本人が50％ずつの負担だが，任意継続被保険者
> 　　　　　になると本人が全額負担となる。

（2）船員保険（法別番号02）

全国健康保険協会が保険者となって船員を対象として運営する保険で，一般労働者に適用されている健康保険，雇用保険（失業保険），労働者災害補償保険が含まれる総合的な保険となっている。そのため，一般の健康保険が対象としている職務外の傷病に対する給付（給付は健康保険と同じ）のほかに，職務上・下船後3か月以内の職務外の傷病および通勤災害に対しても給付が行われる（10割給付，船員保険療養補償証明書が必要）。

（3）各種共済組合

共済組合制度は，国家公務員共済組合法，地方公務員等共済組合法，および日本私立学校振興・共済事業団法などによって定められた制度で，短期給付（医療保険）と長期給付（年金保険）がある。このうち短期給付によって組合員とその扶養家族に対する療養の給付などが行われる。給付は健康保険とほぼ同様である。なお，健康保険組合の場合と同じく組合の規定により特

定共済組合の制度がある場合には，退職者で老齢年金の受給者は後期高齢者医療制度の適用年齢に達するまで，在職時加入していた共済組合の特例退職被保険者となることができる。

１）国家公務員共済組合（法別番号31）

国家公務員を対象としており，原則として省庁ごとにひとつの共済組合が設けられている。ただし，自衛官などについては防衛省職員の給与等に関する法律により療養の給付が行われ（本人のみ，法別番号07），被扶養者については国家公務員共済組合法の対象となる。

２）地方公務員等共済組合（法別番号32）

地方公務員を対象として各都道府県，市区町村など自治体単位で設けられている。ただし，各都道府県警察の職員は警察共済組合（法別番号33），公立学校の教職員は公立学校共済組合（法別番号34）に加入することになっている。

３）日本私立学校振興・共済事業団（法別番号34）

全国の私立学校などの教職員を対象として運営されている共済制度で，全国でひとつの組織となっている。

2. 地域保険（国民健康保険）

国民健康保険は，国民健康保険法に基づいて運営されている。被用者（職域）保険に加入していない自営業者や農業を営んでいる人たちを対象とした保険で，地域単位で運営されているので地域保険といわれる。市町村国民健康保険と国民健康保険組合の２つがある。

（1）市町村国民健康保険

市町村が保険者になり運営されている。次のいずれにも該当しない人で，その市町村に居住する人が対象となる。

① 被用者保険の被保険者および被扶養者。
② 国民健康保険組合の被保険者。
③ 生活保護法による保護を受けている世帯。
④ その他厚生労働省令で定める特別の事情のある者。

（2）国民健康保険組合

医師，薬剤師，土木建設業など同種，同業の個人事業主や５人以上の個人事業主に雇い入れられた人を対象として設立・運営されている。都道府県単位で設立されているものも多いが，全国的な組織の組合もある。

3. 後期高齢者医療制度 (法別番号 39)

　少子高齢化に伴い，増大すると見込まれている高齢者の医療を安定的に支えていくため，現役世代と高齢者がともに支え合う新たな医療制度として，2008（平成 20）年に後期高齢者医療制度が創設された。高齢者の医療の確保に関する法律により，医療費の適正化を推進するための計画作成や保険者による特定健診・保健指導などの実施，後期高齢者の心身の特性などにふさわしい医療の提供ができるような診療報酬の仕組みを設けることなどが定められた。都道府県の区域ごとにすべての市町村が加入する「後期高齢者医療広域連合」が運営主体となり，被保険者の資格認定・管理，被保険者証の交付，保険料の賦課，医療給付等を行う。市町村窓口では，保険料の徴収と窓口業務（届出・申請受付等）を行う。

（1）対　　象

① 後期高齢者医療広域連合の区域内に住所を有する 75 歳以上の人（75 歳の誕生日から資格取得）。

② 後期高齢者医療広域連合の区域内に住所を有する 65 歳以上 75 歳未満で一定以上の障害者認定を受けた人（認定日より資格取得）。

　上記に該当する人は，一般の医療保険制度（国民健康保険・被用者保険）の対象から外れ，後期高齢者医療制度に加入することとなり，一人ひとりに被保険者証が交付される。

（2）保険料の徴収と診療報酬および自己負担

　加入は個人単位となり，保険料の徴収は市町村が行う。原則として，介護保険料と一緒に年金から天引きの形で徴収する（特別徴収）。

　事情により特別徴収されない人については，納付書や口座振替等の方法により市町村に対して収める（普通徴収）。

一部負担金の負担割合
少子高齢化が急速に進み，現役世代の負担上昇が見込まれる中，すべての世代が安心できる社会保障制度を構築する観点から，見直しが検討されている。

　診療報酬は，診療報酬点数表に基づいて算定される。**一部負担金の負担割合は 1 割**（現役並み所得者は 3 割）である。

（3）医療給付等

① 療養の給付　　② 入院時食事療養費　　③ 入院時生活療養費

④ 保険外併用療養費　　⑤ 療養費　　⑥ 訪問看護療養費

⑦ 特別療養費　　⑧ 移送費　　⑨ 高額療養費

⑩ 高額介護合算療養費　　⑪ 葬祭費

4.　保険者と被保険者

（1）保　険　者

　保険料を徴収し，管理運営し，被保険者および被扶養者に対し給付を行う者をいう。

- ・社会保険（被用者保険）
  - ① 政府（協会けんぽ，船員，日雇特例被保険者）
  - ② 健康保険組合
  - ③ 共済組合（国家公務員，地方公務員，私立学校教職員等）
  - ④ 自衛官
- ・国民健康保険（地域保険）
  - ① 市町村
  - ② 国民健康保険組合
- ・後期高齢者医療制度
  - 後期高齢者医療広域連合

（2）被保険者

　保険料を納め，保険給付を受ける人をいう。社会保険では本人，国民健康保険と後期高齢者医療制度では加入者すべてが被保険者となる（国民健康保険ではさらに「世帯主」と「その他」に分けられる）。

❸　医療保険による給付

　医療保険からの給付である保険給付とは，被保険者に保険事故が生じた場合に保険者が一定の補償を行うことである。保険給付は，現物給付と現金給付に分けることができる。

　現物給付とは，被保険者などが疾病や負傷した場合，**保険医療機関**と保険者の契約により，保険医療を担当する医療機関が直接医療サービスを行うことである。この場合，医療サービスに要する費用は給付として定められている限度においてすべて保険者から医療機関に支払われる。

　現金給付とは，被保険者などの疾病または負傷の場合，被保険者証などを提出せずに診療を受けたとき，その診療に要した費用について，いったん医療機関に全額を支払い，事後療養費として保険者から償還を受けるもしく

保険医療機関
　病院，診療所が公的医療保険の適用を受けるためには，あらかじめ開設者は地方厚生（支）局長による保険医療機関の指定を受ける必要がある。

は，傷病手当金，出産手当金，出産育児一時金などとして，現金で受け取ることである。

　医療保険に要する費用は，被保険者と事業主が一定の割合で負担する保険料，国庫負担などで分担される。職域保険の保険料は源泉徴収方式であり，地域保険の保険料は，世帯所得，世帯人員などを基準として定める保険料を直接納入する方式である。

1. 療養の給付

　被保険者の業務外の疾病・負傷に対して，保険医療機関または保険薬局において療養の給付が行われる。被保険者は所定の一部負担金を支払うことによって医療を受け取ることになるので療養の給付という。

　療養の給付の範囲は健康保険法および保険医療機関及び保険医療養担当規則（療養担当規則）によって表 2-1 のように定められている。

2. 入院時食事療養費・入院時生活療養費

標準負担額
　入院時食事療養費の標準負担額は，p.133 表 4-3 を参照。
　入院時生活療養費の標準負担額は，p.133 表 4-4 を参照。

（1）入院時食事療養費と標準負担額

　入院時に食事の提供を受けた場合，食事療養の費用額から定額の標準負担額を除いた分が入院時食事療養費として支給される。実際には現物給付の形で支給されている。つまり保険者が被保険者に代わり医療機関に費用を直接支払うこととなっており，患者は**標準負担額**だけを支払うことになる。

表 2-1　療養の給付の範囲

療養の給付	範　囲
診　察	・身体に異常があれば医師の診察や必要な検査・画像診断が受けられる。 ・患家の求めにより往診が受けられる。
薬剤の支給 または 治療材料の支給	・治療に必要な医薬品（薬価収載されているもの）が支給される。 ・医師から処方箋の交付があったときは保険薬局で医薬品が支給される。 ・治療用のガーゼ，包帯等の衛生材料は現物で支給される。 ・コルセットや義手・義足等が必要であれば支給される（療養費扱い）。
処置，手術その他の治療	・処置，手術，注射，リハビリテーション，放射線治療，精神科専門療法，医学管理料等が受けられる。
居宅における療養上の管理およびその療養に伴う世話その他の看護	・医師が必要と認めた場合は，在宅療養の管理が受けられる。 ・在宅患者への療養指導，訪問看護，などが受けられる。 ・訪問による定期的な診療の必要を認めた場合は，訪問診療を受けられる。
病院または診療所への入院およびその療養に伴う世話その他の看護	・医師が必要と認めた場合は，入院医療と看護が受けられる。

（2）入院時生活療養費と標準負担額

　医療保険適用の療養病床に入院する 65 歳以上の人について，介護保険との負担の均衡を図るために食費・居住費の負担が設けられている。ただし，入院医療の必要度の高い患者については，現行の入院時食事療養費と同額の負担となる。

3. 保険外併用療養費

　現在，医療保険において混合診療は原則禁止されているため，健康保険では，保険が適用されない保険外診療があると保険が適用される診療も含めて，医療費の全額が自己負担となる。

　ただし，保険外診療を受ける場合でも，厚生労働大臣の定める「評価療養」と「選定療養」，「患者申出療養」については，保険診療との併用が認められており，通常の治療と共通する部分（診察・検査・投薬・入院料等）の費用は，一般の保険診療と同様に扱われ，その部分については一部負担金を支払うことになる。残りの額は「保険外併用療養費」として健康保険から給付が行われる。

　また，被扶養者の保険外併用療養費に係る給付は，家族療養費として給付が行われる。

　現在，医療保険では，すでに述べたように，保険適用の診療と，保険適用外の診療を混合して行う混合診療は原則禁止されている。つまり，一部の診療が保険適用外になるとその他の診療もすべて保険適用外となってしまう。しかし，新しい医療技術の導入や患者のニーズの多様化が増す中，一部の保険適用外の診療に対応するため，保険外併用療養費が設けられている。

　厚生労働大臣の定める保険導入前の新しい医療（評価療養）や特別なサービス（選定療養），また先進医療における患者申出療養については保険診療との併用が認められており，その費用は患者の自己負担となるが，基礎的な医療の部分（診察・検査・投薬・入院料等）については，保険外併用療養費として保険給付の対象となる。特別なサービスの提供については，患者にその内容と費用について説明し，同意を得ることなどが必要とされている。

評価療養・選定療養・患者申出療養
　保険外併用療養費の評価療養および選定療養についての詳細は，第 4 章 p.134 を参照。

<保険外併用療養費の例>

総医療費が 100 万円，うち先進医療に係る費用が 20 万円だった場合

1. 先進医療に係る費用 = 20 万円：全額患者負担（評価療養）
2. 通常の治療と共通する部分（診察，検査，投薬，入院料）= 80 万円：
   保険として給付される（保険給付[*1]）

[*1] 保険給付の 80 万円（10 割）…7 割にあたる 56 万円：保険から給付

3 割にあたる 24 万円：患者の一部負担

総医療費 100 万円

先進医療に係る費用 20 万円	20 万円：全額自己負担
保険給付 80 万円	56 万円：保険から給付
	24 万円：一部負担[*2]

[*2] 保険給付に係る一部負担については，高額療養費制度が適用される。

4. 療養費

やむを得ない事情により，現物給付としての療養の給付が受けられなかった場合や，保険医療機関以外で医療を受けた場合，また針灸・マッサージなどの施術を受けた場合，治療用装具（コルセット，義足，義眼等）の代金などについては，保険者が認めた場合はその療養費に要した費用が現金で支給される。これを償還払いという。

5. 訪問看護療養費

居宅で療養している人が，かかりつけの医師の指示に基づいて訪問看護ステーションの訪問看護師から療養上の世話や必要な診療の補助を受けた場合，その費用が訪問看護療養費として現物給付される。なお，訪問看護療養費の基本利用料は高額療養費の対象となる。

6. 移送費

病気やけがで移動が困難な患者が，医師の指示で一時的・緊急的必要があり移送された場合は移送費が現金給付として支給される。支給要件は，次のいずれにも該当すると保険者が認めた場合である。

・移送の目的である療養が，保険診療として適切であること。
・患者が療養の原因である病気やけがにより移動が困難であること。
・緊急，その他やむを得ないこと。

7. 高額療養費

重い病気などによる病院等への長期入院や，治療が長引く場合には，医療費の自己負担額が高額となる。そのため，保険診療における1か月の自己負担額が一定額を超えた場合，その超えた分について保険給付が行われる高額療養費制度がある。原則として被保険者が高額療養費支給申請書により請求することで支給される。ただし，入院医療（一部外来医療を含む）の一部負担金については，医療機関に「限度額適用認定証」を提示することによって，高額療養費の自己負担額までの支払いとすることができる。この場合，高額療養費の給付相当額は保険者から医療機関に直接支払われる。

対象となるのは，被保険者または被扶養者の保険診療における一部負担金

であり，入院時食事療養費や入院時生活療養費の標準負担額および保険外負担分は対象とならない。

（1）高額療養費の給付

被保険者，被扶養者ともに同一月内の医療費の自己負担限度額は，年齢および所得に応じて表 2-2 に示す計算式により算出される。

（2）世帯合算

高額療養費の自己負担限度額に達しない場合であっても，同一月内に同一世帯で自己負担が複数あるときは，これらを合算して自己負担限度額を超えた金額が支給される。また，同一人が同一月内に2つ以上の医療機関にか

表 2-2　医療費の自己負担限度額

	所得区分	入院＋通院（世帯合算）	多数該当
70歳未満	年収約 1,160 万円〜 健保：標報 83 万円以上 国保：年間所得 901 万円超	25万2,600円＋ （総医療費－84万2,000円）×1％	14万 100円
	年収 770 万〜約 1,160 万円 健保：標報 53 万〜79 万円 国保：年間所得 600 万〜901 万円	16万7,400円＋ （総医療費－55万8,000円）×1％	9万3,000円
	年収約 370 万〜約 770 万円 健保：標報 28 万〜50 万円 国保：年間所得 210 万〜600 万円	8万100円＋ （総医療費－26万7,000円）×1％	4万4,400円
	〜年収約 370 万円 健保：標報 26 万円以下 国保：年間所得 210 万円以下	5万7,600円	4万4,400円
	住民税非課税者	3万5,400円	2万4,600円

	所得区分	世帯単位 （入院・外来）	個人単位 （外来）	多数該当
70歳以上	年収約 1,160 万円以上 標準報酬月額 83 万円以上 課税所得 690 万円以上	25万2,600円＋ （総医療費－84万2,000円）×1％		14万 100円
	年収約 770 万〜1,160 万円 標準報酬月額 53 万〜79 万円 課税所得 380 万円以上	16万7,400円＋ （総医療費－55万8,000円）×1％		9万3,000円
	年収 370 万〜770 万円 標準報酬月額 28 万〜50 万円 課税所得 145 万円以上	8万100円＋ （総医療費－26万7,000円）×1％		4万4,400円
	一般（年収約 156 万〜370 万円） 標準報酬月額 26 万円以下 課税所得 145 万円未満	5万7,600円	1万8,000円 （年間上限14万4,000円）	4万4,400円
	低所得者Ⅱ（住民税非課税）	2万4,600円	8,000円	
	低所得者Ⅰ （住民税非課税/所得が一定以下）	1万5,000円	8,000円	

・多数該当：直近1年間における4回目以降の自己負担限度額（月額）
・世帯合算：同一月に同一世帯内でかかった自己負担額の合算額に対して高額療養費が適用される

かった場合も同様となる。ただし，70歳未満の人の受診については，2万1,000円以上の自己負担のみ合算される。

（3）年間多数該当世帯の負担軽減

同一世帯で1年間（直近12か月）に3回以上高額療養費の支給を受けた場合，4回目からは自己負担限度額が変わり負担が軽減される（多数該当）。

8. 傷病手当金

傷病手当金は，被保険者が病気やけがのために働くことができず，会社を休んだ日が連続して3日間あったうえで，4日目以降，休んだ日に対して支給される（1日につき，標準報酬日額の3分の2に相当する額）。

支給される期間は，支給を開始した日から数えて1年6か月である。

9. 埋葬費

被保険者が亡くなったときは，埋葬を行う人に埋葬料または埋葬費が支給される。埋葬料は，埋葬を行った家族（被保険者に生計を維持されていた人であれば被扶養者でなくてもよい）に支給される。また，死亡した被保険者に家族がいない場合には，埋葬を行った人に埋葬料の額の範囲内で，埋葬にかかった費用が埋葬費として支給される。

10. 出産手当金

被保険者が出産のため会社を休み，事業主から報酬が受けられないときは，出産手当金が支給される。出産手当金が受けられる期間は，出産の日（実際の出産が予定日後のときは出産の予定日）以前42日目（多胎妊娠の場合は98日目）から，出産の日の翌日以後56日目までの範囲内で会社を休んだ期間について支給される（1日につき標準報酬日額の3分の2に相当する額）。

出　産
健康保険でいう出産とは，妊娠85日（4か月）以後の出産（生産），死産（流産），人工妊娠中絶をいう。

11. 出産育児一時金

出産育児一時金は，被保険者が出産した際に，1児につき42万円が支給される（産科医療補償制度に加入していない医療機関等で出産した場合は40万4,000円となる）。なお，多胎児を出産した場合には，出産した胎児数分だけ支給される（例えば双生児の場合は，2人分）。被扶養者が出産した

場合は，家族出産育児一時金が支給される（次項参照）。

12. 被扶養者に対する給付

（1）家族療養費

被扶養者が傷病のため保険医療機関などで医療を受けたときは，療養に要した費用のうち所定の一部負担金を除いた分が支給される。その給付の範囲・受給方法・受給期間などは，すべて被保険者に対する療養の給付と同様である。ただし，家族療養費の支給に代えて現物支給ができることになっているので，実際には被保険者と同様の現物給付が行われている。

保険診療として家族療養費の支給を受けることができない場合には，現物給付として家族療養費の支給を受けることができるが，この場合は被保険者に対する療養費と同様の条件となる。なお，入院時食事療養費と保険外併用療養費は，家族療養費として給付される。

（2）高額療養費

被保険者と同様である。

（3）家族埋葬料

被扶養者が死亡した場合，その埋葬の費用の一部として被保険者に家族埋葬料5万円が支給される。

（4）家族出産育児一時金

被扶養者が出産した場合，被保険者に家族出産育児一時金として42万円が支給される。条件は出産育児一時金に準じる。ただし，被保険者に支給されるもので被保険者が死亡した後の出産，被保険者が会社を辞めた後の出産については，家族出産育児一時金は支給対象とならない。

13. 一部負担割合

療養に要する費用の負担割合は表 2-3 に示すとおりである。

表 2-3　療養に要する費用の負担割合（2020 年 4 月現在）

義務教育就学前まで	2割
義務教育就学期〜69 歳	3割
高齢者（70 〜 74 歳）	2割（現役並み所得者は3割）

14. 保険による診療の対象となるもの・ならないもの

　医療保険が適用される（保険がきく）診療を保険診療という。反対に，医療保険が適用されない（保険がきかない）診療を保険外診療，または自由診療といい，自費となる。保険診療と保険外診療を併用することを混合診療といい，現在の日本の医療制度では原則禁止されている。つまり，一連の診療行為の一部に保険が適用されない診療がある場合には，保険診療も含めたすべての診療行為が自由診療となり，医療費全額が自己負担（自費）となる。

（1）保険対象にならない場合
　・健康診断・人間ドック。
　・予防注射・疲労回復注射など。
　・正常な妊婦の出産。
　・経済的理由等での人工妊娠中絶。
　・美容目的の整形手術。
　・近視などの矯正手術。
　・あざ，にきび，ワキガなどの矯正治療。

（2）保険給付されず，患者から実費徴収可能な費用
　・日常生活上のサービスの費用（おむつ代，病衣貸与代，理髪代，クリーニング代，テレビ代，ゲーム機・パソコンの貸し出し料等）。
　・文書代（保険診療を受けるのに必要な文書を除く）。
　・往診・訪問診療・訪問看護等の交通費。
　・闘争・泥酔・著しい不行跡による疾病に対する診療費。
　・故意の犯罪行為・故意の事故による疾病に対する診療費。

（3）保険給付されず，原則として患者負担もない費用
　・業務上の負傷・疾病に対する診療費（労災適用となる）。
　・診療報酬に含まれる医療材料等（ガーゼ，注射器，包帯，シーツ代，冷暖房費，電気代等）。

❹　公費負担医療

　公費負担医療制度とは，法律に基づき国や地方自治体の費用負担により提供される医療で，主に福祉と公衆衛生の観点から拡充されてきた。目的から，障害児・者への支援，児童福祉の向上および母子保健の充実，疾病対策，戦争に関連した国家補償や公害等の健康被害救済，経済的弱者の救済に分けることができる。

　制度ごとに国や自治体が実施主体として窓口になり，国や都道府県から指定を受けた指定医療機関や契約医療機関が公費医療を担っている。一般的に制度ごとに対象となる障害や特定の疾病（治療法）が定められているため，公費医療受給者は，対象とならない疾病の医療は一般の保険診療で受ける。ただし生活保護の医療扶助のように，すべての医療を対象とする制度もある。

　また，公費負担医療制度には，「公費優先」と「保険優先」がある。公費優先とは，公費対象医療費の全額を公費が負担する仕組みをいう。保険優先とは，公費対象医療費について，まず医療保険が適用され，医療保険による一部負担金等を公費が負担する仕組みをいう。公費負担医療制度の多くは，保険優先となっている。

　主な公費負担医療制度を表 2-4 に示す。表中で，特に医療機関の窓口での取り扱いが多い制度について，ここで学習する。

1.　感染症予防法（感染症の予防及び感染症の患者に対する医療に関する法律）

新感染症

　人から人に感染し，既知の感染症と症状が明らかに異なり重篤で，その蔓延により国民の生命・健康に重大な影響を与えるおそれのあるもの。対象疾患は政令により定められるが，2020 年現在該当するものはない。

　感染症予防法は，感染症の予防および感染症の患者に対する医療に対して必要な措置を定めることにより，感染症の発生の予防および蔓延の防止を図り，公衆衛生の向上および増進を図ることを目的として制定されている。

　すなわち，近年の国際的な動向も視野に入れ，感染症の患者の人権に配慮しながら，感染症に関する情報収集や公表，感染症の患者に対する医療，および特定病原体などの適正な取り扱いに関して必要な措置などを定めている。

（1）感染症の類型と主な対応（表 2-5）

　感染症は，感染性や危険性，感染経路などを基に分類され，それぞれ指定医療機関，医師の届出義務などが定められている。

表 2-4 主な公費負担医療制度一覧（2020年4月現在）

法律・制度名			法別番号	対象・内容	実施主体	給付範囲	患者一部負担金	医療機関	資格確認
戦傷病者特別援護法	療養の給付		13	軍人，軍属であった者の公務上の傷病に対する補償	国	10割	無	指定医療機関	療養券 更生医療券
	更生医療		14	身体障害の程度を軽減または残存機能の回復を図るための医療				指定医療機関	
原子爆弾被爆者に対する援護に関する法律	認定疾病医療		18	原子爆弾被爆者 原爆の障害作用に起因する傷病の治療	国	10割	無	指定医療機関	被爆者健康手帳 認定書（認定疾病）
	一般疾病医療		19	原子爆弾被爆者 一般の傷病（遺伝性・先天性疾患などは除く）		保険の自己負担分	無	指定医療機関	
感染症の予防および感染症の患者に対する医療に関する法律	結核医療以外	一類・二類感染症	28	一類・二類感染症に対する指定医療機関での入院医療	国・都道府県	医療保険適用	所得に応じた費用負担	指定医療機関	
		新感染症	29	新感染症に対する指定医療機関での入院医療		10割	無し	指定医療機関	
	結核医療	適正医療	10	一般患者に対する結核医療基準による医療		医療保険適用	5%負担	指定医療機関	患者票 入院勧告書
		入院勧告	11	感染症のおそれの強い結核患者に対する入院勧告と医療		医療保険適用	所得税年147万円超は費用負担	指定医療機関	
精神保健及び精神障害者福祉に関する法律	措置入院（29条）		20	精神障害で自傷他害のおそれがある者に対する措置入院	国・都道府県	医療保険適用	所得税年147万円超は費用負担	指定医療機関	患者票 収容依頼書
障害者の日常生活及び社会生活を総合的に支援するための法律（障害者総合支援法）	自立支援医療	育成医療	16	18歳未満の身体障害児 治療により身体障害を除去・軽減するための医療	市町村	医療保険適用	1割負担（所得に応じた上限額あり）	指定医療機関	受給者証
		更生医療	15	身体障害者 身体障害の程度を軽減，または残存機能の回復を図る		医療保険適用		指定医療機関	
		精神通院医療	21	精神障害での通院患者に対する医療		医療保険適用		指定医療機関	
麻薬及び向精神薬取締法	措置入院（58条の8）		22	麻薬中毒の患者に対する入院医療	国・都道府県	医療保険適用	所得税年147万円超は費用負担	指定医療機関	
児童福祉法	療養の給付		17	結核に罹患している児童の医療など	国・都道府県	医療保険適用	所得に応じた費用負担	指定医療機関	療育券
	小児慢性特定疾病医療費助成		52	18歳未満の小児慢性特定疾患患者に対する医療		医療保険適用	所得に応じた費用負担	指定医療機関	受給者証
	措置医療		53	児童福祉法により措置を受けた者	都道府県	医療保険適用	無	指定医療機関	受診券
	障害児入所医療		79	児童福祉法により支給決定を受けた者のうち治療に係る支援を受けた者	都道府県	医療保険適用	1割負担（所得に応じ自己負担限度額あり）	指定医療機関	
	肢体不自由児通所医療				市町村	医療保険適用		指定医療機関	
母子保健法	養育医療		23	未熟児（出生時2,000g以下，その他）の入院による医療	国・都道府県	医療保険適用	所得に応じた費用負担	指定医療機関	養育医療券
特定疾患治療研究事業			51	スモン，プリオン病，劇症肝炎，重症急性膵炎の患者	都道府県	医療保険適用	無	契約医療機関	受給者証
先天性血液凝固因子障害等治療研究事業				先天性血液凝固因子障害等の患者		医療保険適用		契約医療機関	
難病の患者に対する医療等に関する法律	特定医療		54	特定の難病の患者に対する医療	都道府県	医療保険適用	原則2割負担（所得に応じた上限額あり）	指定医療機関	医療受給者証
生活保護法	医療扶助		12	生活困窮者に対する最低限度の生活を保障するための医療扶助	国・都道府県	医療保険適用	本人の支払が生じる場合がある	指定医療機関	医療券
公害健康被害の補償等に関する法律				公害による健康被害に対する医療（認定患者）	都道府県・政令市	10割	無	辞退していない全ての医療機関	公害医療手帳
石綿による健康被害の救済に関する法律	措置医療		66	石綿による健康被害（中皮腫等）に対する医療	環境再生保全機構	医療保険適用	無	保険医療機関	石綿健康被害医療手帳

表 2-5　感染症の類型と感染症指定医療機関（2020 年 12 月現在）

類　型	対　応	該当疾病		
新感染症	原則入院（一類に準じた措置）	現在は該当疾病なし		国が指定する特定感染症指定医療機関
一類感染症	原則入院，建物等への措置・通行制限等，消毒の措置	エボラ出血熱，クリミア・コンゴ出血熱，痘そう，南米出血熱，ペスト，マールブルグ病，ラッサ熱	第一種感染症指定医療機関	
二類感染症	状況に応じて入院，消毒等の措置	急性灰白髄炎，ジフテリア，重症急性呼吸器症候群（SARS コロナウイルスに限る），結核，中東呼吸器症候群（MERS コロナウイルスに限る），鳥インフルエンザ（H5N1・H7N9）	第二種感染症指定医療機関	
新型インフルエンザ等感染症	状況に応じて入院，消毒等の措置	新型インフルエンザ，再興型インフルエンザ		
三類感染症（公費対象外）	就業制限・消毒等の措置	腸管出血性大腸菌感染症，コレラ，細菌性赤痢，腸チフス，パラチフス	一般の医療機関	
四類感染症（公費対象外）	動物等の措置を含む消毒等の措置	E 型肝炎，A 型肝炎，黄熱，Q 熱，狂犬病，炭疽，鳥インフルエンザ（H5N1・H7N9 を除く），ボツリヌス症，マラリア，野兎病など		
五類感染症（公費対象外）	発生動向の収集把握と情報の提供	インフルエンザ（鳥インフルエンザ・新型インフルエンザ等感染症を除く），ウイルス性肝炎（E 型・A 型を除く），クリプトスポリジウム症，後天性免疫不全症候群，性器クラミジア感染症，梅毒，麻疹，メチシリン耐性黄色ブドウ球菌感染症など		
指定感染症	一～三類に準ずる扱い	2020 年 2 月 1 日より新型コロナウイルス感染症（COVID-19）が指定感染症として定められた		

入院医療

72 時間以内の期間で入院させ，また 10 日以内の期間を定めて入院期間を延長する。なお，疑似症患者や無症状病原体保有者も同様の扱いとなる。

結核に対する医療

2007 年 3 月の結核予防法廃止に伴い，結核に関する医療も感染症予防法で取り扱うことになった。

（2）結核に対する医療

結核は，患者数は減少傾向にあるものの，日本の主要な感染症のひとつである。療養が長期にわたるため，その療養に要する費用の負担を軽減し，適正な医療を普及することなどを目的として公費負担医療の制度が設けられている。結核医療の公費負担医療制度は，一般患者に対する適正医療（法第 37 条の 2）と，入院勧告患者に対する医療（法第 37 条）の 2 種類がある。

1）適正医療（法別番号 10）

結核に対する医療費の負担を軽減し，適正な医療を普及するために一般患者に対して行われる。感染症予防法に基づいて都道府県知事（政令市または特別区の長）の承認を受けた患者が法に定める医療を受けた場合，その医療費の 95％のうち，医療保険で給付される分の残りが公費で給付される（保険優先：5％は患者負担）。

① **承認される医療の範囲**　承認される医療の範囲を以下に示す。

・化学療法，抗結核薬，抗結核薬併用薬（副腎皮質ホルモン剤）。

・外科的療法（処置，手術，その他の療法およびこれに伴う入院（入院時

食事療養費の標準負担額を除く）。

・骨関節結核の装具療法。

・エックス線撮影（直接撮影，透視診断，断層診断，その他）。

・結核菌検査（塗抹・培養・薬剤感受性）。

・赤血球沈降速度測定。

②　申請の手続き　　公費負担の申請は，患者またはその保護者が，①感染症患者医療費公費負担申請書，②診断書，③エックス線写真（3か月以内に撮影されたもの）を，患者の住所地を管轄する保健所長が都道府県知事（政令市または特別区の長）に提出する。公費負担が承認されると，患者票が交付される（有効期間6か月）。

2）入院勧告（法別番号11）

同居患者等への感染防止のため，都道府県知事等は患者に対して就業の制限と，72時間以内の入院を勧告することができる。また，勧告により入院中の患者に対し30日以内であれば，入院延長を勧告できる。承認を受けた患者が医療を受けた場合，その医療費のうち医療保険で給付される分の残りが公費で負担される（患者負担はなし）。ただし，患者ならびにその配偶者および生計を一にする扶養義務者の前年分の所得税額（年額）の合計が147万円を超えるときは，月額2万円までの負担が必要である。

①　承認される医療の範囲　　一般患者の医療で公費負担の対象となるものに加えて，診察料や診断書料も含め，結核の治療およびこれに関する医療は原則として公費負担の対象となる。

②　申請の手続き　　一般患者の医療の申請に必要なものと，自己負担額の認定に必要な書類（前年度の所得税額が確認できるもの）を添えて，患者の住所地を管轄する保健所長が都道府県知事（政令市または特別区の長）に提出する。公費負担が承認されると，一般患者の医療の場合と同様に患者票（有効期間6か月）が交付される。

3）結核患者の届出義務

医師は診察の結果，受診者が結核患者であると診断した場合は，直ちに管轄の保健所長に届け出なければならない。また，病院の管理者は，結核患者が入院したとき，または入院している結核患者が退院したときは，7日以内に管轄の保健所長に届け出なければならない。

2.　生活保護法 （法別番号12）

生活保護法は，日本国憲法第25条に規定する理念に基づき，国が生活に困窮しているすべての国民に対し，その困窮の程度に応じて必要な保護を行

化学療法

化学療法にあっては投薬時の調剤料，処方料，特定疾患処方管理加算，調剤技術基本料，注射手技料も公費負担の対象となる。また，結核菌検査および血沈検査の採血料や判断料も公費負担の対象となる。

抗結核薬

INH：イソニアジド，RFP：リファンピシン，SM：硫酸ストレプトマイシン，EB：エタンブトール，KM：カナマイシン，TH：エチオナミド，プロチオナミド，EVM：エンビオマイシン，PZA：ピラミナジド，PAS：パラアミノサリチル酸カルシウム，CS：サイクロセリン。

生計を一にする

同居，もしくは別居であっても送金を行うなど生活費に一体性がみられる状態。

い，その最低限度の生活を保障するとともに，その自立を助長することを目的としている。

　保護の種類は次の8種に分けられ，要保護者の必要に応じて最低生活を充足するために必要とされる限度において支給範囲が決められる。

　①生活扶助　②教育扶助　③住宅扶助　④医療扶助　⑤介護扶助
　⑥出産扶助　⑦生業扶助　⑧葬祭扶助

　医療機関でいう生活保護とは主に医療扶助のことである。出産扶助は原則として金銭給付によるが，必要があるときには助産の給付など現物給付による場合もある。また，要介護，要支援者には介護扶助が給付される。

（1）医療扶助の申請

　医療扶助は申請による保護が前提になっているので，医療扶助を受けたい人は福祉事務所長に対して保護の申請を行う。福祉事務所では医療要否意見書を申請者に対して発行し，指定医療機関の意見を聞いて要否を確認する。医療扶助が承認されると**医療券**が交付される。被保護者は医療券を指定医療機関の窓口に提示することにより受診することができる。ただし，緊急時等やむを得ない場合には，申請がなくても保護を行うことができ，また指定外の医療機関での受診も認められる。

医療券
　月単位で交付される。

（2）医療保険およびその他の公費負担医療制度との関係

1）国民健康保険との関係

　生活保護を受けると，その日から国民健康保険の被保険者資格を失うため，医療給付において，国民健康保険と生活保護の併用はない。

2）その他の医療保険との関係

　ほかの医療保険に加入している場合は，被保険者資格は有効のため，生活保護法より優先して適用される。この場合は，自己負担分が扶助の対象となる（保険優先）が，収入の程度によって本人負担が必要になる場合もある。

3）後期高齢者医療制度との関係

　生活保護による被保護者は，後期高齢者医療制度の被保険者にはならないため，医療費は医療扶助により給付される。

4）文書料

　生活保護につき必要な証明書または意見書等の交付を求められた場合は，無償で交付する。

（3）医療扶助の範囲

　医療扶助の範囲は，基本的には健康保険による療養の給付，療養費の支給

と同じであるが，健康保険では給付されないものについても医療上必要不可欠なものについては支給の対象となる場合がある。

（4）介護扶助

生活保護法の被保護者で，要介護，要支援者には介護扶助の給付が行われる。介護保険の被保険者の場合は，介護保険が優先し，自己負担分について介護扶助が給付される。また，1号被保護者（65歳以上）の介護保険料は，生活扶助から支給される。

3. 小児慢性特定疾病に係る医療費助成制度 （小児慢性特定疾病医療費助成）（法別番号52）

小児慢性疾患のうち，小児がんなどの特定の疾患は，その治療が長期にわたり，医療費の負担も高額になることから，経済的・精神的負担の軽減を図ることを目的として「小児慢性特定疾患治療研究事業」が実施されてきたが，2014（平成26）年の児童福祉法改正に伴い，2015（平成27）年1月から「小児慢性特定疾病に係る医療費助成制度」に移行した。

1）対象疾患

対象となる疾患群は，悪性新生物，慢性腎疾患，慢性呼吸器疾患，慢性心疾患，内分泌疾患，膠原病，糖尿病，先天性代謝異常，血液疾患，免疫疾患，神経・筋疾患，慢性消化器疾患，染色体または遺伝子に変化を伴う症候群，皮膚疾患，骨系統疾患，脈管系疾患の16疾患群で，それぞれ対象となる疾病が告示されている。2019（令和元）年7月に5疾病が追加されるなど毎年変更されている（2019年7月現在16疾患群819疾病）。具体的な疾病について適時厚生労働省ホームページ等での確認が必要である。

2）対象患者

① 小児慢性特定疾病に罹患している18歳未満の児童であって，その疾病の状態が厚生労働大臣の基準告示に定める程度であると認められる人。

② 18歳到達時点に医療費助成の対象となっており，以降も引き続き治療が必要と認められる場合には20歳未満の人。

3）患者負担

① 負担割合は2割に軽減され，所得に応じた自己負担上限額を設定する。外来・入院の区別を設けない（「自己負担上限額管理票」で管理）。

② 「高額な医療が長期的に継続する者」または「重症患者基準に適合する者」については負担が軽減される。

③ 受診した複数の医療機関等（保険薬局での保険調剤，訪問看護ステーションが行う訪問看護を含む）の自己負担をすべて合算したうえで，自

己負担上限額を適用する。

④ 入院時食事療養費の標準負担額については，１食についてその額の２分の１を自己負担とし，残りの２分の１を公費負担とする。

4. 難病法に係る特定医療費助成制度 —難病の患者に対する医療等に関する法律（法別番号 54）

難病の患者に対する医療等に関する法律（難病法）は難病を幅広く対象とし，治療・研究や患者支援の推進を目ざしている。

原因が不明で治療法が確立されていない，いわゆる難病については，従来特定疾患治療研究事業として医療費助成が行われていたが，2014（平成 26）年 5 月に「難病の患者に対する医療等に関する法律」（難病法）が成立し，2015（平成 27）年 1 月から新たな難病医療費助成制度が実施された。従前の特定疾患治療研究事業の大部分の疾患が新制度へ移行されたが，患者負担限度額の変更，自己負担上限額管理票の導入等，変更点も多い。

指定難病は，要件を満たした良質で適切な医療の確保の必要性の高いものを厚生労働大臣が指定する。対象指定難病は 2015（平成 27）年に 110 疾患から 306 疾患に広がり，さらに追加疾患の検討が行われている（2020 年 4月現在 333 疾患）。

（1）支給認定

患者は難病指定医の診断書（臨床調査個人票）等を添えて都道府県に申請する（窓口は保健所）。都道府県は認定基準に該当すると認める場合に支給認定を行い，患者の希望を参考にして選定した指定医療機関と支給認定の有効期間や負担上限月額を記載した医療受給者証を交付する。支給認定患者は，支給認定で定められた指定医療機関に医療受給者証を提示して指定特定医療を受ける。都道府県は特定医療費を指定医療機関に直接支払いを行う（現物給付）。

（2）指定医・指定医療機関と医療提供

支給認定に必要な診断書（臨床調査個人票）は，難病指定医・協力難病指定医が作成する。また，医療費助成の対象となる医療は，指定医療機関が提供する。

指定医には，「難病指定医」と「協力難病指定医」があり，それぞれの要件を満たす医師の申請に基づき，都道府県知事が指定する。協力難病指定医は，更新時のみの診断書（臨床調査個人票）を作成することができる。なお，指定医の指定は，5 年ごとの更新制となっている。

指定難病

難病法では，「難病」を「発病の機構が明らかでなく，かつ，治療方法が確立してない希少な疾病であって，当該疾病にかかることにより長期にわたり療養を必要とすることとなるもの」と定めている。これら難病のうち，医療費助成の対象となるものを指定難病という。

要　件

①患者数がおおむね人口の 0.1 ％に達していないこと。
②診断に関して客観的な指標による一定の基準が定まっていないこと。

指定医療機関は，医療機関からの申請により都道府県知事が指定し，6年ごとの更新制となっている。

（3）患者自己負担上限額

公費負担は，対象医療費を保険適用し（保険優先），その一部負担金額からその患者の負担上限月額（表 2-6）を差し引いた額となる。指定難病医療費の患者負担上限は 2 割（後期高齢者の一般所得者は 1 割）であるが，世帯の所得等に応じた負担上限月額が設定されていて，患者負担額は同一月の指定医療機関について負担上限月額までとなる。ただし，入院時食事療養費の標準負担額は原則患者負担となる。負担上限月額は，受診した複数の指定医療機関の定率負担合算額に適用される。このため，医療受給者証とともに交付される「自己負担上限額管理票」で管理される。

表 2-6　負担上限月額

階層区分	階層区分の基準		負担上限月額（患者負担割合：2 割，外来＋入院）		
			一　般	高額難病治療継続者	人工呼吸器等装着者
生活保護			0 円	0 円	0 円
低所得Ⅰ	市町村民税非課税	本人収入 〜 80 万円	2,500 円	2,500 円	1,000 円
低所得Ⅱ		本人収入 80 万円超〜	5,000 円	5,000 円	
一般所得Ⅰ	市町村民税課税 7.1 万円未満		10,000 円	5,000 円	
一般所得Ⅱ	市町村民税 7.1 万円以上 25.1 万円未満		20,000 円	10,000 円	
上位所得	市町村民税 25.1 万円以上		30,000 円	20,000 円	
入院時の食費			全額自己負担		

運用方法については，以下のとおりである。

① 各指定医療機関では，受診のつど，負担上限額の範囲内で医療費の 2 割（または 1 割）を徴収する。

② 患者は，受診のつど，管理票に徴収額を記入してもらう（指定医療機関が記入する）。

③ 自己負担累積が負担上限額に達した場合は，そのときの指定医療機関が確認し，その月の負担上限月額を超える費用徴収は行わない。

＜特定疾患治療研究事業＞（法別番号 51）
　従前の対象疾患のほとんどは，難病法へ移行したが，スモン等 4 疾患は特定疾患治療研究事業として残った。認定された患者には「受給者証」が交付される。対象疾患に対する治療に対し，給付される。

スモン等 4 疾患
　スモン，劇症肝炎，重症急性膵炎，プリオン病（ヒト由来乾燥硬膜移植によるクロイツフェルト・ヤコブ病に限る）。

給　付
　認定疾患およびその誘因により発生した疾患に関する一部負担金，入院時食事療養費・生活療養費の標準負担額は徴収しない。ただしスモンについては認定疾患以外の治療でも徴収しない。

5. 地方公共団体の条例に基づく公費負担医療制度

　　地方公共団体は主に次のような公費負担医療を実施している。また，各地方自治体の条例等に基づいて実施しているため，制度の名称および内容等は各地方公共団体により異なる。

　・乳幼児等の児童に係る医療に関するもの。

　・障害者および障害児に係る医療に関するもの。

　・母子家庭の母および父子家庭の父ならびに母子家庭および父子家庭の児童に係る医療に関するもの。

　労災保険と自賠責保険

1. 労災保険（労働者災害補償保険法）

業務災害
　労働者が労働契約に基づき使用者の支配のもと労働する過程で，業務に関係して起こった災害。

　　労災保険法に基づく制度で，**業務災害**または**通勤災害**により，労働者が負傷した場合，疾病にかかった場合，障害が残った場合，死亡した場合等について，被災労働者またはその遺族に対し所定の保険給付を行う制度。この制度では，このほかに被災労働者の社会復帰の促進，遺族の援護等を行っている。

通勤災害
　労働者が通勤により被った負傷，疾病，障害または死亡。この場合の通勤とは，就業に関し，住居と就業の場との間の往復，就業の場からほかの就業の場への移動等をいう。

> 第1条　労働者災害補償保険は，業務上の事由，（中略）又は通勤による労働者の負傷，疾病，障害，死亡等に対して迅速かつ公正な保護をするため，必要な保険給付を行い，あわせて，業務上の事由，（中略）又は通勤により負傷し，又は疾病にかかつた労働者の社会復帰の促進，当該労働者及びその遺族の援護，労働者の安全及び衛生の確保等を図り，もつて労働者の福祉の増進に寄与することを目的とする。
> 第2条　労働者災害補償保険は，政府が，これを管掌する。

　　労働者を1人でも使用する事業（国の直営事業，官公署等の被保険者，個人経営の農業，水産業で労働者数5人未満の場合，個人経営の林業で労働者を常時には使用しない場合を除く）は，適用事業として労災保険法の適用を受けることになり，加入の手続きを取り（保険関係成立届の提出），保険料を納付しなければならない。保険料は全額事業主負担とされている。労災保険の加入は事業主の義務であり，労災保険の適用を受けるのは労働者の権利

である。

　加入は事業場ごとに行うもので労働者ごとではない。したがって適用事業場に使用されている労働者であれば誰でも，業務災害または通勤災害により負傷等をした場合は保険給付を受けることができる。

　労働者とは，正社員のみならずパート，アルバイト等，使用されて賃金を支給される者すべてである。

（1）労災保険の給付内容
　1）療養補償給付
①　支給要件　　労働者が業務上の負傷または疾病により療養を必要とする場合に受けられる。療養補償給付は，労災病院や労災指定病院等において，原則として傷病が治癒するまで自己負担なしに療養が受けられる。

②　給付の範囲
・診察。
・薬剤または治療材料の支給。
・処置，手術その他の治療。
・居宅における療養上の管理およびその療養に伴う世話その他の看護。
・病院または診療所への入院およびその療養に伴う世話その他の看護。
・移送。

③　療養の費用　　労災病院や労災指定病院以外で療養を受けた場合等，療養の給付をすることが困難な場合ほか，相当の理由がある場合には，療養の給付に代えて療養の費用が支給される。療養の給付は現物支給であるが，療養の費用は，現金支給になる。

　2）休業補償給付
①　支給要件　　労働者が業務上の負傷または疾病による療養のために労働することができず，賃金を受けない日の第4日目から支給される（ただ

表2-7　労災保険の給付額

給付基礎日額	原則，災害が発生した日以前3か月間に被災した労働者に支払われた賃金の総額を，その期間の総日数で割った額。年金給付および療養開始後1年6か月を経過した後の休業補償給付の給付基礎日額には，年齢階層別に最低・最高限度額が設定されている。 　賃金の変動（平均給与額）によって改定される（スライド改定）。年金給付の算定の基礎となる給付基礎日額は，年度単位の賃金（平均給与額）の変動によって改定され，休業補償給付の算定の基礎となる給付基礎日額は，四半期ごとの賃金（平均給与額）が10%を超えて上下した場合に改定される。
算定基礎日額	算定基礎年額を365日で割った額。
算定基礎年額	災害が発生した日以前1年間に労働者に支払われた特別給与（3か月を超える期間ごとに支払われる賃金）の総額。その金額が給付基礎日額に365を乗じて得た額の20%に相当する額または150万円を超える場合は，いずれか低いほうの額とする。

し，休業初日から3日間は事業主は労働基準法の規定に基づく休業補償を行わねばならない）。

②　**支給期間**　休業第4日目から治癒するまで支給される（休業開始日からの最初の3日間は，連続・断続を問わない）。

③　**支給額**　休業1日につき，給付基礎日額の60%。

このほかに給付基礎日額の20%に相当する休業特別支給金が支給される。一部労働した場合は，給付基礎日額から一部労働して得た賃金を控除した額の60%が支給される。

3）傷病補償年金

①　**支給要件**　業務上負傷しまたは疾病にかかった労働者が，療養開始後1年6か月を経過しても治癒せず，**傷病等級**（第1級～第3級）に該当するときは，傷病補償年金が支給される。

また，申請することにより，傷病特別支給金（一時金）と傷病特別年金が支給される。

4）障害補償給付

①　**支給要件**　業務上負傷しまたは疾病にかかった労働者が，傷病が治癒したときに身体に一定の障害が残った場合，障害等級第1級～第7級に該当する場合は，障害補償年金が支給され，障害等級第8級～第14級に該当する場合は，障害補償一時金が支給される。

また，このほかに障害特別支給金と障害特別年金（第1級～第7級に該当する人），障害特別一時金（第8級～第14級に該当する人）が支給される。

5）遺族補償給付

①　**支給要件**　労働者が業務上の事由により死亡した場合に，労働者の死亡当時その収入によって生計を維持していた一定の範囲の遺族に対し遺族補償年金が支給される。また，遺族補償年金の受給権者がいないとき，または遺族補償年金の受給権者が失権した場合に，すでに支給された遺族補償年金および遺族補償年金前払一時金の合計額が給付基礎日額の1,000日分に満たないときは，一定の範囲の遺族に対して遺族補償一時金が支給される。また，このほかに**遺族特別支給金**と遺族特別年金または遺族特別一時金が支給される。

②　**支給される年金**

・遺族補償年金

・遺族補償一時金

　　遺族補償一時金：給付基礎日額の1,000日分

　　遺族特別支給金：300万円（転給による場合を除く）

　　遺族特別一時金：算定基礎日額の1,000日分

傷病等級

年金における傷病等級は1～3級に分かれている。身体機能の障害・長期にわたり安静を要する病状の程度で，日常生活を送ることが不可能なのが1級。日常生活に著しい制限を受けるもしく加える必要があるのが2級。傷病は治癒したが労働に著しい制限を受けるもしくは加える必要があるのが3級。
（注）傷病補償年金が支給された場合，療養補償給付は引き続き支給されるが，休業補償給付は支給されない。

遺族特別支給金

一時金として支給され，転給による受給権者には支給されない。

③ **遺族の範囲**（表 2-8，2-9）

・遺族補償年金：遺族補償年金は，労働者の死亡当時その収入によって生計を維持していた人で，次の優先順位で支給される。ただし，55歳以上60歳未満の夫，父母，祖父母，兄弟姉妹は，60歳まで支給が停止される。また，受給権者の死亡等で受給権を消滅したときは，同順位者または次順位者に転給される。

・遺族補償一時金：遺族補償一時金は，表 2-9 の順位で支給される。

④ **遺族補償年金前払一時金**　遺族の請求により，給付基礎日額の1,000日分を限度とする一時金を前払金として受けることができる。ただし，前払一時金の支給を受けた場合には，前払一時金の額に達するまで遺族補償年金が支給停止される。

6）介護補償給付

① **支給要件**　一定の障害により傷病補償年金または障害補償年金の受給権を有している人（病院等に入院している人は除かれる）が，現に常時または随時介護を受けている場合に，月単位で介護補償給付が支給される。

表 2-8　遺族補償年金の支給順位

順　位	遺　族		要　件
1	配偶者　妻	なし	
	配偶者　夫	60歳以上または一定障害	
2	子	18歳に達する日以後最初の3月31日までの間の子または一定障害	
3	父　母	60歳以上または一定障害	
4	孫	18歳に達する日以後最初の3月31日までの間または一定障害	
5	祖父母	60歳以上または一定障害	
6	兄弟姉妹	18歳に達する日以後最初の3月31日までの間または60歳以上または一定障害	
7	夫	55歳以上60歳未満	
8	父　母	55歳以上60歳未満	
9	祖父母	55歳以上60歳未満	
10	兄弟姉妹	55歳以上60歳未満	

表 2-9　遺族補償一時金の支給順位

順　位	遺　族
1	配偶者
2	労働者の死亡当時その収入によって生計を維持していた子，父母，孫，祖父母
3	労働者の死亡当時その収入によって生計を維持していなかった子，父母，孫，祖父母
4	兄弟姉妹

②　支給額　　表 2-10 に示す。

表 2-10　介護補償給付の支給額（2020 年 6 月現在）

介護の必要性	介護費用支出の場合	親族等による介護の場合
常　時	16 万 5,150 円	7 万　790 円
随　時	8 万 2,580 円	3 万 5,400 円

7）葬　祭　料

①　支給要件　　労働者が業務上死亡した場合に葬祭を行う人に対し，その請求に基づいて支給される。

②　支給額　　31 万 5,000 円に給付基礎日額の 30 日分を加えた額または給付基礎日額の 60 日分のいずれか高いほうが支給される。

8）通勤災害に係る給付

通勤災害による負傷や疾病についても，業務上の災害と同様の給付が行われる。ただし，「療養給付」を受ける場合には，初診時に 200 円の一部負担金がある。

9）二次健康診断等給付

①　支給要件　　二次健康診断等給付は，労働安全衛生法の規定による健康診断等のうち，一次健康診断において，血圧検査，血液検査等の脳血管疾患および心臓疾患の発生にかかわる身体の状態に関する検査で，一定の検査を行った場合に，その検査を受けた労働者がそのいずれの項目にも異常の所見があると診断されたときに支給される。

②　給付の範囲

・脳血管および心臓の状態を把握するために必要な検査で一定のものを行う医師による健康診断（二次健康診断）。

・二次健康診断の結果に基づき，脳血管疾患，心臓疾患の発生予防を図るため，面接で行われる医師，保健師による保健指導（特定保健指導）。

（2）労災保険と医療事務

1）労災指定医療機関

労災保険による療養補償給付を行う医療施設を労災指定医療機関といい，都道府県労働局長が指定する労災指定病院と労災指定診療所，全国に 34 か所ある独立行政法人労働者健康安全機構の開設する労災病院がある。その他の医療施設で診療を受ける場合は，療養の給付を行うことが困難な場合か**相当の理由がある場合**に限られ，償還払いによる支給となる。

2）療養の給付内容

労災保険における療養の給付内容は健康保険法における療養の給付と同じ

相当な理由がある場合
・緊急に診療を受けなければならないため，最寄りの労災指定医療機関以外で受診した場合。
・症状が特殊な医療技術や設備を必要とするが，最寄りには条件を満たす労災指定医療機関がなかった場合。
・会社の所在地や居住地に労災指定医療機関がなかった場合。

表 2-11　労災特例点数の例

初診料 3,820 円	ア　労災保険の初診料は，支給事由となる災害の発生につき算定できるものとする。したがって，既に傷病の診療を継続（当日を含む。以下同じ。）している期間中に，当該診療を継続している医療機関において，当該診療に係る事由以外の業務上の事由又は通勤による負傷又は疾病により，初診を行った場合は，初診料を算定できるものとする。イ　同一保険医療機関において，同一日に他の傷病について，新たに別の診療科を初診として受診した場合は，2つ目の診療科に限り（上記アに規定する場合を除き）1,910 円を算定できる。
初診時ブラッシング料 91 点	創面が異物の混入，付着等により汚染している創傷の治療に際し，生理食塩水，蒸留水等を使用して創面のブラッシングを行った場合に算定できる。ただし，この算定は同一傷病につき 1 回限り（初診時）とする。
再診料 1,400 円	ア　一般病床の病床数 200 床未満の医療機関及び一般病床の病床数 200 床以上の医療機関の歯科，歯科口腔外科において再診を行った場合に算定できるものとする。イ　同一保険医療機関において，同一日に他の傷病について，別の診療科を再診として受診した場合は，2つ目の診療科に限り，700 円を算定する。
再診時療養指導管理料 920 円	外来患者に対する再診の際に，療養上の食事，日常生活動作，機能回復訓練及びメンタルヘルスに関する指導を行った場合にその都度算定できる。
入院基本料	入院の日から起算して 2 週間以内の期間健保点数の 1.30 倍，上記以降の期間健保点数の 1.01 倍。入院基本料の点数を，入院の日から起算して 2 週間以内の期間については，健保点数（入院患者の入院期間に応じ，加算する点数は含まない。）の 1.30 倍，それ以降の期間については，一律，健保点数の 1.01 倍（いずれも 1 点未満の端数は四捨五入する。）とする。
四肢（鎖骨，肩甲骨及び股関節を含む。）の傷病に係る処置等の加算	四肢（鎖骨，肩甲骨及び股関節を含む。）の傷病に係る次の処置等の点数は，健保点数の 1.5 倍として算定できる（1 点未満の端数は 1 点に切り上げる。）。なお，手（手関節以下），手の指に係る次のア，イの処置及びエの手術については，健保点数の 2 倍として算定できる。また，次のエの手の指に係る創傷処理（筋肉に達しないもの）については，指 1 本の場合は健保点数表における創傷処理の筋肉，臓器に達しないもの（長径 5 センチメートル未満）の点数（以下この項において「基本点数」という。）の 2 倍とし，指 2 本の場合は指 1 本の場合の点数に基本点数を加算した点数，指 3 本の場合は指 2 本の場合の点数に基本点数を加算した点数，指 4 本の場合は指 3 本の場合の点数に基本点数を加算した点数，指 5 本の場合は基本点数を 5 倍した点数とする。ア　創傷処置，爪甲除去（麻酔を要しないもの），穿刺排膿後薬液注入，熱傷処置，重度褥瘡処置，ドレーン法及び皮膚科軟膏処置 イ　関節穿刺，粘（滑）液囊穿刺注入，ガングリオン穿刺術，ガングリオン圧砕法及び消炎鎮痛等処置のうち「湿布処置」ウ　絆創膏固定術，鎖骨又は肋骨骨折固定術，皮膚科光線療法，鋼線等による直達牽引（2 日目以降），介達牽引，矯正固定，変形機械矯正術，消炎鎮痛等処置のうち「マッサージ等の手技による療法」及び「器具等による療法」，低出力レーザー照射 エ　皮膚切開術，創傷処理，デブリードマン，筋骨格系・四肢・体幹手術及び神経・血管の手術 オ　リハビリテーション
手指の機能回復指導加算 190 点	手（手関節以下）及び手の指の初期治療における機能回復指導加算として，当該部位について，健保点数表における「皮膚切開術」，「創傷処理」，「デブリードマン」及び「筋骨格系・四肢・体幹の手術」を行った場合に 1 回に限り所定点数にさらに 190 点を加算できる。
入院室料加算	入院室料加算は，次の①及び②の要件に該当する場合に③に定める金額を算定できるものとする。ただし，健保点数表において特定入院料として定められている点数（救命救急入院料，特定集中治療室管理料等）の算定の対象となっている傷病労働者については，入院室料加算は算定できないものであること及び②のエの要件に該当する場合は，初回入院日から 7 日を限度とする。①　保険外併用療養費における特別の療養環境の提供に関する基準を満たした病室で，傷病労働者の容体が常時監視できるような設備又は構造上の配慮がなされている個室，2 人部屋，3 人部屋及び 4 人部屋に収容した場合。②　傷病労働者が次の各号のいずれかに該当するものであること。ア　症状が重篤であって，絶対安静を必要とし，医師又は看護師が常時監視し，随時適切な措置を講ずる必要があると認められるもの。イ　症状は必ずしも重篤ではないが，手術のため比較的長期にわたり医師又は看護師が常時監視を要し，随時適切な措置を講ずる必要があると認められるもの。ウ　医師が，医学上他の患者から隔離しなければ適切な診療ができないと認めたもの。エ　傷病労働者が赴いた病院又は診療所の普通室が満床で，かつ，緊急に入院療養を必要とするもの。③　医療機関が当該病室に係る料金として表示している金額を算定することができる。ただし，当該表示金額が次に示す額を超える場合には次に示す額とする。 　1 日につき 個室 甲地 10,000 円，乙地 9,000 円 2 人部屋 甲地 5,000 円，乙地 4,500 円 3 人部屋 甲地 5,000 円，乙地 4,500 円 4 人部屋 甲地 4,000 円，乙地 3,600 円

非課税医療機関

通常国公立の医療機関のこと。

範囲である。診療報酬点数も健康保険の診療報酬点数表を用いるが，診療報酬単価は労災診療報酬単価として1点12円（**非課税医療機関**は11.50円）で算定する。また，初診・再診料や労災疾患特有の傷病に関して健康保険診療報酬点数表によらないものもある。

2. 自賠責保険（自動車損害賠償保障法）

　自動車損害賠償責任保険（自賠責保険）は，交通事故による被害者を救済するため，加害者が負うべき経済的負担を補てんし，基本的な対人賠償を確保することを目的としており，原動機付自転車（原付）を含むすべての自動車に加入が義務づけられている。また，無保険車による事故，ひき逃げ事故の被害者に対しては，政府保障事業によって，救済が図られている。

（1）自賠責保険（共済）の限度額と保障内容

　損害に応じて支払われる保険金（共済金）には，傷害・死亡・後遺障害・死亡に至るまでの傷害について，それぞれ支払限度額がある。

1）傷害による損害

　傷害による損害は，治療関係費，文書料，休業損害，慰謝料が支払われる。

◇支払限度額：けが：被害者1名につき120万円

　　　　　　　死亡：被害者1名につき3,000万円

2）後遺障害による損害

　後遺障害による損害は，障害の程度に応じて逸失利益および慰謝料等が支払われる。後遺障害とは，自動車事故により受傷した傷害が治ったときに，身体に残された精神的・肉体的な毀損状態のことで，傷害と後遺障害との間に相当因果関係が認められ，かつ，その存在が医学的に認められる症状をいい，具体的には自動車損害賠償保障法施行令別表第一または第二に該当するものが対象となる。

◇限度額：

　　a．神経系統の機能や精神・胸腹部臓器への障害で，介護を要する障害

　　　被害者1名につき　常時介護を要する場合（第1級）4,000万円

　　　　　　　　　　　　随時介護を要する場合（第2級）3,000万円

　　b．上記a．以外の後遺症

　　　被害者1名につき（第1級）3,000万円〜（第14級）75万円

3）死亡による損害

　死亡による損害は，葬儀費，逸失利益，被害者および遺族の慰謝料が支払われる。死亡に至るまでの傷害の損害については，「傷害による損害」の規

表 2-12 自賠責保険の傷害による損害の補償内容

		支払の対象となる損害		支払基準
治療関係費	治療費	診察料や手術料，または投薬料や処置料，入院料等の費用など。		治療に要した，必要かつ妥当な実費が支払われる。
	看護料	原則として12歳以下の子どもに近親者等の付き添いや，医師が看護の必要性を認めた場合の，入院中の看護料や自宅看護料・通院看護料。		入院1日4,200円，自宅看護か通院1日2,100円。これ以上の収入減の立証で近親者1万9,000円，それ以外は地域の家政婦料金を限度に実額が支払われる。
	諸雑費	入院中に要した雑費。		原則として1日1,100円が支払われる。
	通院交通費	通院に要した交通費。		通院に要した，必要かつ妥当な実費が支払われる。
	義肢等の費用	義肢や義眼，眼鏡，補聴器，松葉杖などの費用。		必要かつ妥当な実費が支払われ，眼鏡の費用は5万円が限度。
	診断書等の費用	診断書や診療報酬明細書などの発行手数料。		発行に要した，必要かつ妥当な実費が支払われる。
文書料		交通事故証明書や印鑑証明書，住民票などの発行手数料。		発行に要した，必要かつ妥当な実費が支払われる。
休業損害		事故の傷害で発生した収入の減少（有給休暇の使用，家事従事者を含む）。		原則として1日6,100円。これ以上の収入減の立証で1万9,000円を限度として，その実額が支払われる。
慰謝料		交通事故による精神的・肉体的な苦痛に対する補償。		1日4,300円が支払われ，対象日数は被害者の傷害の状態，実治療日数などを勘案して治療期間内で決められる。

表 2-13 自賠責保険の後遺障害による損害の補償内容

	支払の対象となる損害	支払基準
逸失利益	身体に残した障害による労働能力の減少で，将来発生するであろう収入減。	収入および障害の各等級（第1～14級）に応じた労働能力喪失率で，喪失期間などによって算出する。
慰謝料等	交通事故による精神的・肉体的な苦痛に対する補償。	① 神経系統の機能や精神，胸腹部臓器への著しい障害で介護を要する障害には，（第1級）1,650万円，（第2級）1,203万円が支払われ，初期費用として（第1級）500万円，（第2級）205万円が加算される。 ② 上記①以外の後遺障害の場合，（第1級）1,100万円～（第14級）32万円が支払われ，いずれも第1～3級で被扶養者がいれば増額される。

表 2-14　自賠責保険の死亡による損害の補償内容

支払の対象となる損害		支払基準
葬儀費	通夜，祭壇，火葬，墓石などの費用（墓地，香典返しなどは除く）。	100 万円までで妥当な額が支払われる。
逸失利益	被害者が死亡しなければ将来得たであろう収入から，本人の生活費を控除したもの。	収入および就労可能期間，そして被扶養者の有無などを考慮のうえ算出する。
慰謝料	被害者本人の慰謝料。	400 万円が支払われる。
	遺族の慰謝料は，遺族慰謝料請求権者（被害者の父母，配偶者及び子）の人数により異なる。	請求者 1 名で 550 万円，2 名で 650 万円，3 名以上で 750 万円が支払われ，被害者に被扶養者がいるときは，さらに 200 万円が加算される。

定が準用される。

　◇限度額：被害者 1 名につき　3,000 万円

（2）傷害による損害による費用の算定（医療関係のみ抜粋）

　医療機関では，自賠責保険による治療は自由診療として取り扱われるが，治療費の算定は健康保険の診療報酬点数表を基準として算定されることが多い。この場合において 1 点単価は医療機関の任意であるが，日本医師会と日本損害保険協会，損害保険料率算出機構の取り決めにより労災保険に準じるとされている。この場合薬剤や器材は 1 点 12 円，その他の技術料は 20% 増しで算定することとなっているが，あくまでも任意であり，医療機関ごとに決めている場合が多い。

自賠責保険と任意保険の違い

　自賠責保険の補償には上限があり，また被害者の補償に限定される。自賠責保険の上限以上の治療費や後遺障害に対する補償，物損事故に対する補償のため，個人の意思で加入するのが任意保険である。

（3）自賠責保険と医療保険

　各種医療保険の被保険者，被扶養者が事故により被害を受けた場合，治療費は自賠責保険により受け取る場合が多いが，必ずしも医療保険が使えないわけではない。医療保険から給付を受ける場合は，第三者行為届を保険者に提出し給付を受けることができる。この場合いったん医療保険から保険給付を受け，その費用を保険者が第三者の行為によって生じた事故として，加害者（加害者が加入する保険会社）に請求する。医療機関は，医療保険扱いにするか，自費扱い（自賠責）にするか患者からの申し出により取り扱うことになる。また労災事故の対象となる交通事故に対する保険給付は，医療保険では行わないことになっている。

表 2-15　自賠責保険の傷害による損害の支払い基準（平成 13 年金融庁・国土交通省告示第 1 号）

傷害による損害は，積極損害（治療関係費，文書料その他の費用），休業損害及び慰謝料とする。
1　積極損害
（1）治療関係費
　① 応急手当費：応急手当に直接かかる必要かつ妥当な実費とする。
　② 診察料：初診料，再診料又は往診料にかかる必要かつ妥当な実費とする。
　③ 入院料：入院料は，原則としてその地域における普通病室への入院に必要かつ妥当な実費とする。ただし，被害者の傷害の態様等から医師が必要と認めた場合は，上記以外の病室への入院に必要かつ妥当な実費とする。
　④ 投薬料，手術料，処置料等：治療のために必要かつ妥当な実費とする。
　⑤ 通院費，転院費，入院費又は退院費：通院，転院，入院又は退院に要する交通費として必要かつ妥当な実費とする。
　⑥ 看護料
　　ア　入院中の看護料；原則として 12 歳以下の子供に近親者等が付き添った場合に 1 日につき4,200 円とする。
　　イ　自宅看護料又は通院看護料；医師が看護の必要性を認めた場合に次のとおりとする。ただし，12 歳以下の子供の通院等に近親者等が付き添った場合には医師の証明は要しない。
　　（ア）厚生労働大臣の許可を受けた有料職業紹介所の紹介による者；立証資料等により必要かつ妥当な実費とする。
　　（イ）近親者等；1 日につき 2,100 円とする。
　　ウ　近親者等に休業損害が発生し，立証資料等により，ア又はイ（イ）の額を超えることが明らかな場合は，必要かつ妥当な実費とする。
　⑦ 諸雑費：療養に直接必要のある諸物品の購入費又は使用料，医師の指示により摂取した栄養物の購入費，通信費等とし，次のとおりとする。
　　ア　入院中の諸雑費；入院 1 日につき 1,100 円とする。立証資料等により 1 日につき 1,100 円を超えることが明らかな場合は，必要かつ妥当な実費とする。
　　イ　通院又は自宅療養中の諸雑費；必要かつ妥当な実費とする。
　⑧ 柔道整復等の費用：免許を有する柔道整復師，あんま・マッサージ・指圧師，はり師，きゅう師が行う施術費用は，必要かつ妥当な実費とする。
　⑨ 義肢等の費用
　　ア　傷害を被った結果，医師が身体の機能を補完するために必要と認めた義肢，歯科補てつ，義眼，眼鏡（コンタクトレンズを含む。），補聴器，松葉杖等の用具の制作等に必要かつ妥当な実費とする。
　　イ　アに掲げる用具を使用していた者が，傷害に伴い当該用具の修繕又は再調達を必要とするに至った場合は，必要かつ妥当な実費とする。
　　ウ　ア及びイの場合の眼鏡（コンタクトレンズを含む。）の費用については，50,000 円を限度とする。
　⑩ 診断書等の費用：診断書，診療報酬明細書等の発行に必要かつ妥当な実費とする。

❻　介護保険

1.　介護保険制度とは

特定疾病

1. がん【がん末期】
2. 関節リウマチ　3. 筋萎縮性側索硬化症
4. 後縦靱帯骨化症
5. 骨折を伴う骨粗鬆症　6. 初老期における認知症　7. 進行性核上性麻痺，大脳皮質基底核変性症及びパーキンソン病　8. 脊髄小脳変性症　9. 脊柱管狭窄症　10. 早老症
11. 多系統萎縮症　12. 糖尿病性神経障害，糖尿病性腎症および糖尿病性網膜症　13. 脳血管疾患　14. 閉塞性動脈硬化症　15. 慢性閉塞性肺疾患　16. 両側の膝関節又は股関節に著しい変形を伴う変形性関節症

介護を社会全体で支え合う制度

　加齢に伴う病気などにより介護を必要とする状態になっても，尊厳を保持し，できる限り自立した日常生活を送れるよう，利用者の選択に基づいて，必要なサービスを総合的かつ一体的に提供する仕組みが介護保険制度である。介護保険法が1997（平成9）年に公布，2000（平成12）年に施行された。

表 2-16　介護保険制度の概要

運営主体（保険者）	市町村
介護事業者の選定	都道府県
加入する人（被保険者）	第1号被保険者（65歳以上）：年金から天引き，または個別納付 第2号被保険者（40〜64歳までの医療保険加入者）：医療保険料に上乗せ
サービスを利用できる人	第1号被保険者で，要介護認定の申請で介護や支援が必要と認定 第2号被保険者で，**特定疾病**により介護や支援が必要と認定

2.　要介護認定の申請

（1）申　　請

　介護サービスを利用するためには，「要介護認定」の申請が必要である。各総合支所の介護保険担当課または各地区出張所に介護保険証を添えて申請する。本人または家族が申請する以外に，地域包括支援センター，居宅介護支援事業者，介護保険施設などに代行してもらうこともできる。

（2）調　　査

　訪問調査：認定調査員（市町村の職員）が家庭を訪問する。

心身の状態や日常生活の状況等について聞き取り調査を行う。

主治医の意見書：心身の状態について，医師が医学的見地から主治医の意見書を作成する。要介護認定に必要な書類である。

（3）認　　定

・介護給付（要介護1～5）

・予防給付（要支援1・2）

・市町村特別給付要介護度（要介護，要支援に該当しないもの)

（4）介護サービス計画（ケアプラン）作成

　介護保険のサービスは，作成されたケアプランにより実施される。ケアプランは，介護や支援の必要性に応じて**ケアマネジャー**がサービスを組み合わせて作成する。これを「ケアマネジメント」「居宅介護支援」という。

　要介護1～5はケアマネジャー，要支援1・2は地域包括支援センター（市町村）がケアプランを作成する。自分で作成してもよい。

（5）サービスの利用

　ケアプランに基づいて，サービス提供事業者や介護保険施設と契約を結び，サービスを利用する。サービスにかかる費用の1割は自己負担である（一定額以上の所得者は2割または3割）。ただし，区分支給限度額を超えた

ケアマネジャーの職種

　医師・歯科医師・薬剤師・看護師・保健師・理学療法士・作業療法士・言語聴覚士・歯科衛生士・義肢装具士・栄養士・社会福祉士・介護福祉士・精神保健福祉士・相談援助業務従事者・訪問介護員などで経験5年以上，無資格ヘルパー・寮母など介護現場の従事者で経験10年以上で受験資格を得る。

介護保険の財源

　税金：50%（国25%，都道府県12.5%，市町村12.5%）

　保険料：50%（第2号被保険者；全国プール28%，第1号被保険者；個別市町村22%）

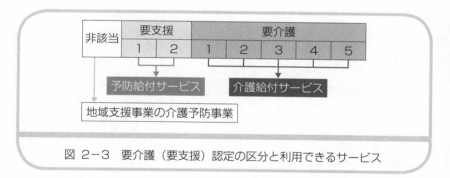

図2-3　要介護（要支援）認定の区分と利用できるサービス

表2-17　介護サービスにかかる費用負担

自己負担	合計所得金額	年金だけが収入
1割	160万円未満	280万円未満
2割	160万円以上220万円未満	280万円以上340万円未満
3割	220万円以上	340万円以上

＊利用限度額を超えたものは全額自己負担

＊合計所得金額（年金収入や事業収入から経費分を差し引いた金額）

表 2−18　要介護度別支給限度額（2020 年 4 月現在）

区　分	支給限度（単位）	1 か月に利用できる金額の上限 （1 割負担の場合）	上限まで利用した場合の自己負担額 （1 割負担の場合）
要支援 1	5,032	5 万　320 円	5,032 円
要支援 2	1 万　531	10 万 5,310 円	1 万　531 円
要介護 1	1 万 6,765	16 万 7,650 円	1 万 6,765 円
要介護 2	1 万 9,705	19 万 7,050 円	1 万 9,705 円
要介護 3	2 万 7,048	27 万　480 円	2 万 7,048 円
要介護 4	3 万　938	30 万 9,380 円	3 万　938 円
要介護 5	3 万 6,217	36 万 2,170 円	3 万 6,217 円

注）一定額以上の所得者は 2 割。

表 2−19　介護サービスの種類（2020 年 4 月現在）

◎地域密着型介護サービス	◎居宅介護サービス		介護給付を行う
○定期巡回・随時対応型訪問介護看護 ○夜間対応型訪問介護 ○認知症対応型通所介護 ○小規模多機能型居宅介護 ○看護小規模多機能型居宅介護 ○認知症対応型共同生活介護（グループホーム） ○地域密着型特定施設入居者生活介護 ○地域密着型介護老人福祉施設入所者生活介護 ○地域密着型通所介護	【訪問サービス】 ○訪問介護（ホームヘルプサービス） ○訪問入浴介護 ○訪問看護 ○訪問リハビリテーション ○居宅療養管理指導	【通所サービス】 ○通所介護（デイサービス） ○通所リハビリテーション	
		【短期入所サービス】 ○短期入所生活介護（ショートステイ） ○短期入所療養介護	
	○特定施設入居者生活介護　○特定福祉用具販売　○福祉用具貸与		
	◎居宅介護支援	◎施設サービス	
		○介護老人福祉施設 ○介護老人保健施設 ○介護療養型医療施設	
◎地域密着型介護予防サービス	◎介護予防サービス		予防給付を行う
○介護予防認知症対応型通所介護 ○介護予防小規模多機能型居宅介護 ○介護予防認知症対応型共同生活介護（グループホーム）	【訪問サービス】 ○介護予防訪問入浴介護 ○介護予防訪問看護 ○介護予防訪問リハビリテーション ○介護予防居宅療養管理指導	【通所サービス】 ○介護予防通所リハビリテーション	
		【短期入所サービス】 ○介護予防短期入所生活介護（ショートステイ） ○介護予防短期入所療養介護	
◎介護予防支援	○介護予防特定施設入居者生活介護　○特定介護予防福祉用具販売 ○介護予防福祉用具貸与		
市町村が指定・監督を行う	都道府県・政令市・中核市が指定・監督を行う		

注）この他に市町村が実施する地域支援事業がある。従来の介護予防訪問介護，介護予防通所介護は，地域支援事業で行われる。

部分は，全額自己負担となる。

> 　介護保険で利用できるサービスは要介護者（要介護1〜5）の場合は，居宅サービス（訪問サービス，通所サービス，短期入所サービス），居宅介護支援，施設サービスである。要支援（要支援1・2）の患者は介護予防サービス（訪問サービス，通所サービス，短期入所サービス）を受けることができる。

参考文献●

・田畑洋一ほか：社会保障，学文社（2016）
・社会保障入門編集委員会編：社会保障入門2016，中央法規出版（2016）
・日本病院事務研究会編著：最新・医療実務用語，医学通信社（2015）
・日本医療福祉実務教育協会編：医学・医療用語ハンドブック，建帛社（2013）
・安藤秀雄ほか：最新　医事関連法の完全知識2016年版，医学通信社（2016）
・厚生労働省保健局：高額療養費制度を利用される皆様へ
　http://www.mhlw.go.jp/file/06-Seisakujouhou-12400000-Hokenkyo-ku/0000075123.pdf
・全国健康保険協会：健康保険等について
　https://www.kyoukaikenpo.or.jp/home/g3/cat320
・安藤秀雄ほか：最新　医事関連法の完全知識2015年版，医学通信社（2015）
・厚生労働省：介護保険の概要　http://www.mhlw.go.jp/stf/seisakunitsuite/bunya/hukushi_kaigo/kaigo_koureisha/gaiyo/index.html
・労災保険情報センター：労災診療費算定基準　個別項目
　http://www.rousai-ric.or.jp/tabid/217/Default.aspx

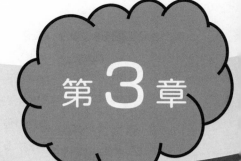

医療事務に関する法規

第**3**章

　人は本人の意思に反して，感染症による罹患，その他の疾病，そしてけがをすることがある。国民医療を確保するために，医療法では医療提供施設について定め，また医療関係法規を制定し，医療サービス提供体制を確立している。

　例えば，母性および乳幼児の健康の保持および増進を図るため，「母子保健法」が制定されている。同法の理念として，母性は，すべての児童がすこやかに生まれ，育てられる基盤として，尊重され，保護されなければならない。乳児および幼児は，心身ともに健全な人として成長していくために，その健康が保持・増進されなければならない，としている。

　国民が病気になったときに，医療費の負担が軽くてすむように医療保険制度がある。国民皆保険制度のもとに健康保険等で治療をするので，医療事務を行う場合は医療保険各法を勉強する必要がある。会社員や公務員などの医療保険としては，健康保険法および各共済組合法がある。自営業や仕事をしていない人などが加入する国民健康保険法がある。75歳以上の人が加入する後期高齢者医療制度は高齢者医療確保法の規定による。

　保険医療機関が受け取る診療報酬の価格（保険点数）は，健康保険法に基づき厚生労働大臣が告示している。告示は2年ごとに改定されるのが慣例となっていて，それが医療の方向性を示すこともあり，この改定の内容を勉強することも大事である。診療報酬の改定で，医療事務スタッフが保険医の事務的仕事を補助する**医師事務作業補助体制**が制定され，医師不足や医師の荷重労働の緩和に貢献している。

医師事務作業補助体制
　第4章 p.150～参照。

　医療サービス提供の人的体制を確保するため，「医師法」「歯科医師法」「薬剤師法」「保健師助産師看護師法」「歯科衛生士法」「診療放射線技師法」「臨床検査技師等に関する法律」「理学療法士及び作業療法士法」「臨床工学技士法」「視能訓練士法」「言語聴覚士法」および「救急救命士法」などを制定している。医療サービスの提供にあたっては，これらの職種が連携して行うチーム医療が推進されている。

　治療に必要な薬剤および医療機器については，「医薬品，医療機器等の品質，有効性及び安全性の確保等に関する法律」（医薬品医療機器等法）を制定している。

はり，あん摩マッサージ指圧などの，いわゆる東洋医学については，「あん摩マッサージ指圧師，はり師，きゅう師等に関する法律」および「柔道整復師法」が制定されている。

その他として，義手や義足の製作者についての「義肢装具士法」，臓器を移植する関係ルールとして「臓器の移植に関する法律」，解剖について定めた「死体解剖保存法」がある。

医療施設に関する法律

1.　医 療 法（昭和23.7.30, 法律第205号）

医療法は，医療を受ける人に対し適切な選択を支援するために必要な事項，病院，診療所および助産所の開設および管理に関する必要な事項，これらの施設の整備および医療を提供する施設の相互間の機能分担と業務を推進するために必要な事項等を定めている。

また，医療を受ける人の利益の保護と良質で適切な医療を効率的に提供する体制の確保を図り，国民の健康の保持に寄与することを定めている。

（1）医療提供の理念

医療は，生命の尊重と個人の尊厳を保持しながら，医師，歯科医師，薬剤師，看護師その他の医療の担い手が，患者との信頼関係を築いたうえで，患者の心身の状況に応じて行われる。その内容は，単に疾病の治療だけでなく，疾病の予防およびリハビリテーションを含む良質で適切なものを提供しなければならないと，医療法第1条の2で規定している。

以前は，患者が医師などに対して，「診療をお任せします」という**パターナリズム**が主流であったが，現在は，医師が患者に対し治療内容などを十分説明し，患者も納得のうえで，お互いの信頼関係を構築して治療が行われるようになってきている。医師などは，患者の患部だけの治療でなく，全人的および全身的に診察などを行い，必要な予防やリハビリテーションを提供することになる。

健康の保持・増進については，国民自身の努力を求めている。医療施設の利用については，本人の意向を十分尊重しながら病院，診療所，介護老人保健施設，調剤薬局および居宅など，患者に適した施設を選択する。

パターナリズム
　温情主義。弱い立場の人の意志に反し，強い立場の人が行動に介入・干渉すること。相反するのは，インフォームドコンセント。

また**医療提供施設**については，その施設がもつ医療機能を効率的に提供するとともに，福祉施設サービスやその他の関連サービスと有機的に連携が行われるよう求めている。

（2）医師等の責務（第1条の4）

医療の担い手である，医師，歯科医師，薬剤師および看護師などは，医療法の理念を理解したうえで，患者に対して良質で適切な医療を提供することが義務づけられている。医療を行うにあたっては，患者に対して医療の内容および医療のリスクなどの説明を行い，患者の理解を得るように努めなければならない。

医療施設に対しては，急性期，一般，回復期，療養など，診療機能に違いがあるので，患者の状態に適した医療施設へ紹介するなど，保健医療サービスまたは福祉サービスを提供する者との連携を図り，患者が適切な環境のもとで療養を継続することができるように配慮しなければならない。

（3）用語の定義（第1条の5・6，第2条，第4条，第4条の2・3）

1）病　　院

医師または歯科医師が，患者のために医業または歯科医業を行う場所であり，入院患者を収容する病床が20人以上の患者を入院させるための施設である。

また，病院の組織は，患者が科学的で適正な診療を受けることができるように便宜を図るように運営されるものである。

2）診 療 所

医師または歯科医師が，患者のために医業または歯科医業を行う場所であり，入院患者の入院施設を有しないもの，または19人以下の患者を入院させるための施設である。

3）介護老人保健施設，介護医療院

介護保険法（平成9. 12. 17, 法律第123号）の規定による介護老人保健施設，介護医療院である。

4）助 産 所

助産師が公衆または特定多数人のため，その業務を行う場所である。助産所は，妊婦，産婦またはじょく婦9人以下の入所施設をもつことができる。

5）地域医療支援病院

国，都道府県，市町村，法第42条の2に規定の社会医療法人その他厚生労働大臣の定める者の開設する病院であって，地域における医療の確保のために必要な支援に関する次に掲げる要件を満たし，その所在地の都道府県知

医療提供施設

　医療法では医療提供施設として，病院（20床以上），診療所，助産所，介護老人保健施設，介護医療院，調剤を実施する薬局などと定めている。

　同法では，病院機能を評価したものとして，地域医療支援病院，特定機能病院および臨床研究中核病院を指定している。

じょく婦（褥婦）

　出産後，まだ身体が回復していない人のこと。

事の承認を得た病院。都道府県知事は，承認をするにあたっては，あらかじめ都道府県医療審議会の意見を聴かなければならない。

① ほかの病院または診療所から紹介された患者に対し医療を提供し，かつ，病院の建物の全部もしくは一部，設備，機械または器具を，ほかの病院などの医師，歯科医師，薬剤師，看護師その他の医療従事者の診療，研究または研修のために利用させるための体制が整備されている。

② 救急医療を提供する能力を有している。

③ 地域の医療従事者の資質の向上を図るための研修を行わせる能力を有している。

④ 200人以上の患者を入院させる施設を有している。

6）特定機能病院

病院であって，次の要件を満たし，厚生労働大臣の承認を得たものである。厚生労働大臣は，承認するにあたっては，あらかじめ社会保障審議会の意見を聴かなければならない。

① 高度の医療を提供する能力を有している。

② 高度の医療技術の開発および評価を行う能力を有している。

③ 高度の医療に関する研修を行わせる能力を有している。

④ 診療科として，内科，精神科，小児科，外科，整形外科，脳神経外科，泌尿器科，皮膚科，産婦人科，産科，婦人科，眼科，耳鼻咽喉科，放射線科，救急科，歯科および麻酔科のうちの少なくとも10診療科を標榜している。

⑤ 400人以上の患者を入院させる施設を有している。

7）臨床研究中核病院

臨床研究の実施の中核的な役割を担う病院で，次の要件を満たし，厚生労働大臣の承認を得たものである。

① 特定臨床研究の計画立案・実施の能力を有している。

② ほかの病院等と共同研究をする場合は主導的な役割を果たす能力，ほかの病院等に対し相談・情報提供・助言等を行う能力を有している。

③ 厚生労働省令で定める診療科目を有している。

④ 厚生労働省令で定める数以上の患者の入院施設を有している。

（4）病院等の開設許可など（第7条）

1）病院の開設

病院を開設しようとするときは，開設地の都道府県知事の許可を受けなければならない。

2）診療所の開設

臨床研修等修了医師または臨床研修等修了歯科医師が診療所を開設したときは，開設から10日以内に都道府県知事（保健所を設置している市または特別区にあっては市長または区長）に届ける。

なお，開設者（医師）の急逝などで，医師でない者が開設するときは，知事の許可を受けなければならない。

3）助産所の開設

助産師が助産所を開設したときは，10日以内に都道府県知事（上記2）と同じ）に届け出なければならない。

助産師でない者が開設しようとするときは，知事の許可を受けなければならない。

4）営利性の排除

医業を営利目的として，病院，診療所または助産所を開設しようとする者に対して，知事は開設の許可を与えないことができる。

5）病床数・種別の変更手続き

病院の開設者が病床数の変更，または病床の種別を変更しようとするときは，知事の許可を受けなければならない。ただし，病床数を減少させるときには許可の必要はなく，届出だけでよい。

なお，病床種別は，精神病床，感染症病床，結核病床，療養病床および一般病床の5区分がある。

（5）病院等の休・廃止，再開の届出など（第8条の2）

病院，診療所または助産所の開設者が，その病院，診療所または助産所を休止または廃止したときは，10日以内に知事（保健所）へ届け出なければならない。また海外研修などの理由で休止していたものを再開するときも届出が必要である。

（6）病院等の管理者（第10条）

医業を行う病院または診療所の管理は，臨床研修等修了医師が，歯科診療所にあっては臨床研修等修了歯科医師が管理者として管理することになっている。管理者とは，病院または歯科診療所の運営に関するすべてについて管理進行するとともに，責任を担う者である。

助産所は，助産師が管理者となり，助産に関するすべてを管理進行するとともに責任を担うことになる。

（7）診療所の入院患者への義務（第13条）

　入院施設を有する診療所の管理者は，入院患者の病状が急変した場合は，当該診療所の医師が，適切に治療が提供できる体制を確保するよう努めるとともに，ほかの病院または診療所との緊密な連携を確保しておくことを求められている。

（8）助産所の入所妊婦等の制限（第14条）

　助産所の管理者は，同時に10人以上の妊婦，産婦およびじょく婦を入所させてはならない。ただし，ほかに入所すべき適当な施設がない場合は，臨時応急のための入所は許されている。

（9）院内掲示の義務事項（第14条の2）

　病院および診療所には，次の事項を見やすい場所に掲示することを義務づけている。① 管理者の氏名，② 診療に従事する医師または歯科医師の氏名，③ 医師または歯科医師の診療日および診療時間，④ 病院の場合は建物の内部に関する案内。助産所についても同様の規定がある。

（10）管理者の監督義務（第15条）

　病院または診療所の管理者は，その病院または診療所に勤務する医師，歯科医師，薬剤師その他の従事者を監督し，その業務に欠けるところがないように必要な注意をすることが義務づけられている。また，病院または診療所に診療用のエックス線装置を備えたときなどは，知事に対し届け出ることが義務づけられている。

　助産所の管理者は，助産所に勤務する助産師およびその他の従事者を監督し，その業務遂行に遺憾のないように必要な注意をすることが義務づけられている。

（11）医師の宿直（第16条）

　病院の管理者は，原則として，病院に医師を宿直させなければならない。ただし，病院に勤務する医師が病院に隣接した場所に居住する場合は，知事の許可を受けて宿直を免除される。

（12）専属薬剤師（第18条）

　病院または医師が3人以上勤務する診療所にあっては，開設者は，専属の薬剤師を置かなければならないと定められている。

（13）助産所に置くべき嘱託医師（第19条）

　助産所の開設者は，嘱託する医師および病院または診療所を定めておくことが義務づけられている。

　正常な分娩は病気ではないので医業の必要はないが，異常を伴う分娩の緊急対応などのために，嘱託医師や母体搬送を受け入れる病院をあらかじめ定めるようにしている。

（14）施設の清潔保持（第20条）

　病院，診療所または助産所は，清潔を保持するとともに，その構造設備は，衛生上，防火上および保安上安全でなければならない。

　すなわち衛生上は院内感染防止への対策など，防火上は火災発生の防止や火災発生時の避難対策，保安上は部外者の侵入や新生児の病院からの連れ出しなどへの対策が必要と考えられる。

（15）病院の法定人員および施設ならびに備える記録（第21条〜第22条の3）

1）病院の法定人員

　病院の法定人員は，一般・療養・精神病床など，それぞれの病床区分に応じて定められている。

　例えば一般病床の医師の法定人員は，入院患者16人に対して1人，看護師および准看護師については，入院患者3人に対し1人，外来患者30人に対し1人となっている。

　この法定人員は，医療法施行規則で，病院の標準人員として定められていて，最低限度の人員である。

2）病院に置くべき施設

　病院に必要な施設としては，① 各科専門の診察室，② 手術室，③ 処置室，④ 臨床検査施設，⑤ エックス線装置，⑥ 調剤所，⑦ 消毒施設，⑧ 給食施設，⑨ 給水施設，⑩ 暖房施設，⑪ 洗濯施設，⑫ 汚物処理施設，産婦人科では⑬ 分娩室，⑭ 新生児入浴室，療養病床を有する場合⑮ 機能訓練室が定められている。

　検査，消毒，給食および洗濯については，外部委託が認められている。

3）診察に関する諸記録

　診察に関して備えておかなければならない記録は，過去2年間の，① 病院日誌，② 各科診療日誌，③ 処方箋，④ 手術記録，⑤ 検査所見記録，⑥ エックス線写真，⑦ 看護記録，⑧ 入院患者および外来患者の数を明らかにする帳簿（入退院名簿），⑨ 退院した患者に係る入院期間中の診療経過の要

看護職員

　看護現場では，看護師，准看護師および看護補助者が働いているが，資格をもった看護師と准看護師が混在した場合を看護職員という。

最低限度の人員

　この最低限度の人員を下回った場合を医療現場では「標欠」と呼んでいる。

約（退院サマリー），⑩ 入院診療計画書である。

　診療録（カルテ）については，医師法第24条で，勤務した医師が診療に基づき記載した診療録を，病院または診療所の管理者に，5年間保存することを義務づけている。

4）保険診療に関する諸記録

　保険医療機関及び保険医療養担当規則（療養担当規則）第9条では，「保険医療機関は，療養の給付の担当に関する帳簿及び書類その他の記録をその完結の日から3年間保存しなければならない」と規定している。日本の医療機関はほとんど保険診療を行っているので，3年間保存すべきである。

（16）報告の徴収，立入検査（第25条）

　医療を提供する施設が適正に運営されるように，また患者数を把握し行政に反映させるため，行政機関が，必要に応じて報告を求めたり，指導・監督するため施設内に立入検査を行うことができることになっている。

（17）医療計画（第30条の3，4）

　都道府県は，その行政区域内を複数に区分して医療圏（地域）とし，各医療圏における医療供給体制の体系的な整備のために医療計画を定めることになっている。

　医療計画で定められる事項は，① 医療圏の設定，② 基準病床数，③ 地域医療支援病院の整備の目標，④ 機能を考慮した医療提供施設の整備目標，⑤ 医療提供施設の整備，機械または器具の共同利用など施設相互の機能分担および業務の連携に関する事項，⑥ 休日診療，夜間診療などの救急医療の確保に関する事項，⑦ へき地の医療の確保が必要な場合にあっては，その医療の確保に関する事項，⑧ 医師および歯科医師ならびに薬剤師，看護師その他の医療従事者の確保に関する事項などで，少なくとも5年ごとに医療計画を見直し，必要があると認めるときは変更することになっている。

　2007（平成19）年4月1日から施行された改正医療法では，医療計画の，「治療又は予防に係る事業」に関する事項を定める疾病として，① がん，② 脳卒中，③ 急性心筋梗塞，④ 糖尿病，⑤ 精神疾患を定め，医療の確保に必要な事業として，① 救急医療，② 災害時における医療，③ へき地の医療，④ 周産期医療，⑤ 小児医療（小児救急医療を含む）を定めている。これを5疾患，5事業と称する。

立入検査

　医療現場では，この立入検査は「医療監視」と呼ばれる。立入検査を行う職員は，保健所などの職員の中から「医療監視員」として任命される。

（18）病床機能報告制度と地域医療構想

1）病床機能報告制度

一般病床に入院している患者は，高度急性期の医療を提供する患者から慢性期の患者まで多様である。国は病床を機能区分にする方針で，病院および診療所の管理者に病床機能について報告を求めている。具体的には，① 高度急性期機能，② 急性期機能，③ 回復期機能，④ 慢性期機能である。

療養病床についても，病床機能報告が求められている。

2）地域医療構想

都道府県は，医療計画において構想された区域における病床の機能区分ごとに，将来の病床数の必要量等に基づく将来の医療提供体制に関する構想を策定し，構想の達成に向けた病床の機能分化・連携の推進に関する事項を定めている。

地域医療構想を実現するため，① 医療関係者，医療保険関係者との協議の場を設ける，② 都道府県知事は，病院開設許可等の申請者に対して，地域医療構想による病床数が不足している病床区分の，病床機能を提供するように条件をつけることができる，③ 構想区域の将来病床数が必要量を満たしている場合は，病床機能を変更しないことを要請する，公的医療機関については命令することができる，④ 基準病床を超えている場合で，正当な理由がなく許可を受けた病床に係る業務を行っていない病院に対して病床数の削減を要請できる。

（19）医療法人（第39条）

医療法では，医業を営利目的として行うことを禁止しているので，原則として，**商業法人の株式会社による経営**は認められない。

しかし病院を管理・運営するにあたっては，人的および物的に厳密な規制が設けられているために，個人が経営するには困難を伴うことから，法人格により公的性格を取得できるように，医療法人制度を設けている。

病院，医師もしくは歯科医師が常時勤務する診療所または介護老人保健施設および介護医療院を開設しようとする社団または財団は，この法律の規定により法人とすることができる。医療法人は，剰余金は配当してはならないと規定してあり，剰余金は医療機器や構造物の更新等に使用されることが多い。

2007（平成19）年4月の法改正で，医療法人のうち救急医療等確保事業に係る業務を行っているなどの要件を満たしている社会医療法人が創設され，収益事業が一部できるようになったこと，公認会計士の監査を受けることなどが新たに定められた。

商業法人の株式会社による経営

例外として，会社の従業員のための病院として従前から設立されているものと，規制緩和の一環として特区で認められた株式会社が経営する医療機関がある。

2. 医薬品医療機器等法 （昭和 35. 8. 10，法律第 145 号）

医薬品，医療機器等の品質，有効性及び安全性の確保等に関する法律（医薬品医療機器等法）は，医薬品，医薬部外品，化粧品，医療機器および再生医療等製品の品質，有効性および安全性の確保とこれらの使用による保健衛生上の危害の発生・拡大の防止のために必要な規制を行うとともに，指定薬物の規制に関する措置を講ずるほか，医療上特にその必要性が高い医薬品および医療機器の研究開発の促進のために必要な措置を講じることにより，保健衛生の向上を図ることを目的とした法律である。

医薬品などについて分類し，その製造，輸入，販売および取扱いについて必要な事項を定めている。

（1）用語の定義 （第 2 条）

1）医薬品

医薬品とは，① 日本薬局方に収められているもの，② 人や動物の疾病の診断・治療または予防を目的とするもので，機械器具，歯科材料，医療用品および衛生用品でないもの，③ 人や動物の身体の構造または機能に影響を及ぼすことを目的とするもので，機械器具等でないものである。

2）医薬部外品

医薬部外品とは，人体に対する作用が緩和なもので，① 吐き気その他の不快感・口臭・体臭の防止，② あせも・ただれの防止，③ 脱毛の防止，育毛または除毛，④ ネズミ・ハエ・カ・ノミなどの駆除または防止を目的として使用されるもので，機械器具等でないもの，またはこれらに準ずるものであって**厚生労働大臣が指定するもの**である。

3）化粧品

人の身体を清潔にし，美化し，魅力を増し，容貌を変え，または皮膚・毛髪を健やかに保つために身体に塗擦・散布などの方法で使用することを目的とし，人体に対する作用が緩和なもので，医薬部外品でないものである。

4）医療機器

人や動物の疾病の診断・治療予防または人や動物の身体の構造・機能に及ぼすことを目的とする機械器具等であって政令で定めるもの。高度管理医療機器，管理医療機器，一般医療機器，特定保守管理医療機器に分類される。

5）生物由来製品・特定生物由来製品

生物由来製品とは，人その他の生物（植物を除く）に由来するものを原料または材料として製造される医薬品，医薬部外品，化粧品または医療機器の

厚生労働大臣が指定する医薬部外品

生理用ナプキン，清浄綿，染毛剤，パーマネント・ウェーブ用剤，薬用化粧品類，浴用剤，健胃清涼剤，滋養強壮・栄養補給薬，きず消毒保護材・外皮消毒剤，ビタミンまたはカルシウム補給剤，のど清涼剤，ひび・あかぎれ用剤，あせも・ただれ用剤，うおのめ・たこ用剤，かさつき・あれ用剤，いびき防止薬，カルシウム含有保健薬，うがい薬，健胃薬，口腔咽頭薬，コンタクトレンズ装着薬，殺菌消毒薬，しもやけ用薬，瀉下薬，消化薬，生薬含有保健薬，整腸薬，鼻づまり改善薬（外用剤のみ），ビタミン含有保健薬，ソフトコンタクトレンズ用消毒剤。

うち，保健衛生上特別の注意を要するものとして，厚生労働大臣が指定するもの。例えば，遺伝子組換製剤などである。

特定生物由来製品とは，販売などの後に，当該由来製品による保健衛生上の危害の発生または拡大を防止するための措置を講じることが必要なものとして厚生労働大臣が指定するもの。例えば，血液製剤などである。

6）希少疾病用医薬品・希少疾病用医療機器

その用途にかかわる対象者の数が，日本において厚生労働省令で定める一定の人数に達せず，かつその用途に関して特にすぐれた使用価値を有することとなる医薬品または医療機器として厚生労働大臣が指定するもの。

（2）薬　　局（第4条～第11条）

1）薬局とは

薬剤師が販売または授与の目的で，調剤の業務を行う場所であって，病院，診療所または飼育動物診療施設の調剤所を除いたものである（第2条）。薬局および病院・診療所以外のものは，薬局の名称を使用してはならない。

2）開設等の規制

開設するためには，都道府県知事の許可が必要で，許可後は6年ごとに更新しなければならない。薬局の構造・設備が厚生労働省令に定める基準に達しない場合，薬剤師の数が一定の基準に達しない場合，申請者が一定の不適格者の場合は許可されないことがある。薬局の廃止，休止，再開または定められた事項の変更は，30日以内に都道府県知事に届けなければならない。

3）薬局の管理

開設者が薬剤師である場合は，原則として開設者みずから薬局を管理しなければならない。開設者が薬剤師でない場合は，薬剤師である管理者を置かなければならない。管理者は保健衛生上支障を生じるおそれのないように，薬剤師その他の従事者を監督し，構造設備および医薬品その他の物品を管理し，開設者に対しては業務について必要な意見を述べなければならない。また開設者はその意見を尊重しなければならないと定められている。薬局の開設者は，医療機関などと違い，株式会社などが開設することができる。

4）薬剤師の服薬指導

薬局の開設者は薬剤師に対して，オンライン診療の患者と訪問診療の患者に対し服薬指導を行わせることができる。

（3）医薬品等の販売（第25条，第26条）

医薬品の販売業は，① 店舗販売業，② **配置販売業**および ③ 卸売販売業の区分がある。医薬品の販売業も，営業を行う者は都道府県知事の認可を受

配置販売業
事前に消費者宅に医薬品を預けておき，その医薬品の中から使用した医薬品の代金を集金する形態をとって販売する。医薬品については，都道府県知事が厚生労働大臣の定めた基準に従い，販売品目を指定する。

け，継続して販売業を行うためには 6 年ごとに更新を受けなければならない。医薬品は行商販売や露天での販売は禁止されていて，店舗による販売と配置販売だけが認められている。

❷　医療従事者に関する法律

1.　医 師 法（昭和 23. 7. 30，法律第 201 号）

医 師
　医師等，病院における主な職種については pp.11〜12 表 1-4 も併せて参照のこと。

　医師は，高度な医学の専門知識と医療技術を求められ，医療と保健指導をつかさどり，公衆衛生の向上と健康増進に寄与し，国民の健康生活を確保するうえで重要な役割を担っている。そのために，医師法は，医師の資格，業務，指導および守秘の義務などを定めている。

（1）医師免許の要件（第 2 条〜第 4 条）

　医師になろうとする者は，医師国家試験に合格し，厚生労働大臣の免許を受けなければならない。

　医師免許を取得できない絶対的欠格事由として，「未成年者，成年被後見人又は被保佐人」が定められている。相対的欠格事由としては，①「心身の障害により医師の業務を適正に行うことができない者として厚生労働省令で定めるもの」，②「麻薬，大麻又はあへんの中毒者」，③「罰金以上の刑に処せられた者」，④「医事に関し犯罪又は不正の行為のあつた者」があり，その程度によって免許の取得が制限される。

（2）免許の取消し，業務停止および再免許（第 7 条）

　厚生労働大臣は，医師が絶対的欠格事由に該当したときは免許を取り消す。医師が相対的欠格事由に該当したとき，または医師の品位を損なうような行為があったときは，厚生労働大臣は医道審議会の意見を聴いたうえで，その免許の取消し，または期間を定めて免許の停止を命じることができる。

　免許の取消しを受けた者で，心身の障害等が治り，または改しゅんの気持ちが顕著であると認められたときは，再免許を与えることができる。

（3）臨床研修（第 16 条の 2 〜 4）

　医師免許を新たに取得した医師は，診療に従事しようとするときには 2 年

以上，大学病院または臨床研修指定病院で臨床研修を受けなければならない。研修が修了した医師は，臨床研修が修了した旨厚生労働大臣に申請し，臨床研修修了登録証の交付を受けることになる。

（4）医師でない者の医業の禁止と名称の使用制限（業務独占・名称独占）（第17条，第18条）

医師でない者が医業をしてはならない。また医師でない者が医師またはこれに紛らわしい名称を使用してはならない。

（5）応招の義務等（第19条）

診療に従事している医師は，患者から診察治療の求めがあった場合には，正当な事由がなければ，診察治療を拒んではならない。

正当な事由とは，医師自身が疾病にかかり診察などが不可能な場合，手術中で手が離せない，葬儀の喪主として葬儀中であるなどの社会通念上やむを得ないと認められる場合である。

診療もしくは検案をし，または出産に立ち会った医師は，**診断書**もしくは検案書または出生証明書もしくは死産証明書の交付の求めがあった場合には，正当な事由がないときは拒んではならない。

（6）無診察治療等の禁止（第20条）

医師が患者を診察することなく，患者などからの電話などでの訴えのみから判断して医薬品を処方することや，診断書を発行することを禁止した規定である。

医師は，みずから診察しないで治療をし，もしくは診断書もしくは処方箋を交付し，みずから出産に立ち会わないで出生証明書もしくは死産証書を交付し，またはみずから検案しないで検案書を交付してはならないと規定している。ただし，医師が診察した後24時間以内に死亡した患者については，再び診察しなくても死亡診断書を交付することができる。

（7）異状死体等の届出義務（第21条）

死亡原因に異状がある場合は，犯罪との関連の可能性もあるので，医師は警察へ届け出ることになっている。異状死の届出については，医療過誤による死亡についても届け出る必要があると議論されている。

医師は，死体または妊娠4か月以上の死産児を検案して異状があると認めたときは，24時間以内に所轄警察署へ届け出なければならないと規定している。

診断書

診断書には通常の診断書と死亡診断書があり，通常の診断書は，就職時や病気欠勤で勤務先へ提出する場合，障害者手帳などの申請，損害保険や生命保険への保険金の請求のために提出するものなど多様な様式がある。死亡診断書は，役場への死亡届や埋葬許可のために必要で，法令様式である。

（8）処方箋の交付義務（第 22 条）

　医師は，患者に対し治療上薬剤を調剤して投与する必要があると認めた場合には，患者または現にその看護にあたっている者に対して処方箋を交付しなければならない。

　ただし患者などから，処方箋の交付が必要でない旨の申し出があった場合や，病名を告知していない患者に対し処方箋を交付することにより患者に対し不安を与え，疾病の治療を困難にする場合などは交付しなくてよい。

　処方箋の交付義務は医薬分業を前提としたもので，医師は処方の権能は有している。

　現在日本でも医薬分業が進み，病院または診療所の医師は，処方箋を患者に交付することが多くなっている。

（9）保健指導を行う義務（第 23 条）

　医師は，診療をしたときは，本人またはその保護者に対し療養の方法その他保健の向上に必要な事項を指導しなければならないと規定されている。

（10）診療録の記載および保存（第 24 条）

　医師は，診療したときは，遅滞なく診療に関する事項を診療録（カルテ）に記載しなければならない。病院・診療所に勤務する医師が作成した診療録は，その管理者が，その他の医師が作成した診療録はその医師みずからが，5 年間保存しなければならない。診療録の保存期間は 5 年間となっているが，多くの病院は長期間保存していて，医学の研究などに貢献している。

　公的医療保険制度では，診療録は診療報酬の請求の根拠であると位置づけられている。

（11）守秘の義務

　業務上で取得した他人の情報をよそへ漏らすことは人権を損なうことも多く，個人情報の保護に関する法律（個人情報保護法）が制定されて，個人情報は厚く保護されるようになった。医師法では，業務上で知り得た情報を漏らすことを禁じた規定はないが，医師は刑法によって守秘の義務が課されている。

　刑法では，「医師，薬剤師，医薬品販売業者，助産師，弁護士，弁護人，公証人又はこれらの職にあった者が，**正当な理由**がないのに，その業務上取り扱ったことについて知り得た人の秘密を漏らしたときは，六月以下の懲役又は十万円以下の罰金に処する」と定めている（第 134 条）。

　看護師や理学療法士などの免許所持者についても，それぞれの法律で，守

正当な理由

①法律で，届け出ることが義務づけられている場合，②配偶者や肉親に知らせる場合，③ほかの医師からの問い合わせに応じる場合，④裁判所の証人として証言する場合，⑤特別な事情があり，患者や家族以外の人に患者の病状などを説明せざるを得ない場合。

秘義務が課されている。

２． 歯科医師法 （昭和 23. 7. 30, 法律第 202 号）

　歯科医師は，高度な専門的知識および技能を有して，歯科医療および保健指導をつかさどることによって，公衆衛生の向上および増進に寄与し，そして国民の健康な生活を確保するという公共的な任務をもっている。そのため医師の場合と同様にその業務について必要な規制を行っている。

（1） 免許の条件など （第 2 条〜第 4 条）
　医師法の場合と同様の規定がなされていて，歯科医業や名称の独占などが規定されている。

（2） 臨床研修 （第 16 条の 2 〜 4）
　医師法と同様に，歯科医師免許を取得した後に臨床研修を義務づけている。

（3） 業務に関する規定など （第 17 条〜第 23 条）
　患者を診療する義務の「応招義務」「無診察治療の禁止」「処方箋の交付義務」「保健指導を行う義務」および「診療録の記載および保存」が医師法と同様に規定されている。

３． 薬剤師法 （昭和 35. 8. 10, 法律第 146 号）

　薬剤師は，調剤，医薬品の供給その他の薬事衛生をつかさどることによって，公衆衛生の向上および増進に貢献し，国民の健康な生活を確保するものと規定している。また，薬剤師になろうとする者は免許を取得しなければならないと定めている。
　薬剤師への受験資格は，薬学の正規の課程を修めて卒業した者で，2006（平成 18）年以降に入学した者の正規の課程は 6 年制となった。

（1） 調剤の求めに応じる義務 （第 21 条）
　調剤に従事する薬剤師は，調剤の求めがあった場合には，正当な理由がなければ，これは拒んではならない。

（2）処方箋による調剤（第23条）

薬剤師は，医師，歯科医師または獣医師の処方箋によらなければ，販売または授与の目的で調剤してはならない。

また薬剤師は，処方箋に記載された医薬品につき，その処方箋を交付した医師，歯科医師または獣医師の同意を得た場合を除くほか，これを変更して調剤してはならないと規定している。

後発医薬品の服用推進

後発医薬品の服用を推進するため，処方医は処方にあたり「後発医薬品」の処方を考慮することと，患者に対し「後発医薬品」の選択の機会を提供することが求められている。

（3）処方箋中の疑義（第24条）

薬剤師は，処方箋中に疑わしい点があるときは，その処方箋を交付した医師，歯科医師，または獣医師に問い合わせて，その疑わしい点を確かめた後でなければこれによって調剤してはならないと規定している。

一般に「疑義照会」といわれ，患者の疾患に適した医薬品が調剤されるための，薬剤師としての重要な任務である。

（4）調剤された薬剤の表示（第25条）

薬剤師は，販売または授与の目的で調剤した薬剤の容器または被包に，処方箋に記載された患者の氏名，用法，用量その他施行規則で定める調剤年月日などを記載しなければならない。

（5）情報の提供（第25条の2）

薬剤師は，販売または授与の目的で調剤したときは，患者または現にその看護にあたっている者に対し，調剤した薬剤の適正な使用のために必要な情報を提供しなければならないと規定している。

薬剤師は，患者などに医薬品を提供するときに，薬剤の名称，用法，用量，効能，効果，副作用および相互作用に関する情報を提供する。

（6）処方箋への記入および保存（第26条，第27条）

薬剤師は，調剤したときは，その処方箋に調剤済みの旨，調剤年月日その他薬剤師法施行規則で定められた事項を記入し，記名押印または署名しなければならない。また調剤済みとなった処方箋を，調剤済みとなった日から3年間，保存しなければならないと規定している。

4.　保健師助産師看護師法（昭和23.7.30，法律第203号）

保健師，助産師および看護師の資質を向上し，もって医療および公衆衛生の普及向上を図ることを目的としている。

（1）免　許（第7条～第9条，第14条）

　保健師，助産師または看護師になろうとする者は，国家試験に合格し，厚生労働大臣の免許を受けなければならない。

　准看護師になろうとする者は，准看護師試験に合格し，都道府県知事の免許を受けなければならない。

　保健師などが，罰金以上の刑に処せられるなど相対的欠格事由に該当した場合や，保健師などとして品位を損なう行為があったときは，免許の取消しや，期間を定めて業務停止がなされる。免許の取消し処分を受けた者でも，取消し事由に該当しなくなったときは再免許が与えられる。

（2）特定行為の禁止（第37条）

　保健師，助産師，看護師または准看護師は，主治の医師または歯科医師の指示があった場合のほか，診療機械を使用し，医薬品を授与し，または医薬品について指示をし，その他医師もしくは歯科医師が行わなければ衛生上危害を生じるおそれのある行為をしてはならない。ただし臨時応急の手当などを行う場合はこの限りではない。

（3）守秘の義務（第42条の2）

　保健師などは，業務上知り得た他人の秘密を正当な理由なく，よそに漏らしてならないことが，この法律で定められている。

保健師
　厚生労働大臣の免許を受け，保健指導に従事することを業とする者。

助産師
　厚生労働大臣の免許を受け，助産・妊婦，じょく婦・新生児の保健指導を行うことを業とする女子。

看護師・准看護師
　看護師とは，厚生労働大臣の免許を受け，傷病者・じょく婦に対する療養上の世話・診療の補助を行うことを業とする者。
　准看護師とは，知事の免許を受け，医師・歯科医師・看護師の指示を受けて傷病者・じょく婦に対する療養上の世話・診療の補助を行うことを業とする者。

5.　診療放射線技師法（昭和26.6.11，法律第226号）

　診療放射線技師は，厚生労働大臣の免許を受けて，医師または歯科医師の指示の下に，放射線を人体に対して照射することを業とする者である。

（1）業務の独占と業務上の制限（第24条，第26条）

　医師，歯科医師または診療放射線技師でなければ，放射線を人体に対して照射することはできないと業務独占を規定している。また，診療放射線技師は，医師または歯科医師の指示を受けなければ，放射線を人体に対して照射してはならないことも定められている。

（2）照 射 録（第28条）

　診療放射線技師は，放射線を人体に照射したときは，遅滞なく施行規則で定められた事項を照射録に記載しなければならない。放射線の照射は人体への影響が大きいので，指示どおりに照射されたことを確認するため，指示し

た医師または歯科医師の確認の署名を照射録に受けるように定めている。

6. 臨床検査技師等に関する法律 （昭和33.4.23，法律第76号）

　　臨床検査技師は，厚生労働大臣の免許を受けて，医師または歯科医師の指示の下に，微生物学的検査，血清学的検査，血液学的検査，病理学的検査，寄生虫学的検査，生化学的検査および厚生労働省令で定める生理学的検査を行うことを業とする者である。

（1）診療の補助 （第20条の2）

　　臨床検査技師は，医師または歯科医師の具体的な指示を受けた場合は，診療の補助として採血することができる。また心電図検査など政令で定められた生理学的検査を行うことができる。

（2）衛生検査所 （第20条の3）

　　衛生検査所を開設しようとする者は，その所在地の都道府県知事に届け出て登録を受けることになる。衛生検査所は，人体から排出，または採取された検体について検査を行う所である。医療機関の施設内で検査を行う場合もあるが，検体などを検査所へ送り，検査を依頼している医療機関もある。

7. 理学療法士及び作業療法士法 （昭和40.6.29，法律第137号）

理学療法士（Physical Therapist），作業療法士（Occupation Therapist），言語聴覚士（Speech-Language-Hearring Therapist）は，医療現場ではそれぞれ，PT，OT，ST と呼ばれている。

　　理学療法は，身体に障害のある者に対し，基本的動作能力の回復を図るため，治療体操その他の運動を行わせ，および電気刺激，マッサージ，温熱その他の物理的手段を加える療法であり，作業療法は，身体または精神に障害のある者に対し，応用的動作能力または社会的適応能力の回復を図るため，手芸または工作その他の作業を行わせる療法である。

　　理学療法士または作業療法士は，厚生労働大臣の免許を受けて，医師の指示の下にこれらの療法を行うことを業とする者である。

　　理学療法士または作業療法士は，診療の補助として理学療法または作業療法を行うことができる（第15条）。

8. 視能訓練士法 （昭和46.5.20，法律第64号）

　　視能訓練士は，厚生労働大臣の免許を受けて，医師の指示の下に両眼視機能に障害のある者に対するその両眼視機能の回復のための矯正訓練およびこ

れに必要な検査を行うことを業とする者である。

視能訓練士は業務として，医師の指示の下に，眼科に係る検査（人体に影響を及ぼす程度が高い検査として厚生労働省令で定められた検査を除く）を行うことができるとともに，診療の補助として，両眼視機能の回復のための矯正訓練およびこれに必要な検査を行うことができる（第17条）。

9. 言語聴覚士法（平成9.12.19，法律第132号）

言語聴覚士は，厚生労働大臣の免許を受けて，音声機能，言語機能または聴覚に障害のある者について，その機能の維持・向上を図るため，言語訓練その他の訓練，これに必要な検査および助言，指導その他の援助を行うことを業とする。

言語聴覚士は，診療の補助として，医師または歯科医師の指示の下に，嚥下訓練，人工内耳の調整，その他施行規則で定められた行為を行う（第42条）。その業務を行うにあたっては，医師，歯科医師その他の医療関係者との密接な連携を図り，適正な医療の確保に努めなければならない。また音声機能，言語機能または聴覚に障害のある者に主治の医師または歯科医師があるときは，その指導を受けなければならない。さらにその業務を行うにあたって，音声機能，言語機能または聴覚に障害のある者の福祉に関する業務を行う者その他の関係者との連携を保たなければならない（第43条）。

10. 臨床工学技士法（昭和62.6.2，法律第60号）

医療の現場では，**生命維持管理装置**として，人工透析のための装置，人工心肺装置および人工呼吸装置などが配置されている。このような装置を操作する，もしくは保守，点検するには，医学的知識と工学的知識が求められる。そのために専門技術者の養成が必要となり，臨床工学技士の免許制度がつくられた。

臨床工学技士とは，厚生労働大臣の免許を受けて，医師の指示の下に，生命維持管理装置の操作（生命維持管理装置の先端部の身体への接続または身体からの除去であって，政令で定めるものを含む）および保守点検を行うことを業としている者である（第2条）。

臨床工学技士は，医師の具体的な指示を受けなければ，① 身体への血液，気体または薬剤の注入，② 身体からの血液または気体の抜き取り（採決を含む），③ 身体への電気的刺激の負荷の操作を行ってはならないと規定されている（第38条）。

生命維持管理装置

人の呼吸，循環または代謝の機能の一部を代替し，または補助することを目的とされる装置のこと。

11. 義肢装具士法 (昭和 62. 6. 2, 法律第 61 号)

義肢および装具

　義肢は，上肢・下肢の全部または一部に欠損のある者に装着し，欠損の補てんもしくはその欠損により失われた機能を代替するためのもの。

　装具は，上肢・下肢の全部もしくは一部，または体幹の機能に障害のある者に装着し，機能の回復・低下抑制・補完するためのもの。

　上肢または下肢の全体または一部に欠損がある者に対し，身体機能をできるだけ回復させるためには，代替器具が必要である。この代替器具を製作する専門技術者で能力が一定以上の者に対し，義肢装具士として国家資格を与えている。

　義肢装具士は，厚生労働大臣の免許を受けて，医師の指示の下に**義肢および装具**の装着部位の採型ならびに義肢および装具の身体への適合を行うことを業としている。

　義肢装具士は，医師の具体的な指示を受けなければ，次の２つの行為を行ってはならない。① 手術直後の患部の採型および当該患部への適合，② ギプスで固定されている患部の採型および当該患部への適合。これは，患者の病状を医学的に管理している医師の裁量を重視したものである（第 38 条）。

12. 救急救命士法 (平成 3. 4. 23, 法律第 36 号)

救急救命処置

　症状が著しく悪化するおそれがあり，生命が危険な状態にある傷病者が病院・診療所に搬送される間に行われる気道確保，心拍の回復その他の処置。症状の著しい悪化を防ぎ，生命の危険回避のために緊急に必要なもの。

　救急患者を病院または診療所へ搬送する過程で，救命率の向上のために，救急救命処置を医師以外の者が施行できるようにこの法律が制定された。

　救急救命士とは，厚生労働大臣の免許を受けて，医師の指示の下に**救急救命処置**を行うことを業としていて，診療の補助として救急救命処置を行うことができる者である。

　救急救命士は，医師の具体的な指示を受けなければ，① 厚生労働大臣が指定する薬剤を用いた静脈路確保のための輸液，② 厚生労働大臣の指定する器具による気道確保，③ 厚生労働大臣が指定する薬剤の投与を行ってはならないとされている。また救急用自動車など，医師の指示を受けるために必要な通信設備，その他救急救命処置を適正に行うために必要な設備構造を有するもの以外の場所ではその業務を行ってはならないことが施行規則で定められている。ただし，病院または診療所への搬送のため重度傷病者を救急用自動車などに乗せるまでの間において，救急救命処置を行うことが必要と認められる場合はこれを行うことができる（第 44 条）。さらに，救急救命処置を行ったときは遅滞なく所定事項を救急救命処置録に記載し，記載の日から５年間これを保存しなければならないことが定められている（第 46 条）。

13. 歯科衛生士法 (昭和 23. 7. 30, 法律第 204 号)

　国民の健康の保持・増進のため，歯科疾患の予防および歯科口腔衛生の向上が必要であり，治療中心の歯科医療からの転換を図り歯科疾患の予防面の充実を図るため，専門技術者として歯科衛生士が制度化された。

　歯科衛生士とは，厚生労働大臣の免許を受けて，歯科医師の指導の下に，歯牙および口腔の疾患の予防措置および歯科診療の補助としての**業務**を行う者をいう（第 2 条）。

　歯科衛生士は，歯科診療の補助をなすにあたっては，主治の歯科医師の指示があった場合を除き，診療機械を使用し，医薬品を授与し，または医薬品について指示をなし，その他歯科医師が行うのでなければ衛生上危害を生じるおそれのある行為をしてはならない。ただし，臨時応急の手当てをすることは差し支えないと定められている（第 13 条の 2）。

歯科衛生士の業務
　①歯牙露出面および正常な歯茎の遊離縁下の付着物および沈着物を機械的操作によって除去すること。
　②歯牙および口腔に対して，薬物を塗布すること。
　③歯科保健指導をなすこと。

14. 歯科技工士法 (昭和 30. 8. 16, 法律 168 号)

　この法律は大きく 2 つの部分からなっていて，ひとつは歯科医師の指示によって歯科技工を行う歯科技工士に関する事項であり，もうひとつは歯科技工がもっぱら行われる歯科技工所についての規制を定めた事項である。

　歯科技工士とは，厚生労働大臣の免許を受けて，特定の人に対する歯科医療の用に供する補てつ物，充填物または矯正装置を作成し，修理し，または加工することを業とする者である。また**歯科技工所**とは，歯科医師または歯科技工士が業として歯科技工を行う場所である。

　歯科医師または歯科技工士は，施行規則で定められた事項を記載した歯科医師の指示書によらなければ，業務として歯科技工を行ってはならないこと，指示書は当該歯科技工士が，終了した日から起算して 2 年間保存しなければならないことが定められている（第 18 条，第 19 条）。

　また歯科技工士は，その業務を行うにあたっては，印象採得，咬合採得，試適，装着その他，歯科医師が行うのでなければ衛生上危害を生じるおそれのある行為をしてはならないとされている（第 20 条）。

歯科技工所開設の届出
　歯科技工所を開設した者は，10 日以内に所在地の都道府県知事に届け出なければならない。またその歯科技工所には，歯科医師または歯科技工士を管理者として置かなければならない。

15. あん摩マツサージ指圧師，はり師，きゆう師等に関する法律
(昭和 22. 12. 20, 法律第 217 号)

　この法律は，あん摩マツサージ指圧師，はり師，きゆう師の国家資格を定めるとともに，適正な施術業務が行われるために，**施術所の開設**その他必要

施術所の開設届

施術所を開設した者は，10日以内に所在地の都道府県知事に届け出なければならない。

なことを定め，医療に類似した施術を規制している。

・外科手術などの禁止，施術の制限など（第4条～第6条）

① 施術者は，外科手術を行い，または薬品を投与し，もしくはその指示をするなどの行為をしてはならない。

② あん摩マッサージ指圧師は，医師の同意を得た場合のほか，脱臼または骨折の患部に施術をしてはならない。

③ はり師は，はりを施そうとするときは，はり，手指および施術の局部を消毒しなければならない。

16. 柔道整復師法（昭和45.4.14，法律第19号）

施術所

施術所を開設した者は，10日以内に所在地の都道府県知事に届け出なければならない。

柔道整復師は，厚生労働大臣の免許を受けて，柔道整復を業とする者である。柔道整復の業務を行う場所を施術所という。

・外科手術などの禁止，施術の制限など（第16条，第17条）

① 柔道整復師は，外科手術を行い，または薬品を投与し，もしくはその指示をするなどの行為をしてはならない。

② 柔道整復師は，医師の同意を得た場合のほか，脱臼または骨折の患部に施術をしてはならない。ただし，応急手当をする場合はこの限りでない。

❸ 保険医療機関及び保険医療養担当規則
（昭和32.4.30，厚生省令第15号）

病院や診療所などは医療を患者へ提供する施設である。医療を患者へ提供するにあたっては，良質で安全な医療が求められる。そのために，国は法律で医療提供について一定の規制を行っている。

健康保険法第70条で保険医療機関の責務，第72条で保険医の責務を規定し，その責務は厚生労働大臣が定めた「保険医療機関及び保険医療養担当規則」（療養担当規則）である。この規則を守らないと，責務を怠ったとして，保険医療機関としては指定の取り消し，保険医としては登録の取り消しの処分を受けることがある。国民皆保険を考えると，療養担当規則を守ることは非常に重要である。

「保険医療機関及び保険医療養担当規則」（抜粋）

（改正：令和2年3月5日厚生労働省令第24号）

第一章　保険医療機関の療養担当

（療養の給付の担当の範囲）

第一条　保険医療機関が担当する療養の給付並びに被保険者及び被保険者であつた者並びにこれらの者の被扶養者の療養（以下単に「療養の給付」という。）の範囲は，次のとおりとする。

一　診察

二　薬剤又は治療材料の支給

三　処置，手術その他の治療

四　居宅における療養上の管理及びその療養に伴う世話その他の看護

五　病院又は診療所への入院及びその療養に伴う世話その他の看護

（療養の給付の担当方針）

第二条　保険医療機関は，懇切丁寧に療養の給付を担当しなければならない。

2　保険医療機関が担当する療養の給付は，被保険者及び被保険者であつた者並びにこれらの者の被扶養者である患者（以下単に「患者」という。）の療養上妥当適切なものでなければならない。

＜第二条の二〜第二条の四の二　略＞

（特定の保険薬局への誘導の禁止）

第二条の五　保険医療機関は，当該保険医療機関において健康保険の診療に従事している保険医（以下「保険医」という。）の行う処方箋の交付に関し，患者に対して特定の保険薬局において調剤を受けるべき旨の指示等を行つてはならない。

2　保険医療機関は，保険医の行う処方箋の交付に関し，患者に対して特定の保険薬局において調剤を受けるべき旨の指示等を行うことの対償として，保険薬局から金品その他の財産上の利益を収受してはならない。

（掲示）

第二条の六　保険医療機関は，その病院又は診療所内の見やすい場所に，第五条の三の二第四項及び第五条の四第二項に規定する事項のほか，別に厚生労働大臣が定める事項を掲示しなければならない。

（受給資格の確認）

第三条　保険医療機関は，患者から療養の給付を受けることを求められた場合には，次に掲げるいずれかの方法によつて療養の給付を受ける資格があることを確めなければならない。ただし，緊急やむを得ない事由によつて当該確認を行うことができない患者であつて，療養の給付を受ける資格が明らかなものについては，この限りでない。

一　健康保険法（大正十一年法律第七十号。以下「法」という。）第三条第十三項に規定する電子資格確認

二　患者の提出する被保険者証

＜第三条の二〜第五条　略＞

（領収証等の交付）

第五条の二　保険医療機関は，前条の規定により患者から費用の支払を受けるときは，正当な理由がない限り，個別の費用ごとに区分して記載した領収証を無償で交付しなければならない。

＜第五条の二第二項〜第五条の二の二　略＞

（食事療養）

第五条の三　保険医療機関は，その入院患者に対して食事療養を行うに当たつては，病状に応じて適切に行うとともに，その提供する食事の内容の向上に努めなければならない。

2　保険医療機関は，食事療養を行う場合には，次項に規定する場合を除き，食事療養標準負担額の支払を受けることにより食事を提供するものとする。

3　保険医療機関は，第五条第二項の規定による支払を受けて食事療養を行う場合には，当該療養にふさわしい内容のものとするほか，当該療養を行うに当たり，あらかじめ，患者に対しその内容及び費用に関して説明を行い，その同意を得なければならない。

4　保険医療機関は，その病院又は診療所の病棟等の見やすい場所に，前項の療養の内容及び費用に関する事項を掲示しなければならない。

（生活療養）

第五条の三の二　保険医療機関は，その入院患者に対して生活療養を行うに当たつては，病状に応じて適切に行うとともに，その提供する食事の内容の向上並びに温度，照明及び給水に関する適切な療養環境の形成に努めなければならない。

2　保険医療機関は，生活療養を行う場合には，次項に規定する場合を除き，生活療養標準負担額の支払を受けることにより食事を提供し，温度，照明及び給水に関する適切な療養環境を形成するものとする。

3　保険医療機関は，第五条第二項の規定による支払を受けて生活療養を行う場合には，当該療養にふさわしい内容のものとするほか，当該療養を行うに当たり，あらかじめ，患者に対しその内容及び費用に関して説明を行い，その同意を得なければならない。

4　保険医療機関は，その病院又は診療所の病棟等の見やすい場所に，前項の療養の内容及び費用に関する事項を掲示しなければならない。

（保険外併用療養費に係る療養の基準等）

第五条の四　保険医療機関は，評価療養，患者申出療養又は選定療養に関して第五条第二項又は第三項第二号の規定による支払を受けようとする場合において，当該療養を行うに当たり，その種類及び内容に応じて厚生労働大臣の定める基準に従わなければならないほか，あらかじめ，患者に対しその内容及び費用に関して説明を行い，その同意を得なければならない。

2　保険医療機関は，その病院又は診療所の見やすい場所に，前項の療養の内容及び費用に関する事項を掲示しなければならない。

（証明書等の交付）

第六条　保険医療機関は，患者から保険給付を受けるために必要な保険医療機関又は保険医の証明書，意見書等の交付を求められたときは，無償で交付しなければならない。ただし，法第八十七条第一項の規定による療養費（柔道整復を除く施術に係るものに限る。），法第九十九条第一項の規定による傷病手当金，法第百一条の規定による出産育児一時金，法第百二条第一項の規定による出産手当金又は法第百十四条の規定による家族出産育児一時金に係る証明書又は意見書については，この限りでない。

＜第七条　略＞

（診療録の記載及び整備）

第八条　保険医療機関は，第二十二条の規定による診療録に療養の給付の担当に関し必要な事項を記載し，これを他の診療録と区別して整備しなければならない。

（帳簿等の保存）

第九条　保険医療機関は，療養の給付の担当に関する帳簿及び書類その他の記録をその完結の日から三年間保存しなければならない。ただし，患者の診療録にあつては，その完結の日から五年間と

する。

＜第十条～第十一条の三　略＞

　　　第二章　保険医の診療方針等
（診療の一般的方針）
第十二条　保険医の診療は，一般に医師又は歯科医師として診療の必要があると認められる疾病又は負傷に対して，適確な診断をもととし，患者の健康の保持増進上妥当適切に行われなければならない。
（療養及び指導の基本準則）
第十三条　保険医は，診療に当つては，懇切丁寧を旨とし，療養上必要な事項は理解し易いように指導しなければならない。
（指導）
第十四条　保険医は，診療にあたつては常に医学の立場を堅持して，患者の心身の状態を観察し，心理的な効果をも挙げることができるよう適切な指導をしなければならない。
第十五条　保険医は，患者に対し予防衛生及び環境衛生の思想のかん養に努め，適切な指導をしなければならない。
（転医及び対診）
第十六条　保険医は，患者の疾病又は負傷が自己の専門外にわたるものであるとき，又はその診療について疑義があるときは，他の保険医療機関へ転医させ，又は他の保険医の対診を求める等診療について適切な措置を講じなければならない。
（診療に関する照会）
第十六条の二　保険医は，その診療した患者の疾病又は負傷に関し，他の保険医療機関又は保険医から照会があつた場合には，これに適切に対応しなければならない。
（施術の同意）
第十七条　保険医は，患者の疾病又は負傷が自己の専門外にわたるものであるという理由によつて，みだりに，施術業者の施術を受けさせることに同意を与えてはならない。
（特殊療法等の禁止）
第十八条　保険医は，特殊な療法又は新しい療法等については，厚生労働大臣の定めるもののほか行つてはならない。
（使用医薬品及び歯科材料）
第十九条　保険医は，厚生労働大臣の定める医薬品以外の薬物を患者に施用し，又は処方してはならない。ただし，医薬品，医療機器等の品質，有効性及び安全性の確保等に関する法律（昭和三十五年法律第百四十五号）第二条第十七項　に規定する治験（以下「治験」という。）に係る診療において，当該治験の対象とされる薬物を使用する場合その他厚生労働大臣が定める場合においては，この限りでない。

＜第十九条第二項～第十九条の二　略＞

（特定の保険薬局への誘導の禁止）
第十九条の三　保険医は，処方箋の交付に関し，患者に対して特定の保険薬局において調剤を受けるべき旨の指示等を行つてはならない。
2　保険医は，処方箋の交付に関し，患者に対して特定の保険薬局において調剤を受けるべき旨の指示等を行うことの対償として，保険薬局から金品その他の財産上の利益を収受してはならない。

＜第十九条の四　略＞

（診療の具体的方針）

第二十条　医師である保険医の診療の具体的方針は，前十二条の規定によるほか，次に掲げるところによるものとする。

一　診察

イ　診察は，特に患者の職業上及び環境上の特性等を顧慮して行う。

ロ　診察を行う場合は，患者の服薬状況及び薬剤服用歴を確認しなければならない。ただし，緊急やむを得ない場合については，この限りではない。

ハ　健康診断は，療養の給付の対象として行つてはならない。

ニ　往診は，診療上必要があると認められる場合に行う。

ホ　各種の検査は，診療上必要があると認められる場合に行う。

ヘ　ホによるほか，各種の検査は，研究の目的をもつて行つてはならない。ただし，治験に係る検査については，この限りでない。

二　投薬

イ　投薬は，必要があると認められる場合に行う。

ロ　治療上一剤で足りる場合には一剤を投与し，必要があると認められる場合に二剤以上を投与する。

ハ　同一の投薬は，みだりに反覆せず，症状の経過に応じて投薬の内容を変更する等の考慮をしなければならない。

ニ　投薬を行うに当たつては，医薬品，医療機器等の品質，有効性及び安全性の確保等に関する法律第十四条の四第一項各号に掲げる医薬品（以下「新医薬品等」という。）とその有効成分，分量，用法，用量，効能及び効果が同一性を有する医薬品として，同法第十四条又は第十九条の二の規定による製造販売の承認（以下「承認」という。）がなされたもの（ただし，同法第十四条の四第一項第二号に掲げる医薬品並びに新医薬品等に係る承認を受けている者が，当該承認に係る医薬品と有効成分，分量，用法，用量，効能及び効果が同一であつてその形状，有効成分の含量又は有効成分以外の成分若しくはその含量が異なる医薬品に係る承認を受けている場合における当該医薬品を除く。）（以下「後発医薬品」という。）の使用を考慮するとともに，患者に後発医薬品を選択する機会を提供すること等患者が後発医薬品を選択しやすくするための対応に努めなければならない。

ホ　栄養，安静，運動，職場転換その他療養上の注意を行うことにより，治療の効果を挙げることができると認められる場合は，これらに関し指導を行い，みだりに投薬をしてはならない。

ヘ　投薬量は，予見することができる必要期間に従つたものでなければならないこととし，厚生労働大臣が定める内服薬及び外用薬については当該厚生労働大臣が定める内服薬及び外用薬ごとに一回十四日分，三十日分又は九十日分を限度とする。

ト　注射薬は，患者に療養上必要な事項について適切な注意及び指導を行い，厚生労働大臣の定める注射薬に限り投与することができることとし，その投与量は，症状の経過に応じたものでなければならず，厚生労働大臣が定めるものについては当該厚生労働大臣が定めるものごとに一回十四日分，三十日分又は九十日分を限度とする。

三　処方箋の交付

イ　処方箋の使用期間は，交付の日を含めて四日以内とする。ただし，長期の旅行等特殊の事情があると認められる場合は，この限りでない。

ロ　前イによるほか，処方箋の交付に関しては，前号に定める投薬の例による。

四　注射

イ　注射は，次に掲げる場合に行う。

（１）　経口投与によつて胃腸障害を起すおそれがあるとき，経口投与をすることができないと

き，又は経口投与によつては治療の効果を期待することができないとき。

（２） 特に迅速な治療の効果を期待する必要があるとき。

（３） その他注射によらなければ治療の効果を期待することが困難であるとき。

ロ 注射を行うに当たつては，後発医薬品の使用を考慮するよう努めなければならない。

ハ 内服薬との併用は，これによつて著しく治療の効果を挙げることが明らかな場合又は内服薬の投与だけでは治療の効果を期待することが困難である場合に限つて行う。

ニ 混合注射は，合理的であると認められる場合に行う。

ホ 輸血又は電解質若しくは血液代用剤の補液は，必要があると認められる場合に行う。

五 手術及び処置

イ 手術は，必要があると認められる場合に行う。

ロ 処置は，必要の程度において行う。

六 リハビリテーション

リハビリテーションは，必要があると認められる場合に行う。

六の二 居宅における療養上の管理等

居宅における療養上の管理及び看護は，療養上適切であると認められる場合に行う。

七 入院

イ 入院の指示は，療養上必要があると認められる場合に行う。

ロ 単なる疲労回復，正常分べん又は通院の不便等のための入院の指示は行わない。

ハ 保険医は，患者の負担により，患者に保険医療機関の従業者以外の者による看護を受けさせてはならない。

＜第二十一条 略＞

（診療録の記載）

第二十二条 保険医は，患者の診療を行つた場合には，遅滞なく，様式第一号又はこれに準ずる様式の診療録に，当該診療に関し必要な事項を記載しなければならない。

（処方箋の交付）

第二十三条 保険医は，処方箋を交付する場合には，様式第二号又はこれに準ずる様式の処方箋に必要な事項を記載しなければならない。

２ 保険医は，その交付した処方箋に関し，保険薬剤師から疑義の照会があつた場合には，これに適切に対応しなければならない。

（適正な費用の請求の確保）

第二十三条の二 保険医は，その行つた診療に関する情報の提供等について，保険医療機関が行う療養の給付に関する費用の請求が適正なものとなるよう努めなければならない。

第三章 雑則

＜第二十四条 略＞

④　守秘義務等

1.　守秘義務

（1）守秘義務の流れ

　医療機関では患者氏名，住所，年齢，職業，病名，治療内容，検査結果など，さまざまな個人情報を取り扱う。医療においては紀元前460年に生まれたヒポクラテスが残した「ヒポクラテスの誓い」が有名で，医療従事者はこれを医療倫理のひとつとして尊重してきた。

ヒポクラテス
　古代ギリシアの医師。科学に基づいた医学の基礎をつくった。医学の祖といわれる。

> ＜ヒポクラテスの誓詞＞
> 　1．医の実践を許された私は，全生涯を人道に捧げる。
> 　1．恩師に尊敬と感謝をささげる。
> 　1．良心と威厳をもって医を実践する。
> 　1．患者の健康と生命を第一とする。
> 　1．患者の秘密を厳守する。
> 　1．医業の名誉と尊い伝統を保持する。
> 　1．同僚は兄弟とみなし，人種，宗教，国籍，社会的地位の如何によって，患者を差別しない。
> 　1．人間の生命を受胎のはじめより至上のものとして尊ぶ。
> 　1．いかなる強圧にあうとも人道に反した目的のために，我が知識を悪用しない。
> 以上は自由意志により，また名誉にかけて厳粛に誓うものである。

（2）医療従事者の守秘義務

刑法第134条
　条文は，p.74参照。

親告罪
　被害者みずからの告訴がなければ公訴を提起できないこと。

　医師の守秘義務は，刑法第134条や医療法第86条に罰則が規定されている。刑法第134条は「秘密漏示」に関するもので，親告罪になっている（刑法第135条）。また看護師の守秘義務は，保健師助産師看護師法第42条の2に規定されている。

　医師，看護師以外の職種に関しても法令や倫理規定によって守秘義務が課せられている（表3-1）。また2003（平成15）年5月に成立した「個人情報の保護に関する法律」を受けて，2004（平成16）年12月に厚生労働省により医療介護分野を対象とした「医療・介護関係事業者における個人情報の適切な取扱いのためのガイドライン」が示されている。

<医療法>
第八十六条　第五条第二項若しくは第二十五条第二項若しくは第四項の規定による診療録若しくは助産録の提出又は同条第一項若しくは第三項の規定による診療録若しくは助産録の検査に関する事務に従事した公務員又は公務員であつた者が，その職務の執行に関して知り得た医師，歯科医師若しくは助産師の業務上の秘密又は個人の秘密を正当な理由がなく漏らしたときは，一年以下の懲役又は五十万円以下の罰金に処する。
2　職務上前項の秘密を知り得た他の公務員又は公務員であつた者が，正当な理由がなくその秘密を漏らしたときも，同項と同様とする。

<保健師助産師看護師法>
第四十二条の二　保健師，看護師又は准看護師は，正当な理由がなく，その業務上知り得た人の秘密を漏らしてはならない。保健師，看護師又は准看護師でなくなつた後においても，同様とする。
第四十四条の四　第四十二条の二の規定に違反して，業務上知り得た人の秘密を漏らした者は，六月以下の懲役又は十万円以下の罰金に処する（第1項）。

表 3-1　主な医療資格者に関連する守秘義務関連法規

資格名	根拠法
医　師	刑法第134条第1項
薬剤師	刑法第134条第1項
保健師	保健師助産師看護師法第42条の2
助産師	刑法第134条第1項
看護師	保健師助産師看護師法第42条の2
診療放射線技師	診療放射線技師法第29条
臨床検査技師	臨床検査技師等に関する法律第19条

（3）医療従事者に関する秘密漏示

　公務員の秘密漏示の罰則は，医療法第86条が適用されるが，公務員以外の事務員等の秘密漏示により，医療機関に損害賠償請求が求められた場合，医療機関は対象の事務員に対して民法第715条による求償権を行使できる。

2.　インフォームドコンセント

　インフォームドコンセントとは「患者」が情報（information）を与えられたもとで同意（consent）するということである。したがって，医療を提供する側からみるとインフォームドコンセントを得るのであって，するもの

ではない。

　日本の医療現場では，患者を治療するのにあたり，医療側から患者側への
パターナリズムが行われていた。しかし近年，医療行為は，患者の精神・身
体に対する侵襲行為であり，たとえそれが治療目的であっても，患者の身体
に触れ，患者の生命に関する行為を行う場合は，患者の同意を必要とすると
いった考え方が海外から導入され，患者の権利意識が高まる中で，日本にお
いてもインフォームドコンセントが重要視されている。

　海外においては，第二次世界大戦中のナチスが行った人体実験に対する
「ニュールンベルク綱領」，1964（昭和 39）年の世界医師会における「ヘル
シンキ宣言」など人体実験に対する倫理綱領が生まれた。その後，患者の権
利に対する意識の高まりと，アメリカにおける消費者運動から，1973（昭和
48）年に全米病院協会が「患者の権利章典」を作成した。1981（昭和 56）
年，世界医師会総会は「患者の権利に関するリスボン宣言」を採択し，以下
に示す患者の 6 つの権利を示した。

　① 医師を自由に選ぶ権利。

　② 医師のケアに対する外圧を排除する権利。

　③ 知らされたうえでの同意の権利。

　④ プライバシー保護の権利。

　⑤ 威厳ある死の権利。

　⑥ 聖職者から慰めを受けまたは拒否する権利。

　1980 年代半ばに，日本においても患者の権利意識が高まり，多くの医療
団体が患者の権利に関する宣言や報告を公表している。医療行為を受けるか
否かの選択権は患者にあり，患者の同意を欠いた医療行為は医師の専断的治
療行為であり，場合によっては刑法上の傷害罪や民法上の損害賠償の対象と
もなる行為である。現在，日本で行われているインフォームドコンセント
は，説明されたうえでの同意と訳されているように，リスボン宣言の ③ を
具体化したものである。医師が患者に対して病名や現在の症状，選択できる
治療方法，その予後に関して説明し，治療方法に関してはいくつかの選択肢
とその予想される予後について提示し，患者自身がその治療方法を理解した
うえでどのような治療を受けるか選択するものである。

　患者が自分自身の治療方法についてみずから選択し参加することによっ
て，患者の尊厳を守ることができるのである。また医療機関側からみれば，
患者が治療方法の選択にかかわることにより，医療事故に対する責任の範囲
を限定することができるのである。しかし，インフォームドコンセントに基
づく医療は，多くの医療機関で行われている。説明や同意や治療の選択につ
いて文書化している医療機関がほとんどである。

3. 個人情報保護法の制定と医療機関におけるプライバシー保護

　個人情報保護法は OECD（経済協力開発機構）が 1980（昭和 55）年に制定した「プライバシーガイドライン 8 原則」を受けて世界各国で個人情報保護に関する機運が高まり，1995（平成 7）年に EU（欧州連合）では「個人情報保護に関する指示」，世界医師会（WMA）「リスボン宣言改定」，1996（平成 8）年にアメリカで「HIPAA」が制定され，2001（平成 13）年に EU データ保護指令に対応するため Safe Harbor 原則を EU と合意した。日本では他国に遅れて 2001（平成 13）年に初めて個人情報に関する法律案が提出され，2003（平成 15）年 5 月に「個人情報の保護に関する法律」として成立し，2005（平成 17）年 4 月 1 日より施行された。

OECD プライバシーガイドライン 8 原則
① 収集制限の原則：個人データは，適法・公正な手段により，かつ情報主体に通知または同意を得て収集されるべきである。
② データ内容の原則：収集するデータは，利用目的に沿ったもので，かつ，正確・完全・最新であるべきである。
③ 目的明確化の原則：収集目的を明確にし，データ利用は収集目的に合致するべきである。
④ 利用制限の原則：データ主体の同意がある場合や法律の規定による場合を除いて，収集したデータを目的以外に利用してはならない。
⑤ 安全保護の原則：合理的安全保護措置により，紛失・破壊・使用・修正・開示などから保護すべきである。
⑥ 公開の原則：データ収集の実施方針などを公開し，データの存在，利用目的，管理者などを明示するべきである。
⑦ 個人参加の原則：データ主体に対して，自己に関するデータの所在および内容を確認させ，または異議申立を保障するべきである。
⑧ 責任の原則：データの管理者は諸原則実施の責任を有する。

4. 個人情報保護法の要点

日本の個人情報保護については次の 5 つの法律から成り立っている。
① 個人情報の保護に関する法律
② 行政機関の保有する個人情報の保護に関する法律
③ 独立行政法人等の保有する個人情報の保護に関する法律

④ 情報公開・個人情報保護審査会設置法

⑤ 行政機関の保有する個人情報の保護に関する法律等の施行に伴う関係法律の整備等に関する法律

個人情報の保護に関する法律（個人情報保護法）について以下で述べる。

（1）目的および定義

第一条　この法律は，高度情報通信社会の進展に伴い個人情報の利用が著しく拡大していることに鑑み，個人情報の適正な取扱いに関し，基本理念及び政府による基本方針の作成その他の個人情報の保護に関する施策の基本となる事項を定め，国及び地方公共団体の責務等を明らかにするとともに，個人情報を取り扱う事業者の遵守すべき義務等を定めることにより，（中略）個人情報の有用性に配慮しつつ，個人の権利利益を保護することを目的とする。

第二条　この法律において「個人情報」とは，生存する個人に関する情報であって，次の各号のいずれかに該当するものをいう。

一　当該情報に含まれる氏名，生年月日その他の記述等（文書，図画若しくは電磁的記録（中略）で作られる記録をいう。（後略））に記載され，若しくは記録され，又は音声，動作その他の方法を用いて表された一切の事項（個人識別符号を除く。）をいう。以下同じ。）により特定の個人を識別することができるもの（他の情報と容易に照合することができ，それにより特定の個人を識別することができることとなるものを含む。）

二　個人識別符号が含まれるもの

上記の「個人識別符号」は同条第2項で定義されており，① 身体の一部の特徴を電子的に変換した符号（DNA，顔，虹彩，声紋，歩行の態様，手指の静脈，指紋・掌紋），② サービス利用や書類において対象者ごとに割り振られる公的な番号（旅券番号，基礎年金番号，免許証番号，住民票コード，マイナンバー，各種保険証等）を指す。また，第2条の第3項以下では，「要配慮個人情報」として，本人の人種，信条，病歴など本人に対する不当な差別・偏見が生じる可能性のある個人情報，「個人情報データベース等」として，インターネット等を用いて特定の個人情報を検索することができるように体系的に構成したものなどが定義されている。

（2）法律の対象者

この法令の対象となるのは，個人情報の数が少ない者は除外されていたが，2015（平成 27）年の法改正ですべての事業者が対象となった（2017（平成 29）年施行）。対象となる者を「個人情報取扱事業者」といい，医療機関の場合，民間の医療機関が対象となる。

5.　個人情報取扱事業者の義務

　個人情報取扱事業者の義務について，個人情報保護法において，以下のように定められている。

① 利用目的の特定，利用目的による制限（第15条，第16条）

・個人情報を取り扱うにあたり，その利用目的をできる限り特定すること。

・特定された利用目的の達成に必要な範囲を超えた個人情報の取扱いを原則禁止する。

② 適正な取得，取得に際しての利用目的の通知等（第17条，第18条）

・偽りその他不正の手段による個人情報の取得を禁止する。

・個人情報を取得した際は利用目的を通知または公表すること。

・本人から直接個人情報を取得する場合の利用目的を明示すること。

③ データ内容の正確性の確保（第19条）

・利用目的の達成に必要な範囲内で個人データの正確性，最新性を確保すること。

④ 安全管理措置，従業者・委託先の監督（第20条～第22条）

・個人データの安全管理のために必要かつ適切な措置，従業者・委託先に対する必要かつ適切な監督を行うこと。

⑤ 第三者提供の制限（第23条）

・本人の同意を得ない個人データの第三者提供を原則禁止する。

・本人の求めに応じて第三者提供を停止することとしており，その旨その他一定の事項を通知等しているときは，第三者提供が可能である。

・委託の場合，合併等の場合，特定の者との共同利用の場合（共同利用する旨その他一定の事項を通知等している場合）は第三者提供とみなさない。

⑥ 第三者提供に係る記録作成，確認等（第24条～第26条）

・個人データを第三者に提供した場合は記録を作成し，保存すること。

・第三者から個人データの提供を受けた場合は，その提供者の名称，代表者等，またその取得の経緯の確認をすること。

・この条文は，いわゆる「名簿屋」対策であり，外国への個人データ提供についても制限している。

⑦ 公表等，開示，訂正等，利用停止等（第27条～第30条）

・保有個人データの利用目的，開示等に必要な手続等についての公表等を行うこと。

・保有個人データの本人からの求めに応じ，開示，訂正等，利用停止等を行うこと。

⑧ 苦情の処理（第35条）

・個人情報の取扱いに関する苦情の適切かつ迅速な処理を行うこと。

⑨ 罰　則（第82条）

・法の定めに違反し，この件に関する主務大臣の命令にも違反した場合，「1年以下の懲役または100万円以下の罰金」の刑事罰が課せられる。また，漏えいによる損害賠償民事訴訟のリスクが発生する。

6. 個人情報保護の指針

　厚生労働省は，個人情報保護法の成立を受けて2004（平成16）年に「医療・介護関係事業者における個人情報の適切な取扱いのためのガイドライン」を示した。2017（平成29）年には法改正を受け，本ガイドラインは改訂され，名称を「〜のための」までは同じまま「ガイダンス」とされた（p.96次項参照）。診療情報の提供等については「診療情報の提供等に関する指針」が2003（平成15）年に示されている。一般原則，診療記録の開示に関する原則を示したものである。

「診療情報の提供等に関する指針」（抜粋）

1　本指針の目的・位置付け

○　本指針は，インフォームド・コンセントの理念や個人情報保護の考え方を踏まえ，医師，歯科医師，薬剤師，看護師その他の医療従事者及び医療機関の管理者（以下「医療従事者等」という。）の診療情報の提供等に関する役割や責任の内容の明確化・具体化を図るものであり，医療従事者等が診療情報を積極的に提供することにより，患者等が疾病と診療内容を十分理解し，医療従事者と患者等が共同して疾病を克服するなど，医療従事者等と患者等とのより良い信頼関係を構築することを目的とするものである。

○　本指針は，どのような事項に留意すれば医療従事者等が診療情報の提供等に関する職責を全うできると考えられるかを示すものであり，医療従事者等が，本指針に則って積極的に診療情報を提供することを促進するものである。

2　定　義

○　「診療情報」とは，診療の過程で，患者の身体状況，病状，治療等について，医療従事者が知り得た情報をいう。

○　「診療記録」とは，診療録，処方せん，手術記録，看護記録，検査所見記録，エックス線写真，紹介状，退院した患者に係る入院期間中の診療経過の要約その他の診療の過程で患者の身体状況，病状，治療等について作成，記録又は保存された書類，画像等の記録をいう。

○　「診療情報の提供」とは，（1）口頭による説明，（2）説明文書の交付，（3）診療記録の開示等具体的な状況に即した適切な方法により，患者等に対して診療情報を提供することをいう。

○　「診療記録の開示」とは，患者等の求めに応じ，診療記録を閲覧に供すること又は診療記録の写しを交付することをいう。

3　診療情報の提供に関する一般原則

○　医療従事者等は，患者等にとって理解を得やすいように，懇切丁寧に診療情報を提供するよ

う努めなければならない。

○ 診療情報の提供は，① 口頭による説明，② 説明文書の交付，③ 診療記録の開示等具体的な状況に即した適切な方法により行われなければならない。

4 医療従事者の守秘義務

○ 医療従事者は，患者の同意を得ずに，患者以外の者に対して診療情報の提供を行うことは，医療従事者の守秘義務に反し，法律上の規定がある場合を除き認められないことに留意しなければならない。

＜5 6 略＞

7 診療記録の開示

（1）診療記録の開示に関する原則

○ 医療従事者等は，患者等が患者の診療記録の開示を求めた場合には，原則としてこれに応じなければならない。

○ 診療記録の開示の際，患者等が補足的な説明を求めたときは，医療従事者等は，できる限り速やかにこれに応じなければならない。この場合にあっては，担当の医師等が説明を行うことが望ましい。

（2）診療記録の開示を求め得る者

○ 診療記録の開示を求め得る者は，原則として患者本人とするが，次に掲げる場合には，患者本人以外の者が患者に代わって開示を求めることができるものとする。

① 患者に法定代理人がいる場合には，法定代理人。ただし，満 15 歳以上の未成年者については，疾病の内容によっては患者本人のみの請求を認めることができる。

② 診療契約に関する代理権が付与されている任意後見人

③ 患者本人から代理権を与えられた親族及びこれに準ずる者

④ 患者が成人で判断能力に疑義がある場合は，現実に患者の世話をしている親族及びこれに準ずる者

＜7⑶～8 略＞

9 遺族に対する診療情報の提供

○ 医療従事者等は，患者が死亡した際には遅滞なく，遺族に対して，死亡に至るまでの診療経過，死亡原因等についての診療情報を提供しなければならない。

○ 遺族に対する診療情報の提供に当たっては，3，7 の（1），（3）及び（4）並びに 8 の定めを準用する。ただし，診療記録の開示を求め得る者の範囲は，患者の配偶者，子，父母及びこれに準ずる者（これらの者に法定代理人がいる場合の法定代理人を含む。）とする。

○ 遺族に対する診療情報の提供に当たっては，患者本人の生前の意思，名誉等を十分に尊重することが必要である。

10 他の医療従事者からの求めによる診療情報の提供

○ 医療従事者は，患者の診療のため必要がある場合には，患者の同意を得て，その患者を診療した又は現に診療している他の医療従事者に対して，診療情報の提供を求めることができる。

○ 診療情報の提供の求めを受けた医療従事者は，患者の同意を確認した上で，診療情報を提供するものとする。

＜11 12 略＞

7. 個人情報保護のガイドライン（ガイダンス）

　厚生労働省は 2017（平成 29）年 4 月からの改正個人情報保護法の施行に対応するため，2017（平成 29）年 4 月に「医療・介護関係事業者における個人情報の適切な取扱いのためのガイダンス」（以下，「ガイダンス」という）を発表した。このガイダンスは，法の対象となる病院，診療所，薬局，介護保険法に規定する居宅サービスを行う事業者などが行う個人情報の適正な取扱いの確保に関する活動を支援するために定められたものである。

（1）ガイダンスの対象となる医療・介護関係者の範囲

① 病院，診療所，助産所，薬局，訪問看護ステーションなどの患者に対し直接医療を提供する事業者（以下，「医療機関等」という）。

② 介護保険法に規定する居宅サービス事業，居宅介護支援事業，介護予防支援事業および介護保険施設を経営する事業，老人福祉法に規定する老人居宅生活支援事業および老人福祉施設を経営する事業，その他高齢者福祉サービス事業を行う者（以下，「介護関係事業者」という）。なお，個人情報保護に関するほかの法律や条令が適用される，国，地方公共団体，独立行政法人などが設置するものは除かれる。

　医療・介護関係事業者は，個人情報を提供して医療・介護関係事業者からサービスを受ける患者・利用者などから，その規模などによらず良質かつ適切な医療・介護サービスの提供が期待されており，良質かつ適切な医療・介護サービスの提供に最善の努力を行う必要がある。ガイダンスにおいては医療・介護関係事業者の業務委託先の事業者にもガイダンスの遵守を求めている。

（2）ガイダンスの対象となる「個人情報」の範囲

　法令上「個人情報」とは，生存する個人に関する情報であり，個人情報取扱事業者の義務などの対象となるのは，生存する個人に関する情報に限定されている。このガイダンスは，医療・介護関係事業者が保有する生存する個人に関する情報のうち，医療・介護関係の情報を対象とするものであり，また，診療録などの形態に整理されていない場合でも個人情報に該当する。

　個人に関する情報とは氏名，性別，生年月日などに限らず，身体，財産，職種，肩書きなどの属性を表すすべての情報であり，評価情報，公刊物などにより公にされている情報や，映像，音声による情報も含まれ，暗号化されているか否かは問わない。医療機関における個人情報の例を以下にあげる。

① 基本情報：氏名，年齢，生年月日，住所，電話番号など。

② 保険情報：保険者番号，記号・番号，その他保険証記載事項など。

③ 診療管理情報：受診歴，受診診療科，予約記録，入退院情報など。

④ 生活情報：喫煙歴，飲酒歴，生活歴など。

⑤ 医学的情報：既往歴，家族歴，妊娠分娩歴など。

⑥ 診療記録情報：問診記録，現病歴，身体所見，診療計画など。

⑦ 手術・看護記録情報：手術記録，助産録，看護記録など。

⑧ 画像記録情報：エックス線写真など。

⑨ 指示実施記録情報：検査実施・結果，処方箋実施記録など。

⑩ 要約情報：診療要約，入退院要約。

⑪ その他の情報：説明情報，紹介情報，診療情報提供書，死亡情報など。

（3）医療機関の義務等としてガイダンスでまとめられている事項

① 利用目的の特定。

② 利用目的の通知。

③ 個人情報の適正な取得，個人データ内容の正確性の確保。

④ 安全管理措置，従業者の監督および委託先の監督。

⑤ 個人データの第三者提供。

⑥ 外国にある第三者への提供の制限

⑦ 第三者提供に係る記録の作成等

⑧ 第三者提供を受ける際の確認等

⑨ 保有個人データに関する事項の公表など。

⑩ 本人からの求めによる保有個人情報の開示。

⑪ 訂正および利用停止。

⑫ 開示等の請求等に応じる手続きおよび手数料。

⑬ 理由の説明，事前の請求，苦情対応。

　上記に示されているとおり，医療機関で個人情報を扱うにあたってはその利用目的をできる限り特定する必要がある。

　利用目的としては次のようなものがあげられる。

① 医療機関内での利用：医療機関が患者などに提供する医療サービス，医療保険事務，会計・経理，入退院業務，医療事故報告，医療サービスの向上。

② ほかの業者などへの情報提供に関する利用：ほかの病院，診療所，助産所，薬局，訪問看護ステーション，介護サービス事業者などとの連携，他の医療機関からの紹介に対する回答，セカンドオピニオンを求める場合，検体検査業務の委託，その他業務委託，家族などへの病状説明。

　　　　　また，医療機関は個人情報を取得するにあたり，院内掲示によってあらか
じめその利用目的を公表しなければならない（図 3-1）。実際の運用にあ
たっては個人情報保護に関する規定を整備し，院内掲示やパンフレット類へ
の記載，ホームページなどを通して公表する必要がある。特に医療機関にお
いては，診療録などの開示を求められる場合が多く，患者や患者の家族から
の求めによる保有個人情報の開示に関して適切に対応できる態勢が求められ
る。

個人情報保護方針（プライバシーポリシー）

当院は信頼の医療に向けて，患者さんに良い医療を受けていただけるよう日々努力を重ねております。「患者さんの個人情報」
につきましても適切に保護し管理することが非常に重要であると考えております。そのために当院では，以下の個人情報保護
方針を定め確実な履行に努めます。

1．個人情報の収集について

　当院が患者さんの個人情報を収集する場合，診療・看護および患者さんの医療にかかわる範囲で行います。その他の目的に
個人情報を利用する場合は利用目的を，あらかじめお知らせし，ご了解を得た上で実施いたします。ウエブサイトで個人情
報を必要とする場合も同様にいたします。

2．個人情報の利用および提供について

　当院は，患者さんの個人情報の利用につきましては以下の場合を除き，本来の利用目的の範囲を超えて使用いたしません。
　　◎患者さんの了解を得た場合
　　◎個人を識別あるいは特定できない状態に加工[1]して利用する場合
　　◎法令等により提供を要求された場合
　当院は，法令の定める場合等を除き，患者さんの許可なく，その情報を第三者[2]に提供いたしません。

3．個人情報の適正管理について

　当院は，患者さんの個人情報について，正確かつ最新の状態に保ち，患者さんの個人情報の漏えい，紛失，破壊，改ざん又
は患者さんの個人情報への不正なアクセスを防止することに努めます。

4．個人情報の確認・修正等について

　当院は，患者さんの個人情報について患者さんが開示を求められた場合には，遅滞なく内容を確認し，当院の「患者情報の
提供等に関する指針」に従って対応します。また，内容が事実でない等の理由で訂正を求められた場合も，調査し適切に対
応いたします。

5．問い合わせの窓口

　当院の個人情報保護方針に関してのご質問や患者さんの個人情報のお問い合わせは下記の窓口でお受けいたします。
　　　　　窓　口　「個人情報保護相談窓口」

6．法令の遵守と個人情報保護の仕組みの改善

　当院は，個人情報の保護に関する日本の法令，その他の規範を遵守するとともに，上記の各項目の見直しを適宜行い，個人
情報保護の仕組みの継続的な改善を図ります。

令和　　年　　月　　日
○　○　○　○　病　院
院長　　○　○　○　○

1 単に個人の名前などの情報のみを消し去ることで匿名化するのではなく，あらゆる方法をもってしても情報主体を特的できない状態にされていること。
2 第三者とは，情報主体および受領者（事業者）以外をいい，本来の利用目的に該当しない，または情報主体によりその個人情報の利用の同意を得られてい
　ない団体または個人をさす。
※この方針は，患者さんのみならず，当院の職員および当院と関係のあるすべての個人情報についても上記と同様に取扱います。

図 3-1　個人情報保護方針の院内掲示例

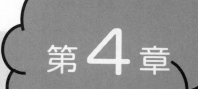

医療秘書実務

第4章

❶ 医事実務

1. 保険請求業務

「国民皆保険制度」により，日本国民は，なんらかの医療保険に加入することが義務づけられている。日本では，病気やけがをしたときには，診療費の一部を払うだけで診療を受けることができる。残りの診療費については，それぞれの国民が加入する医療保険の保険者（医療保険を取り扱う団体）が支払う。病院などの医療機関は，患者1人ごと，1か月分の診療内容をまとめた診療報酬明細書（レセプト）を作成し，保険者に対して診療費を請求する。

診療報酬請求とは，このレセプトを作成し，保険者に対して診療報酬を請求することである。

医療機関が，保険者に請求をする際，請求内容に誤りがないか審査するために，一度，レセプトを「審査支払機関」に提出する。審査支払機関で誤りがないことを確認できたら，保険者に提出される。

（1）保険請求業務

医療機関における診療報酬請求の流れを以下に示す。

［1］初診（被保険者証の確認，保険診療の契約）

［2］診察（療養担当規則に基づく診察・治療）

［3］会計（診療報酬の計算・一部負担金の徴収）

［4］レセプトの作成（1日から月末分をまとめて）

［5］医師，事務職員によるレセプトの点検（資格確認，内容確認）

［6］**診療報酬請求書**の作成（提出先ごとに取りまとめ）

［7］審査支払機関へ提出（オンラインまたは電子媒体）

診療報酬請求書
　レセプト作成後，その種類ごとに件数，日数，点数，患者の負担額等を集計したものをいう。レセプトを審査・支払機関に提出する際の表紙となるもの。

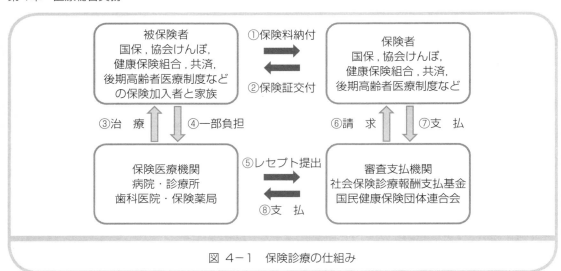

図 4-1　保険診療の仕組み

　　医療機関で保険診療を受ける場合，患者は［1］初診時に保険診療の受給資格を確認するため，被保険者証（保険証）を提出する。医療機関では提出された保険証を基に保険診療の受給資格の確認を行う。受給資格は本来診療のつど確認しなければならないが，月1度だけ保険証の確認を行っている医療機関が多い。保険による診察・治療は健康保険法に基づき［2］「保険医療機関及び保険医療養担当規則」（療養担当規則）に則って行わなければならない。［3］診療報酬の算定は，外来では診療のつど，入院では月末や退院時にまとめて行われる。この診療報酬の算定に使われるのが診療報酬点数表で，医科・歯科・調剤の3つに分けられている。この診療報酬点数表を基に算定された診療報酬のうち，医療機関の窓口では70歳未満は3割・義務教育就学前は2割を患者に請求する。残りの7割もしくは8割は，［4］レセプト（図4-2）を患者ごとに月1回外来・入院に分けて作成し，患者が加入している医療保険の保険者に請求する。［5］医療機関では，レセプトを審査支払機関に提出する前に，保険診療の受給資格の確認，医師による請求内容の確認を行い，審査・支払機関での点検で査定増減，過誤調整や返戻（へんれい）（レセプトが差し戻されること）がないように修正する。［6］審査・支払機関にレセプトを提出する際には，紙媒体での提出では診療報酬請求書（図4-3）を作成し，決められた順番にレセプト用紙をとじる必要があった。電子レセプトにおいても，提出の際には診療報酬請求書情報を電子化し送付する必要がある。［7］医療機関から保険者への請求は，医療機関から保険者に直接請求するのではなく，被用者保険分は社会保険診療報酬支払基金，国民健康保険分は国民健康保険団体連合会がそれぞれの都道府県に設けている支部にレセプトを提出し，審査を受ける。

○ **診 療 報 酬 明 細 書**
（医科入院）
令和　年　月分

様式第二（一）

都道府県番号　医療機関コード

1 医科	1 社・国 2 公費	3 後期 4 退職	1 単独 2 2 併 3 3 併	1 本入 3 六入 5 家入	7 高入一 9 高入7

保険者番号

給付割合 10 9 8 7 ( )

公費負担者番号①
公費負担者番号②
公費負担医療の受給者番号①
公費負担医療の受給者番号②

被保険者証・被保険者手帳等の記号・番号

区分	精神 結核 療養		特記事項	保険医療機関の所在地及び名称

氏名　1男 2女　1明 2大 3昭 4平 5令　．．生
職務上の事由　1 職務上　2 下船後3月以内　3 通勤災害

傷病名
(1)
(2)
(3)

診療開始日
(1)　年　月　日
(2)　年　月　日
(3)　年　月　日
転帰　治ゆ 死亡 中止

診療実日数
保険　日
公費①　日
公費②　日

11	初　診	時間外・休日・深夜　　回　　点	公費分点数
13	医学管理		
14	在　宅		
20 投薬	21 内　　服　　単位 22 屯　　服　　単位 23 外　　用　　単位 24 調　　剤　　日 26 麻　　毒 27 調　　基		
30 注射	31 皮下筋肉内　　回 32 静　脈　内　　回 33 そ　の　他　　回		
40 処置	薬　　剤　　　　回		
50 手術麻酔	薬　　剤　　　　回		
60 検査病理	薬　　剤　　　　回		
70 画像診断	薬　　剤　　　　回		
80 その他	薬　　剤		

90 入院
入院年月日　　年　月　日
病・診	90 入院基本料・加算　　点
	×　日間 ×　日間 ×　日間 ×　日間 ×　日間
	92 特定入院料・その他

※高額療養費　　円　　※公費負担点数　点
97 食事・生活	基準	円× 回	※公費負担点数 点
	特別	円× 回	基準(生) 円× 回
	食堂	円× 日	特別(生) 円× 回
	環境	円× 日	減・免・猶・Ⅰ・Ⅱ・3月超

療養の給付
保険	請　求　点 ※ 決　定　点	負担金額 円	保 食事・生活療養	回	請　求　円 ※ 決　定　円	(標準負担額) 円
		減額 割(円)免除・支払猶予				
公費①	点 ※ 点	円	公費①	回	円 ※ 円	円
公費②	点 ※ 点	円	公費②	回	円 ※ 円	円

備考　1. この用紙は、日本産業規格A列4番とすること。
　　　2. ※印の欄は、記入しないこと。

図 4-2　診療報酬明細書（レセプト）

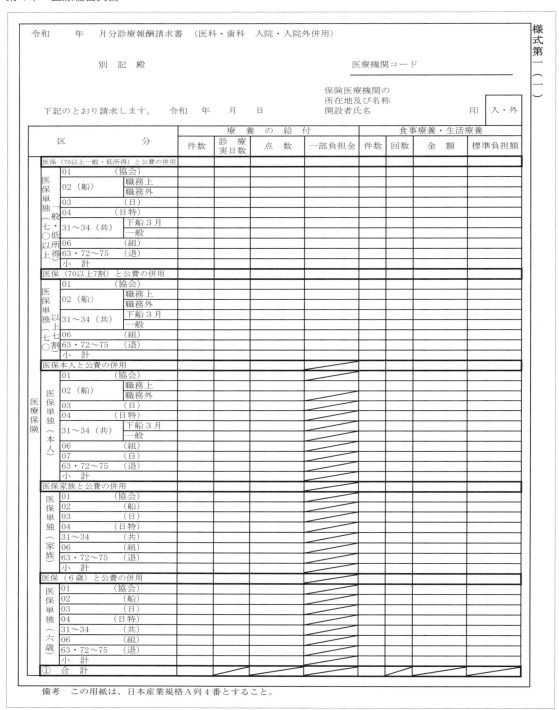

図 4-3　診療報酬請求書

（2）審査支払機関の仕組み

審査支払機関には，協会けんぽや組合管掌保険，共済組合保険などの被用者保険を対象としている，社会保険診療報酬支払基金（支払基金）と国民健康保険を対象としている国民健康保険団体連合会（国保団体連合会）の2つの組織がある。この2つの組織は各都道府県に支部があり，保険診療を行う医療機関は，その医療機関が存在する都道府県の支払基金または，国保団体連合会にレセプトを提出することになっている。

審査支払機関は，保険医療機関や保険薬局からの診療に係る医療費の請求が正しいか審査したうえで，保険者に診療報酬を請求し，保険者から支払われた医療費を保険医療機関や保険薬局へ支払う。保険者では，さらに資格確認や診療内容等の二次審査が行われる。

会社の従業員などは，協会けんぽや健康保険組合（保険者）などに加入しているが，加入者本人（被保険者）やその家族（被扶養者）が病気やけがをして，病院（保険医療機関）に行って治療を受けると，その医療費（1日から月末まで）はレセプトという形で病院から支払基金に請求される。

審査で問題があると判定されたレセプトに関しては，診療内容が適切でないと判断されるものについては査定し増減点が行われ，また，診療行為の適否が判断しがたいものについては，医療機関に返戻して再提出が求められるほか，必要に応じて診療担当者との面接懇談や来所懇談が行われる。

（3）レセプトの作成と点検

レセプトは患者ごとに外来・入院それぞれ1か月分の診療内容を1枚にまとめて作成される。現在，ごく一部の高齢（65歳以上）の医師のみの医療機関やレセプトコンピュータが導入されていない医療機関を除き，紙レセプトによる請求はほとんどなく，100％に近い請求がオンラインか電子媒体によって行われている。

そのため医事課におけるレセプト作成業務は，レセプトコンピュータに入力された診療データの点検，受給資格の確認が主な業務となる。レセプトは前月の1日から月末までの1か月分を10日までに審査支払機関に提出することになっているため，レセプトの作成作業は月末から10日までに集中する業務となる。

診療報酬の請求は，療養担当規則に基づいて行われた医療を診療報酬点数表に基づいて点数化し，保険者に請求する。点検は作成されたレセプトが療養担当規則に則ったものか，診療報酬点数表の点数が正確に反映されているかを確認するための作業となる。

点検内容は主に事務的な内容と医師による医学的なものに分けられる。

事務的な内容としては以下のようなものがある。

① 保険者番号・記号番号の記載誤り，入力漏れ，公費負担者番号の記載不備。

② 保険資格の有効期限切れ。

③ 患者氏名の誤り，記載漏れ。

④ 生年月日の誤り，記載漏れ。

⑤ 診療月，診療日日数，診療開始日，転帰の記入漏れ。

⑥ 診察料の算定漏れ，初診料の算定誤り。

⑦ 診察料と診療実日数不一致，処方回数の不一致。

⑧ 投薬，注射薬の不備，適用外使用，病名との不一致。

⑨ 処置，手術，検査，画像診断などの不備（回数，薬剤など）。

⑩ 入院料の不備（回数，施設基準等）。

⑧と⑨の診療内容の点検は医師が行うが，医事課職員が事前に傷病名と診療内容の関連を点検し，傷病名の記載漏れや症状詳記が必要なものを抽出しておく医療機関が多いようである。

（4）診療報酬の請求

　2006（平成18）年の厚生労働省令の改正により2011（平成23）年4月分から診療報酬の請求は原則，オンラインまたは電子媒体（光ディスク）によって行われことになっている。

1）オンライン請求（図 4-4, 4-5）

　医事会計システムによって作成された電磁記録を基に作成された診療報酬請求情報・レセプト情報をオンライン接続用のコンピュータを用い，決められた様式に従って電気通信回路を利用して審査支払機関に期日までに提出する。

2）光ディスク請求

　医事会計システムによって作成された電磁記録を基に作成された診療報酬請求情報・レセプト情報を決められた様式に従って，光ディスク等（CD-R等）に記録し，審査支払機関に期日までに提出する。

3）紙媒体による請求

・高齢者（65歳以上）の医師のみが勤務する医療機関は，特例により，従来の紙媒体による診療報酬の請求が認められる。

・レセプトコンピュータが未導入の医療機関でオンライまたは電子媒体による請求が困難な場合は，紙媒体による診療報酬の請求が認められる（電子レセプトによる請求を行えるように努力すること）。

例1）医療保険と感染症法（結核）（第37条の2）併用の場合

診療行為等		保険の負担	負担区分
初診		医療保険のみで負担……診療料関係は感染症法（結核）の対象外	1
投薬の薬剤料	イスコチン錠	医療保険と第一公費で負担	2
投薬の薬剤料	タガメット錠	医療保険のみで負担……感染症法（結核）に無関係の医薬品	1
胸部画像診断	大四ツ切1枚	医療保険と第一公費で負担	2

- CSVの記録

    SI, 11, 1, 111000110, , 282, 1, , , , , , 〜,
    IY, 21, 2, 616220037, 2, 2, 7, , , , , , 〜,
    IY, , 1, 612320183, 2, 4, 3, , , , , , 〜,
    SI, , 2, 120000710, , 9, 1, , , , , 〜, ,
    〜調剤料等の記録
    CO, 70, 2, 890000001, 1 0 1 5
    SI, , 2, 170000410, 1, , , , , , , 〜, ,
    SI, , 2, 170001910, 1, 145, 1, , , , , , 〜, ,
    TO, , 2, 700050000, 1, 8, 1, , , , , , , , , 〜, ,

    > コメントには点数がないため、保険の負担に関係はありませんが、画像診断の診断料等の負担区分が「2」であるため、画像診断に係るコメントにも「2」を記録します。

    ※各レコードのカンマ数を「〜」により省略しています。

- レセプトの表示

    | 1 | 11 01 初診 | | 282× | 1 |
    | 2 | 21 01 イスコチン錠100mg | | | |
    | | | 2錠 | 2× | 7 |
    | 1 | タガメット錠200mg | | | |
    | | | 2錠 | 4× | 3 |
    | 2 | 調剤料（内服薬・浸煎薬・屯服薬） | | 9× | 1 |
    | 2 | 70 01 胸部 | | | |
    | 2 | 単純撮影（イ）の写真診断 | | | |
    | | | 1枚 | | |
    | 2 | 単純撮影（アナログ撮影） | | | |
    | | | 1枚 | 145× | 1 |
    | 2 | 大四ツ切　81円／枚　1枚 | | 8× | 1 |

図 4-4　オンライン請求に使用する CSV ファイルと紙レセプトの対比

社会保険診療報酬支払基金：電子レセプト作成マニュアル

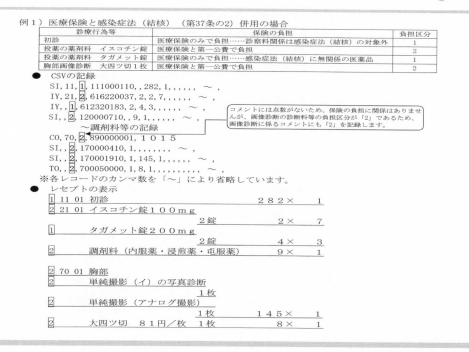

図 4-5　オンライン請求システムの概要

社会保険診療報酬支払基金ホームページ

（5）審査の仕組み（図 4-6）

審査支払機関では保険医療機関から請求されるレセプトについて，以下に示す項目を審査する。

・記載事項の確認：記載漏れや保険者番号等の内容不備に関する確認。

・診療行為の確認：診療行為の名称，点数，回数，医学的な適否，算定要件等に関する確認。

・医薬品の確認：医薬品の名称，価格，適応，用法，用量，医学的な適否などに関する確認。

・医療材料の確認：医療材料の名称，価格，用法，使用量，医学的な適否などに関する確認。

審査の決定は，各支部に設置された審査委員会が行う。審査委員会は，医師，歯科医師および薬剤師の専門集団であり，保険医療機関などの所属団体による推薦を受けた診療担当者代表，健康保険組合などの所属団体の推薦を受けた保険者代表，そして学識経験者から委嘱したそれぞれ同数の審査委員による三者構成となっており，診療側，保険者側に偏ることのない，公正な審査が制度的に保障されている。

診療報酬請求は95%以上の医療機関でオンライン請求や電子媒体による請求となっている。審査支払機関における審査も基本的な審査は，コンピュータを用いて行われるが，患者の状態はさまざまであり，患者に適切な医療を提供するという医療の性格上，「投薬は必要と認められる場合に行う」や，医薬品の用法・用量の規定では「年齢・症状により適宜増減」が認められるなど，診療する医師等に一定の裁量を認めるものになっている。個々の診療行為が保険診療ルールに適合しているか否かを確認する審査は，これら機械的に判断できないものも多いことから，個々の症例において医師等の専門家の目による医学的判断が必要となる。

＜突合点検・縦覧点検＞

電子レセプトにより，審査支払機関では医療機関から送られてきたレセプトのデータを点検するだけでなく，複数月のデータによる縦覧点検や，外来に引き続き入院した患者の外来と入院のレセプト，処方箋を発行した医療機関と調剤を行った薬局のレセプトなどの突合点検が実施されている。

縦覧点検の実施項目としては一定期間内に算定回数に制限のある検査が，制限を超えて算定されていないか，投薬の投与日数が複数月にわたって投与されていることにより，上限を超えていないかなどを点検している。また縦覧点検においては，過去に査定された事例が再度同一患者に実施されていないかなども点検される。

突合点検では，医薬品の適応症，投与量，投与日数などが処方箋を発行した医療機関と調剤した薬局間で矛盾がないか点検される。

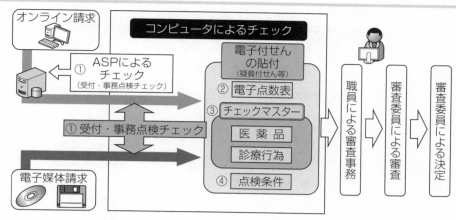

＊オンライン請求は提出時に ASP（機械的事前点検）で記載漏れ等を点検
　①審査支払機関に提出されたレセプトは，オンライン請求分に関しては，ASP（機械的事前点検）を受けること
　　ができる。コンピュータによる受付・事務点検チェックにより，患者名漏れ，コード誤り等の点検が行える。
　　また，オンライン請求では，医療機関が審査支払機関の ASP を利用して，事前に記載事項等の不備を確認
　　でき，当月（12日まで）に修正が可能となる。
　②電子点数表を用いて，ほかの診療行為に包括される診療行為や他の診療行為との併算定ができない診療行為
　　などのチェックを行う。（平成25年7月現在，医科電子点数表によるチェック 907,039 項目，歯科電子点数
　　表によるチェック 405,887 項目）
　③チェックマスター（診療報酬の算定内容の適否に関する基準を収載したデータベース）を用いて，診療行為
　　と医薬品の適応との対応の適否，医薬品の用量の適否等のチェックを行う。
　④点検条件の設定（チェックマスター等に収載されていない診療報酬の算定内容の適否に関する基準を各都道
　　府県支部が個々にコンピュータチェックシステムに登録すること）により，他のコンピュータチェックでは
　　対応できない算定ルールなどのチェックを行う。

図 4-6　電子レセプト審査の流れ

2. 受付・会計業務

（1）医療保険

1）公的医療保険給付対象のもの

　医療保険の被保険者や被扶養者が業務外の事由により病気やけがをしたと
きは，保険医療機関（病院・診療所）に保険証を提出し，一部負担金を支払
うことで，診察・処置・注射・投薬などの治療を受けることができる。ま
た，医師から院外処方箋を受けた場合は，保険（調剤）薬局で薬剤を調剤し
てもらうことができる。このことを「療養の給付」という。

　療養の給付の範囲は，診察・検査，投薬，処置・手術，入院・看護，在宅
療養・訪問看護，海外療養費などである。

2）医療保険で受けられない診療について

　健康保険の「療養の給付」は，病気やけがをしたときの治療を対象として
いるため，日常生活になんら支障がないのに受ける診療（美容整形など）や

検診・人間ドックに医療保険は使用できない。また，正常な妊娠・分べんも病気とはみなされないため，保険の適用から除外されている。加えて，医療保険の目的から外れるような病気やけがをしたときは給付が制限されることがある。

① 医療保険が使えない場合

・美容を目的とする整形手術。

・近視の手術など。

・研究中の先進医療。

・予防注射。

・健康診断，人間ドック。

・正常な妊娠・出産。

・経済的理由による人工妊娠中絶。

業務上や通勤災害によるけがや病気

健康保険給付は行われず，原則として労災保険の適用となる。

・業務上や通勤災害によるけがや病気。

② 給付が受けられない，または一部制限される場合

・犯罪行為や故意に事故（病気，けが，死亡など）を起こしたとき。

・ケンカ，酒酔いなどで病気やけがをしたとき。

・正当な理由なく医師（病院）の指示に従わなかったとき。

・詐欺，その他不正に保険給付を受けたり，受けようとしたとき。

・保険者の指示する質問や診断を拒んだとき。

・少年院や刑事施設などにいるとき（ただし，埋葬料と被扶養者への支給は行われる）。

③ 例外的に医療保険が使える場合

・斜視等で労務に支障をきたす場合，生まれつきの口唇裂の手術，けがの処置のための形成手術，他人に著しい不快感を与えるワキガの手術など。

・大学病院などで厚生労働大臣の定める診療を受ける場合。

・妊娠高血圧症候群（妊娠中毒症），骨盤位（逆子）などによる異常分べんの場合。

・母体に危険が迫った場合に母体を保護するための人工妊娠中絶。

医療機関での受付応対時には，医療保険給付対象のものか否かを見極め，対象外であれば，どうすればよいかを説明できるようにすべきである。こういった知識がなく，安易に受付を行ってしまうと，後でトラブルに発展することもあるので注意が必要である。

（2）新患受付

1）新患受付とは

　医療機関を初めて受診する患者を，「新患」または「初診患者」といい，受付する場所を「新患受付」もしくは「初診受付」という。多くの患者が，新患受付の対応次第で，"この病院は安心して受診できそう" "親切な病院だな" "この病院は応対が冷たそう" などの印象をもつことから，受付は，「病院の顔」ともいわれる。

　初診の患者には，「保険証」の提示，「診察申込書」「問診表」の記入を依頼するが，これらを基に患者情報を登録，診療録（カルテ）の作成，同時に，診察券も発行する。ちなみに，初診診察を終えて以降，継続して受診する患者は，「再来（再診）患者」といい，受けつける場所を「再来受付」という。これらについては，診療録（カルテ）作成と診察券発行と併せて後述する。

2）診察申込書

　診療録の作成には，患者に関する多くの情報が必要となる。医療機関によって異なるが，次のような情報が必要となる。

　① 氏名，② 性別，③ 生年月日，④ 住所，⑤ 電話番号（自宅・携帯），⑥ 勤務先名称および所在地（自営業の場合はその事業所所在地）・電話番号（学生の場合は学校名および所在地・電話番号），⑦ 受診を希望する診療科，⑧ 緊急連絡先

　以上の情報を患者から得ることができるのが診察申込書（初診申込書）である（図 4-7）。診察申込書は，患者の情報を得ることと同時に，保険証記載内容と相違がないかの確認にも利用される。加えて，患者がその医療機関で受診をするという意思表示の証明書にもなる。この申込書を提出することによって，医療機関との間に診療に関する契約が成立し，医療機関も患者に対し，誠意をもって診療にあたる義務が生じることになる。

診　察　申　込　書

申込日	年　　　月　　　日

◎太線内のみご記入下さい

フリガナ 氏 名	生年月日	明・大・昭・平・令　　　年　　　月　　　日生	男 女

フリガナ 住 所　〒

電話（　　　）　　　－　　　　連絡先（　　　）　　　－

◎受診科に○を付けてください．（受診科の相談は，総合受付で行っております．）

01 総合内科	02 循環器内科	03 呼吸器内科	04 消化器内科	05 神経内科	06 外科	07 心臓血管外科	08 呼吸器外科	09 消化器外科	10 脳神経外科	11 耳鼻咽喉科	12 眼科
13 小児内科	14 小児外科	15 新生児科	16 整形外科	17 形成外科	18 皮膚科	19 産科	20 婦人科	21 泌尿器科	22 精神神経科	23 放射線科	

● 今までに当病院に受診したことがありますか（旧姓で受診の場合も）二重登録をさけるために正確に
　ご記入下さい．1.有（　　　年　　月頃　　　　科）2.無

● 保険証を添えて初診受付①へお出し下さい．
　※紹介状をお持ちの方はいっしょにお出し下さい．
　※交通事故・仕事中の負傷（労災など）で受診される方はその旨お申し出下さい．

保険証 ①	保　険　者　番　号	継	記　号	番　号	本／家	給　付
					本・家	G　　N
	有効期限	年　　　月　　　日 ～ 　　年　　　月　　　日				
保険証 ②	保　険　者　番　号	継	記　号	番　号	本／家	給　付
					本・家	G　　N
	有効期限	年　　　月　　　日 ～ 　　年　　　月　　　日				
医療証	公　費　負　担　者　番　号	受　給　者　番　号		助成	科　限　定	
				有・無		
	有効期限	年　　　月　　　日 ～ 　　年　　　月　　　日				

備考		患者番号

図 4-7　診察申込書

　また，2005（平成17）年に個人情報保護法が全面施行されて以降は，以下のような文言が診察申込書に記載されるようになり，個人情報の利用目的の特定や，明示・黙示の同意の証明書の役目も果たしている。

院内に掲示している「当院における個人情報の利用目的」をご欄ください。
情報提供について同意しがたい事項がある場合には，その旨をお申し出ください。
お申し出がないものについては，同意していただけたものとして取り扱わせていただきます。

◆　個人情報の利用目的について

ご提供いただく個人情報の管理について，個人情報の保護に関する法律に従い，●●病院の利用目的の範囲内で適切な取り扱いと保護に努めます。別紙の「個人情報の利用目的について」をお読みになり，□に✓印をつけてください。また，同意をいただいた後からでも，いつでも撤回・変更をすることができます。

□ 同意します　　　　□ 同意しません

3）保険証などの確認

　患者が公的な医療保険を利用して診療を受ける際には，保険医療機関は必ず保険資格があるかどうかの確認を行う。療養担当規則の第3条にも受給資格の確認について記載されている（p.83 条文参照）。

　確認作業は，患者が持参した保険証によって行うことになる。ただし，やむを得ない場合には，保険者が発行した健康保険被保険者資格証明書（図4-8）や，勤務先の発行する証明書で確認を行う。

　昨今では，雇用形態の多様化や景気の浮沈により，患者の受給資格が頻繁に変わることが多い。また，旅行などの際にはコピーで代用しようとする患者もいる（代用は不可）。患者に保険の受給資格がない場合は，保険診療として医療費を請求した際に医療費が支払われない場合があるので，未収金防止の点からも特に注意が必要である。

　保険証には以下の事がらが記載されているので，患者が記入した診療申込書と照らし合わせて確認を行う。

　①　**交付日**　　受診日以前に交付されているか確認する。交付日以前に受診した場合は，保険診療とならない場合があるので，注意が必要である。

　②　**記号・番号**　　被保険者を特定するためのもので，レセプトに誤って記載すると，該当者なしで返戻されて医療費の支払いを受けられない場合がある。転記内容を確認する。

オンライン資格確認

　2019（令和元）年の健康保険法改正により，マイナンバー制度による被保険者資格確認ができることとなった。医療機関受付でオンラインによる本人確認を行う。2021（令和3）年3月運用開始予定である。

<table>
<tr><td colspan="2" align="center"></td><td colspan="5" align="center">健康保険被保険者資格証明書</td></tr>
</table>

		交付年月日		年	月	日交付
	有効期限	年 月 日から		年	月	日交付

保険者	番　　　号					
	名　　　称					
	所　在　地					
被保険者	被保険者証記号番号	記号			番号	
	（フリガナ）氏　　　名					男・女
	生　年　月　日	明・大・昭・平・令　　　年　　　　　月　　　　　日				
	現　住　所					
	資格取得年月日		年　　　　月　　　　日			

被扶養者	（フリガナ）氏　　　名		男女		男女		男女
	生　年　月　日	年 月 日		年 月 日		年 月 日	
	被保険者との続柄						
本証明書発行の理由							

上記の者は，当事業所の使用する被保険者で，現にその資格を
有することを証明する．
　　年　　　月　　　日
　　　　事業所名称
　　　　所　在　地　　　　　　　　　　　　印
　　　　事業主氏名

図 4-8　健康保険被保険者資格証明書

　③　**被保険者氏名，生年月日，性別，住所**　　診療申込書と照合し，他人の保険証を持参していないかどうかを確認する。

　④　**資格取得年月日**　　資格取得日前に受診した場合，保険診療の対象にならないので，日付を注意して確認する。

　⑤　**事業所名称，所在地**　　勤務先の名称，所在地は診療録に記載欄があるため転記する。緊急時の連絡などにも役立つ。

　⑥　**保険者所在地，名称**　　保険証を発行した保険者の名称と住所は，診療録に記載欄があるため転記する。問い合わせの際にも必要である。

　⑦　**保険者番号，保険者印**　　被保険者が加入している医療保険（後述）を表す番号で，レセプトの請求に必要である。誤りがあると医療費の支払い

が受けられないので，間違いなく確実に転記する。また，保険者印がないと無効の場合があるので，注意して確認する。

⑧ **被扶養者氏名（国民健康保険者は被保険者のみ），性別，生年月日，被保険者（世帯主）との続柄，保険者印**　被保険者に扶養されている家族が受診する場合，この欄に氏名が記載されている者のみが有資格者である（個別カードの場合は1人に1枚なので，この限りではない）。被扶養者として記載がない場合には，家族として患者から申告があっても保険診療は認められないので，注意が必要である。

4）保険の種類について

医療保険には，大きく分けて職域保険・地域保険・後期高齢者医療制度の3つがある。これらは，保険証に記載されている保険者の名称や保険番号で確認できるが，受付担当者は，それがどのような患者を対象としている保険なのか，また，被保険者（本人）なのか被扶養者（家族）なのか，世帯主か否か，窓口負担割合はどれだけかなどを把握し，きめ細かな応対をする必要がある。

職域保険は社会保険，被用者保険とも呼ばれ，職業に応じて大きく分けて健康保険，共済組合，船員保険，自衛官に分類される。会社員や教職員，公務員，船員などサラリーマンとその家族が加入している保険である。

地域保険とは，一般的には社会保険に加入していない，かつ生活保護を受けていない人が対象である。自営業や無職の人が加入する保険であり，市区町村が運営している国民健康保険や，建設業組合，三師組合（医師，歯科医師，薬剤師），弁護士などの同種同業による国民健康保険組合のことをいう。

後期高齢者医療制度は2008（平成20）年に施行され，75歳以上の人（65歳以上75歳未満の一定の障害者含む）が対象で，誕生日（認定）当日から被保険者となる。都道府県ごとに後期高齢者医療広域連合が置かれ，これが保険者となる。被保険者証を提示することで医療の給付が受けられ，自己負担金の割合は1割（現役並み所得者は3割）である。

5）保険証のカード化

2001（平成13）年4月から，世帯単位で発行していた保険証を有資格者個別にカード化するということが決定し，政府管掌健康保険（現協会けんぽ）では2003（平成15）年10月より実施されている。保険証のカード化・1人1枚化による記載内容の変更はないが，保険者によってはこのカードをIC化し，保険の情報だけでなく検査結果や既往症などの受診履歴を入力し，健康管理に役立てようとする動きもある。また，マイナンバー制度での利用も2021（令和3）年3月よりの運用開始が予定されており（p.111参照），今後の動向が注目される。

（3）再来受付

1）再来受付とは

　再来受付とは，同じ診療科に，継続して通院している患者の受付を行うことをいう。受付担当者は，患者から診察券を受け取り，その日の来院手続きを行うが，最近は受付横に"自動再来受付機"を設置して，患者自身が機械操作で受付を行う医療機関が多い（図 4-9）。

　ただし，機械操作に不慣れな高齢者や，身体の不自由な人が多く来院することに加え，予約制の医療機関で予約なしで診察を希望，多数の診療科での受診，検査のみでの来院，急な症状の悪化など，イレギュラーなケースも多く，とても機械だけでは対応できない。

　そのため，案内係やボランティアスタッフを配置している医療機関がほとんどであるが，いずれにしても常に人の五感を使って，親切で温もりのある応対を心がけたいものである。

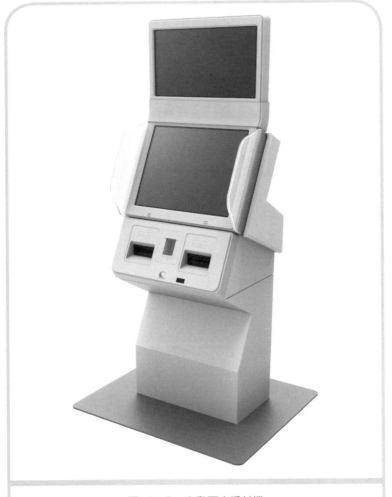

図 4-9　自動再来受付機
（再来受付機 APS-3300M　株式会社アルメックス）

2）保険証の確認

本来は，療養担当規則の考え方からも，患者の治療期間中は医療機関で保険証を預かる必要があり，それが無理でも毎回保険証の提示を求めるべきである。ただし，患者の便益や医療機関の事務手続きの簡素化から，多くの医療機関では，「月に一度は保険証の確認をお願いいたします」との掲示を行い，この方法で運用している。

こういった背景を念頭に，機械受付，窓口カウンターでの受付にかかわらず，前回来院日と月が変わっている場合は，患者に保険証の提示を求め，資格に変更がないかを確認することはたいへん重要である。そのうえで，患者登録の内容と相違がないか確認し，保険資格に変更があれば，この場で即登録の訂正を行うべきである。

（4）入退院受付

1）入院指示

外来で診察を行った結果，入院が必要と医師が判断した場合は，患者は入院することになる。入院に際して医師は以下のような入院指示を行う。

- ・処方する薬，注射
- ・安静度
- ・検査，処置
- ・食事
- ・緊急時の処置（投薬・注射など）
- ・手術予定の有無
- ・入院の見込み期間
- ・その他注意事項

2）入院受付

①　**入院予約**　外来受診当日，直ちに入院しない場合は入院予約を行う。予約には，入院日時を決める場合と，ベッドが空くのを待つ場合とがある。いずれの場合にも，患者に対して入院に必要な物品や書類などの説明が行われる。空床待ちの場合には，ベッドが空いた時点で，後日医療機関から入院日を連絡することになる。

②　**入院手続き**　入院の手続きの際，ほとんどの医療機関では，患者や家族に署名・捺印のある入院誓約書や治療費に関する誓約書の提出を義務づけている。また，一般に入院費用が高額になることから，未収金予防を考えて入院保証金を徴収する医療機関が多い。

医療機関によって異なるが，入院時に患者・家族に提出を求めている書類には，次のようなものがある。

　　　　　　　　　・入院予約票

　　　　　　　　　・入院のしおり

　　　　　　　　　・入院申込書・誓約書（図 4-10）

　　　　　　　　　・手術同意書

　　　　　　　　　・差額ベッド代支払い誓約書

　　　　　　　　　・病衣借用書同意書

　　　　　　　　　・入院履歴申告書

　　　　　　　　　・薬剤に関する説明書

　　　　　　　　　・医療保険証，介護保険証，福祉医療受給者証

　③　**入院生活案内**　　入院初日（予約入院の場合は入院前）は，患者または家族に対して，不安や戸惑いを解消し，早く入院生活に慣れ，安心して療養生活を送ってもらえるようオリエンテーションが行われる。病棟看護師が担当することが多いが，病棟クラークや入院係が行うこともあり，病院よって対応は異なる。オリエンテーションの内容はおおむね以下のようである。

　ａ．**1日の流れ**：起床時間，消灯時間，食事時間，検温時間，面会時間，電話の取り次ぎ時間

　ｂ．**週間スケジュール**：入浴日，シーツ交換，病衣交換頻度

　ｃ．**病院の規則（例）**：

　　　　　・外出・外泊について（医師の許可が必要）

　　　　　・病室での飲酒・マージャン・賭け事禁止

　　　　　・喫煙について

　　　　　・オムツの使用（持ち込みの可否）

　　　　　・入院請求書の頻度と支払いについて

　　　　　・ナースコールの使用について

　　　　　・電気器具の使用について

　ｄ．**建物の構造の案内（避難経路も含めて）**：

　　　　　・院内地図

　　　　　・避難経路（非常口の場所）

　　　　　・ナースステーション・トイレ・洗面所の場所

　　　　　・浴室，洗濯場の場所

　④　**退院時オリエンテーション**　　退院時オリエンテーションとは，患者の退院後の生活に関して，必要な療養上の注意点を説明・指導（退院指導）を行うことである。医師や看護師のほか，医療ソーシャルワーカーも加わって退院後に利用可能な医療資源の説明をするなど，患者が退院後の療養生活へスムーズに移行できるような配慮が求められる。

　⑤　**退院手続き**　　医師から退院の許可が出ると，患者は退院することが

入院申込書(兼誓約書)

○○○○病院長　様

令和　　　年　　　月　　　日

　この度，貴病院に入院し，診療を受けたいので連帯保証人連署のうえ申し込みます。
　入院の際は貴病院の諸規則を守り，指示に従います。また，下記事項を相違なく履行することを誓約いたします。

記

1　入院者の一身上に関することについては，申込者又は連帯保証人が一切の事項を引き受けます。
2　入院料，治療費その他諸経費は，指定の期日までに入院者，申込者又は連帯保証人が責任をもって納入いたします。
3　退院を命ぜられた場合は，申込者又は連帯保証人の責任において，指定の期日までに必ず引き受けます。

入院者	ふりがな			診療カード番号	— 　 —	性別	男・女
	氏　名		印				
	生年月日	明・大・昭・平・令　　年　　月　　日（　　歳）			介護保険(40歳以上に限る)□有(要支・要介　　)□無		
	住　所	〒			電話番号　　—　　　—		
	勤務先				電話番号　　—　　　—		
申込者	氏　名		印　（入院者との続柄　　　　　）				
	生年月日	明・大・昭・平・令　　年　　月　　日（　　歳）					
	住　所	〒			電話番号　　—　　　—		
	勤務先				電話番号　　—　　　—		

(注)　1　入院者と申込者が同じ場合は，申込者欄の記載は不要です。
(注)　2　入院者本人が被扶養者の場合は，その保護者（扶養義務者）も申込者欄に署名捺印をしてください。

連帯保証人	氏　名		印　（入院者との続柄　　　　　）
	生年月日	明・大・昭・平・令　　年　　月　　日（　　歳）	
	住　所	〒	電話番号　　—　　　—
	勤務先		電話番号　　—　　　—

　私（連帯保証人）は，上記入院者の一身上に関する引き受け及び入院中の医療費等について未納の場合は，連帯してその責任を負うことを誓います。
(注)　1　連帯保証人は，成年者であっても入院者とは別に生計を営んでいる方にしてください。
　　　2　クレジットカード番号を登録される方は，連帯保証人は不要となります。（様式の提出要）

病院記入欄

入院日　　年　　月　　日		退院日　　年　　月　　日
病棟		病棟

図 4-10　入院申込書兼誓約書

できる。退院時には治療費の精算が行われる。医療機関は，この精算の後，「退院許可証（病棟に提出）」「退院証明書（入院期間の証明書：転院や再入院の際に必要）」を患者に発行する。

3）病床管理

医療機関は許可病床数を適正に運用するため，病床管理を行っている。病床管理とは，ベッドコントロールとも呼ばれ，入院や退院がスムーズに行われるように，あらかじめ入院や退院予定をスケジュール化して，入院が必要な患者を待たせることのないように病床を管理することである。このほか，転棟・転出の調整も行う。

看護部長や各病棟の看護師長などが行う場合が多いが，規模の大きい病院の場合は，ベッドコントロールをするための専門部署（地域医療連携室，医療相談室など）を設けることも多い。いずれにしても，スムーズな入退院，転棟・転出のために，各診療科の医師や各病棟・外来看護師，社会福祉士，介護支援専門員（ケアマネジャー），リハビリスタッフなどさまざまな職種が連携を取り，協力することが必要である。

（5）診療録（カルテ）作成・診察券発行

1）診療録（カルテ）

患者が医療機関で受診した最初の日から，来院ごとに診療の内容を記録する。それが診療録である。診療録は様式が定められており，治療終了時もしくは中止時より最低5年間は保存しなければならない。

2）診療録の作成

様式の定められている診療録に，患者の診察申込書・医療保険証などから得ている情報，すなわち，氏名・性別・生年月日・連絡先・受診料・紹介医・患者番号・保険種別と保険番号・記号などを記入して診療録を作成する。入院設備のある病院では，外来患者には外来診療録，入院患者には入院診療録が作成されている。

入院診療録は，外来診療録に記載されている情報のほかに，入院病棟（階）などが記載される。入院診療録には，最低限必要な基本的な記録用紙（患者の診察所見など）が事前にセットされているので，そのセットされた診療録にそれぞれの入院科に必要な記録用紙（外科なら手術記録用紙・麻酔記録用紙・病理組織検査用紙・ICU記録用紙など，産科では分べん記録用紙・新生児記録用紙など）を挿入して入院診療録を作成する。

診療録の基本的な記録用紙の例を図 4-11 ～ 4-15 に示す。

診 療 録

| 公費負担者番号 | | | | | | | 保険者番号 | | | | | | | |

公費負担医療の受給者番号							被保険者手帳	記号・番号	
								有効期限	令和　　年　　月　　日

受診者	氏 名		被保険者氏名	
	生年月日	明治大正昭和平成令和　年　月　日生　　男・女	資格取得	昭和平成令和　年　月　日
	住 所	電話　　局　　番	事業所（船舶所有者）	所在地　　電話　　局　　番
				名称
	職業	被保険者との続柄	保険者	所在地　　電話　　局　　番
				名称

傷 病 名	職務	開 始	終 了	転 帰	期間満了予定日
	上・外	年　月　日	年　月　日	治ゆ・死亡・中止	年　月　日
	上・外	年　月　日	年　月　日	治ゆ・死亡・中止	年　月　日
	上・外	年　月　日	年　月　日	治ゆ・死亡・中止	年　月　日
	上・外	年　月　日	年　月　日	治ゆ・死亡・中止	年　月　日
	上・外	年　月　日	年　月　日	治ゆ・死亡・中止	年　月　日
	上・外	年　月　日	年　月　日	治ゆ・死亡・中止	年　月　日
	上・外	年　月　日	年　月　日	治ゆ・死亡・中止	年　月　日

傷 病 名	労 務 不 能 に 関 す る 意 見		入 院 期 間
	意見書に記入した労務不能期間	意見書交付	
	自　月　日　至　月　日　　日間	年　月　日	自　月　日　至　月　日　　日間
	自　月　日　至　月　日　　日間	年　月　日	自　月　日　至　月　日　　日間
	自　月　日　至　月　日　　日間	年　月　日	自　月　日　至　月　日　　日間

| 業務災害又は通勤災害の疑いがある場合は，その旨 | |

| 備考 | 公費負担者番号 | |
| | 公費負担医療の受給者番号 | |

図 4-11A 診 療 録
「保険医療機関及び保険医療養担当規則」様式第一号（一）の1（第二十二条関係）

119

既往症・原因・主要症状・経過等	処方・手術・処置等

図 4－11B　診 療 録
「保険医療機関及び保険医療養担当規則」様式第一号（一）の２（第二十二条関係）

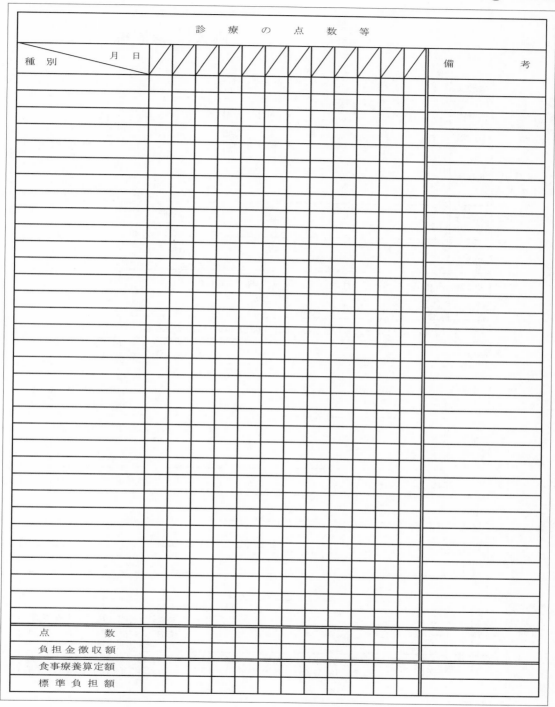

図 4−11C 診療録
「保険医療機関及び保険医療養担当規則」様式第一号（一）の 3（第二十二条関係）

科入院診療録

患者番号					
ふりがな 氏　名		様	M ・ F	M・T・S・H・R　　年　　月　　日 年齢　　　歳　　　月	担当医

現住所	電話

入院時 紹　介	電話

退院時 紹介先	電話

初　　診	令和　　　年　　　月　　　日	病　棟	入院日数	日　　　間
入　　院	令和　　　年　　　月　　　日	F	退　院	

*転　帰　1.治癒 2.軽快 3.不変 4.悪化 5.死亡(48内) 6.死亡(48外) 7.検査 8.転科(　科へ) 9.転医 10.その他

入院 診断時		経路	入院	1.外来 3.紹介 5.その他 2.転入 4.救急
確定診断（重要の順に記載）	主病名	発病	年　　月　　日　　*
	2.		年　　月　　日
	3.		年　　月　　日
	4.		年　　月　　日
	5.		年　　月　　日

手術（処置）名	

病理診断	採取　　　年　　　月　　　日 上皮内・悪性・良性・性質不詳
	採取　　　年　　　月　　　日 上皮内・悪性・良性・性質不詳

剖　検	有 無	対診科	01.外　　03.脳　　05.形　　07.循　　09.神内　　11.婦　　13.眼　　15.泌　　17.放 02.整　　04.心外　06.内　　08.消　　10.児　　12.耳　　14.皮　　16.麻　　18.歯

図４-１２　入院診療録

氏名		歳	男女	入院	年　月　日		主治医	記録Ns	受持Ns
診断名			連絡先	①		続柄	②		続柄

健康認識 ― 健康管理	入院までの経過		既往歴
	主　訴		
	現在服用の内服薬（無・有）		管理について
	嗜好品　喫煙〔無・有　　　　　　　本／日〕　喫煙歴〔　　才〜　　〕		
	飲酒　現在〔無・有　　　　　　／日〕　飲酒歴〔　　　　　〕		
	アレルギー　〔無・有　食物，薬物　　　　　〕　症　状〔　　　　　〕		

環境役割――人間関係

```
家　族

□──┐
   ├──┐
   │  │
○──┘


家族歴

心疾患　　　　消化器系
肺疾患　　　　呼吸器系
腎疾患　　　　他
脳疾患
```

- 職　業〔本人　　　　　　　　　　　〕
　　　　　〔配偶者　　　　　　　　　〕
- 入院までの住居　〔階段　無・有　　階〕
- 病気について説明を聞く人
　　〔　　　　　　　　　　　　　　　〕
- 今，援助してくれる人
　　〔　　　　　　　　　　　　　　　〕
- 家庭での役割　　〔　　　　　　　　〕
- 生計を支える人　〔　　　　　　　　〕
- 説明を受けている病名，症状
　　〔本人　　　　　　　　　　　　　〕

　　〔家族　　　　　　　　　　　　　〕

呼吸循環体温

入院時の一般状態
- 体温　　　　℃　　　　　　　　　● 脈拍　　　　　回／分〔整　不整　　　　〕
　　　　　　　　　　　　　　　　　　浮腫，胸痛，心悸亢進，四肢冷感
- 血圧　右〔　　　／　　　mmHg〕　左〔　　　／　　　mmHg〕
- 呼吸〔　　　　回／分〕　リズム〔　　　　〕　チアノーゼ〔　　　　〕
　　　　　　　　　　　　　呼吸器〔　　　　〕　呼吸困難・喀痰
- その他

図 4−13A　看護記録

123

	身長　　　　　cm　体重　　　　kg　通常　　　　kg			

<table>
<tr><td rowspan="3">栄</td><td>● 方　　法　　　経口・経管・輸液・IVH</td></tr>
</table>

栄

● 方　　法　　　経口・経管・輸液・IVH
● 食　　欲　　　有・無　　〔　　　　　　　　　　　　　　　　　　　　　　　〕
● 嘔吐・嘔気　　無・有　　〔　　　　　　　　　　　　　　　　　　　　　　〕
● 体重変動　　　無・有　　〔　　　　　　　　　　　　〕どの位〔　　　　　　〕

● 主　　食　　　朝〔　　　　　〕昼〔　　　　　〕夜〔　　　　　〕分割
● 食事時間　　　朝〔　　　　　〕昼〔　　　　　〕夜〔　　　　　〕分割
● 副　　食　　　〔好んで食べる物　　　　　　　　　　　　　　　　　　　　〕
　　　　　　　　　〔嫌いなもの　　　　　　　　　　　　　　　　　　　　　　〕
● 間　　食　　　〔　　　　　　　　　　　　　　　　　　　　　　　　　　　　〕

養

代

● 水・お茶　　　〔良く飲む・あまり飲まない・普通〕
● 食事で気をつけている点　　　カロリー・塩分・薄味・濃い味・特別食・気にしてない
　　　　　　　　　　　　　　　〔　　　　　　　　　　　　　　　　　　　　〕
● 食事を作る人　〔　　　　　　　　　　　　　　　　　　　　　　　　　　　〕

謝

● 歯の状態　　　正常・義歯　無・有〔上・下・部分〕　　　その他〔　　　　〕
● 口腔粘膜の状態　正常・異常〔　　　　　　　　　　　　　　　　　　　　　〕
● 皮膚の状態　　普通・蒼白・チアノーゼ・薄黒い・黄疸・斑点・乾燥・湿潤
　　　　　　　　温かい・冷たい・浮腫・損傷・皮下出血・部位〔　　　　　　〕

排

排　　尿　　　現在〔　　　　　回／日〕　　通常〔　　　　　回／日〕

● 性状　　　頻尿・多尿・乏尿・血尿・混濁尿・排尿困難・尿閉・排尿時痛・残尿感
　　　　　　夜尿症・他〔　　　　　　　　　　　　　　　　　〕

排　　便　　　現在〔　　　　　回／日〕　　通常〔　　　　　回／日〕

泄

● 最終排便日〔　　　　　／　　　　　〕
● 性状　普・硬・軟・下痢・血便・タール便・白色便・他〔　　　　　　　〕
● 緩下剤〔無・常用　　　　　　　　　　　　　　　　　　　　　　　　　〕
● 腹部の状態　腹満・緊満・圧痛・腸ぜん動〔　　　　　　　　　　　〕

排泄方法　　留置カテーテル・導尿・ストーマ〔　　　　　　　　　　〕

図 4-13B　看護記録

ADL

　　　食　　事　　介助不要・要〔　　　　　　　　　　　　　　　　　　　　　　　　　〕
　　　入　　浴　　介助不要・要〔　　　　　　　　　　　　　　　　　　　　　　　　　〕
　　　排　　泄　　介助不要・要〔　　　　　　　　　　　　　　　　　　　　　　　　　〕
　　　着　　脱　　介助不要・要〔　　　　　　　　　　　　　　　　　　　　　　　　　〕
　　　炊　　事　　介助不要・要〔　　　　　　　　　　　　　　　　　　　　　　　　　〕
　　　洗　　濯　　介助不要・要〔　　　　　　　　　　　　　　　　　　　　　　　　　〕
　　　掃　　除　　介助不要・要〔　　　　　　　　　　　　　　　　　　　　　　　　　〕
　　　買い物　　介助不要・要〔　　　　　　　　　　　　　　　　　　　　　　　　　〕
　　　その他

活動・休息

1日の平均的な過ごし方

```
0              6             12            18            24
|_____|_____|_____|_____|
```

運動の習慣・趣味
〔　　〕

睡　　眠

　　　寝　　室　　　〔畳・ベッド〕
　　　時　　間　　現在〔　　　　〜　　　時・　　　時間〕通常〔　　　〜　　　時・　　　時間〕
　　　睡　　眠　　現在〔普通　浅い　不良　いびき〕通常〔普通　浅い　不良〕
　　　睡眠薬　　現在〔常用　時々　無　〕　　　　通常〔常用　時々　無　〕
　　　　　　　　　種類〔　　　　　　　　　　　　　　　　　　　　　　　　　　　　　〕

皮膚粘膜保全

清　　潔　　入浴〔清拭〕　現在　〔　　　　　　回／日〕通常〔　　　　回／日〕
　　　　　　　　　　　　　最終日〔　　／　　〕
　　　　　　　　　　　　　介助　不要・要〔　　　　　　　　　　　　　　　　　　　〕
　　　　　　洗　　髪　　　現在　〔　　　　　　回／日〕通常〔　　　　回／日〕
　　　　　　　　　　　　　最終日〔　　／　　〕
　　　　　　　　　　　　　介助　不要・要〔　　　　　　　　　　　　　　　　　　　〕
　　　　　　歯みがき　　　現在　〔　　　　　　回／日〕通常〔　　　　回／日〕
　　　　　　　　　　　　　介助　不要・要〔　　　　　　　　　　　　　　　　　　　〕
症状・部位　　　発赤・掻痒・発疹・出血斑・褥創
　　　　　　　　〔　　　　　　　　　　　　　　　　　　　　　　　　　　　　　　　〕

図 4−13C　看護記録

感覚・知覚

感覚器
- 目　　〔乱視　・近視　・老眼　・眼鏡　・コンタクトレンズ〕
　　　　日常生活の支障〔無・有　　　　　　　　　　　　　　　　〕〔右・左〕

- 耳　　右 ● 日常生活の支障〔無・有　　　　〕　　左 ● 日常生活の支障〔無・有　　　　〕
　　　　　● 大きな声で話せば聞こえる　　　　　　　　● 大きな声で話せば聞こえる
　　　　　● 聞こえない　　　　　　　　　　　　　　● 聞こえない
　　　　　● 補聴器〔無・有〕　　　　　　　　　　　● 補聴器〔無・有〕

- めまい　　〔無・有　　　　　　　　　　　　　　　　　　　　　　　　　〕
- 鼻　　　嗅覚〔問題無・問題有　　　　　〕　● 舌　味覚〔問題無・問題有　　　〕
- 皮　膚　触覚〔問題無・問題有　　　　　　　　　　　　　　　　　　　　〕
- しびれ　　〔無・有　　　　　　　　　　　　　　　　　　　　　　　　　〕
- 疼　痛　　〔無・有〕　　　状態〔　　　　　　　　　　　　　　　　　　〕
- 認　識　　言語障害〔無・有　　　　　　　　　　　　　　　　　　　　　〕
　　　　　　コミュニケーションの手段〔　　　　　　　　　　　　　　　　〕
- 意識レベル　　〔清明・清明でない　　　　　　　　　　　　　　　　　　〕
- 見当識障害　　〔無・有　人・場所・時間　　　　　　　　　　　　　　　〕
- その他　　〔物わすれ・異常行動・知能低下・理解力　　　　　　　　　　〕
　　　　　　〔　　　　　　　　　　　　　　　　　　　　　　　　　　　　〕

性・生殖

月経　初潮〔　　　才〕　　● 閉経〔　　　才〕　　● 最終月経〔　　　／　　　～　　〕
　　　周期〔順　　　　　日型・不順　　　～　　　日〕
　　　他〔　　　　　　　　　　　　　　　　　　　　　　　　　　　　　　〕

妊娠・分娩歴　　妊　娠〔　　　回〕　　　分　娩〔　　　回〕
　　　　　　　　自然流産〔　　　回〕　　人工流産〔　　　回〕

自己像・自己実現

- 心配なこと〔　　　　　　　　　　　　　　　　　　　　　　　　　　　　〕
- 自分について〔性格　　　　　　　　　　　　　　　　　　　　　　　　　〕
- 態度・印象〔興奮・多弁・不安・神経質・朗らか・批判的・非協力的・協力的・
　　　　　　　自発的・几帳面・受動的・依存的・無口・無関心　　　　　　　〕
- 理解力　　〔良い　普通　悪い〕　　　　　● 宗教信仰〔無・有　　　　　　〕

備　考

図 4−13D　看護記録

患者番号								

氏　名	様　歳 病名							

年　月		日(月)	日(火)	日(水)	日(木)	日(金)	日(土)	日(日)
病日(術後)		( )	( )	( )	( )	( )	( )	( )

呼吸	脈拍	体温							
		130							
40	120	39							
		110							
30	100	38							
		90							
20	80	37							
		70							
10	60	36							
		50							

血　圧	／	／	／	／	／	／	／
	／	／	／	／	／	／	／
食 事 区 分							
食 事 摂 取 量							
便回数／性状	／	／	／	／	／	／	／
尿 回 数／量	／	／	／	／	／	／	／
体　重（kg）							
清 潔 ケ ア							
リ ネ ン 交 換							

co 139 cp

図 4−13E　看護記録

指 示 事 項 表

月日	曜日	時刻	指示事項	医師印または サイン	指示を受けた 看護師名	実行した 看護師名

◎文字は必ず楷書で記入し、略記しないこと

図 4−14　指示事項表

退　院　要　約
DISCHARGE SUMMARY

患者番号	―	―					

ふりがな
患者氏名
Pt's name :　　　　　　　　　　　様　(1)男 (2)女　M・T・S・H・R　年　月　日生　年令 Age.　歳　ケ月
　　　　　　　　　　　　　　　　　　　　　M . F

主治医
Attending Physician DR　　　　　　　　科　　　　　病棟　　　　永久保存　要・不要

入院年月日　20　年　月　日　退院年月日　20　年　月　日　在院日数　　　日
Admission Date　　　　　　　　　　Discharge Dat

転科①　20　年　月　日(　　科➡　　　　　科) 転科②　20　年　月　日(　　　科➡　　　科)

最終診断名　(1)
Final Diagnosis 主病名　　　　　　　　　　　　　　　　　　　　　　　　コード

(2)	コード	(4)	コード
(3)	コード	(5)	コード

その他
Others

(1) 手術名	コード	手術日 Surgery Date	20　年　月　日
(2) 手術名	コード	手術日 Surgery Date	20　年　月　日

全麻・腰麻・局麻　　血液型(　　　　　)　HBs抗原＋・－　　　　薬剤アレルギー＋・－

転帰 . (1)全治　(2)軽快　(3)不変　(4)死亡　(5)その他　　剖検 (1)有　(2)無
Result' Recovered Improved　Not improved Died　　Others　Autopsy: Done　Not done

経過観察　　　外来 ,　転医(　　　　　　　　　　　　　)病・医院
Follow up :

他からの紹介 (　　　　　　　　　　　　) 退院時返事　済・未・不要
Referred from

症例の経過
Brief Resume of Case.

退院時処分(ないときは斜線を引いて下さい)
Discharge Prescription :

署名　　　　　　　/部長
Signature

図 4-15　退院要約

3）診療録などの記載上の留意点

・診療に関する記録は，遅滞なく，必要事項を漏れなく記録する。

・複数の医師が記録した場合は，診療担当医が署名をし，責任の所在を明らかにしておく。

・鉛筆での記載は行わず，ボールペンなどの筆記用具を使用する。

・間違えた場合は2本線で訂正し，押印またはサインをする。修正液などは使用しない。

4）診 察 券

①　診察券の役割

・患者のカルテを抽出する際に診察券のナンバーを利用する。

・患者による受診の意思表示。

・受診の順番決定。

・診療に必要な伝票類を作成するときにエンボッサーとして利用する（各伝票の発行が簡素化される）。

②　診察券の記録事項

・患者の氏名，生年月日，性別

・患者のID番号（診療録番号となる）

・医療機関名，所在地，電話番号（裏面の場合もある）

・診療科目（裏面の場合もある）

　最近では患者の情報をコンピュータに入力して，そのデータから直接診察券を作成する医療機関が増えており，プラスチックカード式診察券（図4-16）が多く使用されている。その多くは，磁気カードの診察券だが，磁気の部分には，患者のID番号（登録番号）や氏名，生年月日，性別などを記録させてあり，患者データベースの基本情報の検索が簡単になり，受付時間も短縮されている。

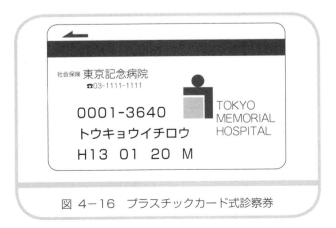

社会保険 東京記念病院
☎03-1111-1111

0001-3640
トウキョウイチロウ
H13 01 20 M

TOKYO
MEMORIAL
HOSPITAL

図4-16　プラスチックカード式診察券

（6）料金徴収業務

1）会計窓口の業務

　保険診療では，受診するとそのつど一部負担金が発生する。それを計算し，徴収するのが会計窓口の業務である。患者が支払う費用は，この一部負担金のほかに，入院時食事療養費と入院時生活療養費の標準負担額，保険外併用療養費に係る特別な料金などがある。また夜間や休日の救急診療時に，治療費請求が即時に

できなかった場合の一時預かり金や，入院時や松葉杖貸与時の保証金など，精算が必要なものもあり，これらの確認と徴収・返金も重要な業務である。

① **一部負担金の徴収**　　保険診療では，診療行為ごとに診療金額が定められており，それを診療報酬という。診療報酬は定められた基準に従って計算を行うが，点数制になっており，1点が10円と定められている。診療報酬には2つの区分がある（表 4-1）。

また，患者の一部負担割合は，年齢や所得によって細分されており，表4-2のように決められている。

表 4-1　診療報酬の区分

Ⅰ	基本診療料	初・再診料，入院料等
Ⅱ	特掲診療料	医学管理等，在宅医療，検査，画像診断，投薬，注射，リハビリテーション，精神科専門療法，処置，手術，麻酔，放射線治療，病理診断

表 4-2　患者負担割合（保険給付割合）

		一部負担割合	保険給付割合
0〜6歳（就学前）		2割	8割
6歳（就学後）〜69歳		3割	7割
70〜74歳	一般・低所得者	2割	8割
	現役並み所得者	3割	7割
75歳以上[*1]	一般・低所得者	1割	9割
	現役並み所得者	3割	7割

[*1]　一定の障害がある人は65歳以上。

② **一部負担金の算定方法**　　診療報酬の算定基準に沿って計算した点数を1点10円で計算し，総診療費の計算を行う。

> <例）初診料288点＋検査料410点＋投薬料165点＝863点>
> 　863点×10円　＝　8,630円（総医療費）
> 　一部負担割合が3割ならば…
> 　8,630円×0.3　＝　2,589円　となる。
> 　ただし，健康保険法第75条では，端数処理は5円未満は切り捨て，5円以上は切り上げとあるので…
> 　2,589円　⇒　2,590円　が患者の負担になる。

患者負担金を徴収する場合には，医療機関は領収証を発行するが，診療区分ごとの明細を記入した領収証の発行が必要である（図 4-17）。また，一部負担金が高額になる場合には，高額療養費制度などの減免措置があるため担当者は関係する制度をよく理解し，制度の案内を行うことも重要である。

領　収　証

患者番号	氏　　名		請求期間　（入院の場合）
27	山際　由美子　　様		

受診科	入・外	領収書No.	発　効　日	費用区分	負担割合	本・家	区　分
外科	外来	29	令和3年1月30日	社保	3割	本人	

保険	初・再診	入院料等	医学管理等	在宅医療	検　査	画像診断	投　薬
	538点	点	10点	0点	0点	0点	63点
	注　射	リハビリテーション	精神科専門療法	処　置	手　術	麻　酔	放射線治療
	0点	0点	0点	0点	1788点	0点	0点
	病理診断	診断群分類(DPC)	食事療養	生活療養			
	0点	0点	円	円			

保険外負担	選定療養等	その他		保険	保険（食事・生活）	保険外負担
	1)患者申出療養費	3)文書料	合　計	23,990円	円	円
	2)評価療養費	4)文書料以外	負担額	7,200円	円	円
	（内訳）	5)健康診断等	受取金額			8,000円
	1)　　　　円	（内訳）	お釣り			800円
	2)　　　　円	3)　　円	領収額合計			7,200円
		4)　　円				
		5)　　円				

※厚生労働省が定める診療報酬や薬価等には、医療機関等が仕入れ時に負担する消費税が反映されています。

領収印

図 4-17　外来診療費の領収証例

③　**入院時食事療養費と入院時生活療養費**　　入院患者（療養病床に入院する 65 歳以上の人を除く）の食事代に関しては，1 食あたり 460 円が患者負担で，残りは食事療養費として保険から支払われる。住民税非課税世帯の人は，申請により表 4-3 に示す負担額支払いでよい。

　一方，療養病床に入院する 65 ～ 74 歳の人は，生活療養（食事・居住費）にかかる費用のうち，表 4-4 に示す標準負担額は自己負担，残りは入院時生活療養費として保険者が負担する。

　また，これらについては，非課税世帯の人は，申請に基づき**限度額適用・標準負担額減額認定証**を医療機関に提示することで，医療機関窓口での負担に上限が設けられ，一定の負担額まですむようになる。

④　**保険外併用療養費**　　公的医療保険では，保険が適用されない保険外診療があると保険適用の診療も含めて，医療費の全額が自己負担となる。

　ただし，保険外診療を受ける場合でも，厚生労働大臣の定める「評価療養」と「選定療養」，「患者申出療養」については，保険診療との併用が認められており，通常の治療と共通する部分（診察・検査・投薬・入院料など）の費用は，一般の保険診療と同様に扱われ，その部分については一部負担金を支払うこととなり，残りの額は「保険外併用療養費」として医療保険から給付が行われる。具体的には以下のとおりである。

限度額適用・標準負担額減額認定証

　市区町村民税が非課税などの低所得者が，「限度額適用・標準負担額減額認定証」を医療機関の窓口で提示すると，医療機関等の窓口で支払う自己負担限度額（高額療養費算定基準額）や，入院時に支払う食事療養費や生活療養費の標準負担額が一般の人より低額になる。

表 4-3　患者の食事療養にかかわる標準負担額

一般（70歳未満）	70歳以上の高齢者	標準負担額（1食当たり）	
一般（下記以外）	一般（下記以外）	460円 （例外1）指定難病患者・小児慢性特定疾病児童等 （例外2）精神病床入院患者[*1] ⎰ 260円	
低所得者 （住民税非課税）	低所得者Ⅱ[*2]	過去1年間の入院期間が90日以内	210円
		過去1年間の入院期間が90日超	160円
該当なし	低所得者Ⅰ[*3]	100円	

[*1]　2015年4月1日以前から2016年4月1日まで継続して精神病床に入院している患者
[*2]　低所得者Ⅱ：①世帯全員が住民税非課税であって，「低所得者Ⅰ」以外の者
[*3]　低所得者Ⅰ：①世帯全員が住民税非課税で，世帯の各所得が必要経費・控除を差し引いたときに0円となる者，あるいは②老齢福祉年金受給権者

表 4-4　患者の生活療養費と生活療養にかかわる標準負担額

療養病床に入院する65歳以上の患者		標準負担額	
		食費 （1食）	居住費 （1日）
① 一般の患者（下記のいずれにも該当しない者）	入院時生活療養（Ⅰ）を算定する保険医療機関に入院している者	460円	370円
	入院時生活療養（Ⅱ）を算定する保険医療機関に入院している者	420円	370円
② 厚生労働大臣が定める者（＝重篤な病状または集中的治療を要する者等[*1]）（低所得者Ⅰ・Ⅱを除く）		260円	0円
③ 指定難病患者（低所得者Ⅰ・Ⅱを除く）		生活療養Ⅰ 460円	370円
		生活療養Ⅱ 420円	
④ 低所得者Ⅱ[*2]（⑤⑥に該当しない者）		210円	370円
⑤ 低所得者Ⅱ（重篤な病状または集中的治療を要する者等[*1]）	申請月以前の12月以内の入院日数が90日以下	210円	370円
	申請月以前の12月以内の入院日数が90日超	160円	370円
⑥ 低所得者Ⅱ（指定難病患者）	申請月以前の12月以内の入院日数が90日以下	210円	0円
	申請月以前の12月以内の入院日数が90日超	160円	
⑦ 低所得者Ⅰ（⑧⑨⑩⑪に該当しない者）		130円	370円
⑧ 低所得者Ⅰ（重篤な病状または集中的治療を要する者等[*1]）		100円	200円 370円
⑨ 低所得者Ⅰ（指定難病患者） ⑩ 低所得者Ⅰ／老齢福祉年金受給者 ⑪ 境界層該当者[*3]		100円	0円

[*1]　70歳未満の低所得者（住民税非課税／限度額適用区分「オ」）は，70歳以上の「低所得者Ⅱ」に相当。「低所得者Ⅰ」は70歳以上のみに適用される。
[*2]　「重篤な病状または集中的治療を要する者」〔「厚生労働大臣が定める者」（平18.9.8告示488）〕とは，① A101療養病棟入院基本料の入院料A〜Fを算定する患者，② A109有床診療所療養病床入院基本料の入院料A・B・Cを算定する患者，③ A308回復期リハビリテーション病棟入院料を算定する患者，④ A400短期滞在手術等基本料2を算定する患者。
[*3]　負担の低い基準を適用すれば生活保護を必要としない状態になる者。

選定療養

　快適性や利便性のために患者の希望により選定する療養。

先進医療

　進んだ技術のうち，すでに一定の実績をもつ技術に対し，公的医療保険の適用を前提に厚生労働省が認定したもの。

選定療養

　快適性や利便性のために患者の希望により選定する療養。

患者申出療養

　困難な病気と闘う患者の思いに応えるため，先進的な医療について，患者の申出を起点とし，安全性・有効性等を確認しつつ，身近な医療機関で迅速に受けられるようにするもの。

a．評価療養

・先進医療

・医薬品，医療機器，再生医療等製品の治験に係る診療

・医薬品医療機器等法承認後で保険収載前の医薬品，医療機器，再生医療等製品の使用

・薬価基準収載医薬品の適応外使用（用法・用量・効能・効果の一部変更の承認申請がなされたもの）

・保険適用医療機器，再生医療等製品の適応外使用（使用目的・効能・効果等の一部変更の承認申請がなされたもの）

b．選定療養

・特別の療養環境（差額ベッド，差額診療室）

・歯科の金合金等

・金属床総義歯

・予約診療

・時間外診療

・小児う蝕治療後の継続管理

・180日以上の入院

・制限回数を超える医療行為

・大病院の初診／大病院の再診

c．患者申出療養

・治験，先進医療，患者申出療養のいずれも実施していない医療を実施してほしい場合

・先進医療で実施しているが，実施できる患者の基準に外れてしまった場合

・先進医療で実施しているが，自分の身近な保険医療機関で行われていない場合

・すでに実施されている患者申出療養が自分の身近な保険医療機関で行われていない場合

2）未収金の管理

　患者が緊急で受診した際には，一部負担金の徴収が困難な場合がある。また，検査や処置で予想を超える一部負担金が発生する場合もあり，後日支払となることも生じる。医療機関ではそれらが未収金として残っている場合があり，その管理は事務部門の重要な業務となる。未収金となった場合には，未収金管理台帳を作成し（図4-18），早期に回収する努力が必要となる。

　未収金台帳には必要であれば受診診療科，保険の種類，連絡先なども記入する。時間が経過すると回収は困難になる。督促を円滑に行うには，外来未

> ### 紹介状なしの追加料金，200 床以上の病院に対象が拡大
>
> 　大病院の「初診時・再診時選定療養費」の徴収は 2016 年に義務化され，他の医療機関からの診療情報提供書（紹介状）なしで大病院を受診すると，診察料とは別に上記の選定療養費が別にかかるが，その「大病院」の範囲が 2020 年診療報酬改定により拡大された。これまでは「特定機能病院と 400 床以上の地域医療支援病院」が対象となっていたが，地域医療支援病院のベッド数が「200 床以上」に改定されたのである。義務化された当初は「500 床以上」であったので，再拡大である。
>
> 　具体的には，初診 5,000 円以上，再診 2,500 円以上の病院が定めた金額を患者は全額自己負担として支払わなければならない。初診では他の医療機関からの紹介状をもたずに受診した場合，再診では治療により病状が安定し，近隣の「かかりつけ医」などへの紹介を担当医が申し出た後も患者が継続してその大病院での受診継続を希望する場合などが対象となる。ただし，休日・夜間等の時間外診療を緊急受診した場合や生活保護法の医療扶助対象の場合，特定の疾病・障害等で公費負担医療を受給している場合などは対象外となる。
>
> 　理不尽と思われるかもしれないが，これは「治療や診察を受ける場合は，まず地域の「かかりつけ医」に診てもらい，より専門的な検査や治療，入院が必要になった場合には大きな総合病院に行きましょう」という，国からの発信でもある。

収金の督促担当者，入院未収金の督促担当者をはっきりと定めて，責任の所在を明らかにすることがポイントである。

　① **未収金の発生防止ならびに督促**　　未収金は発生させないことが最善であるので，発生しないようなシステムをつくることが必要である。未収金の発生にはさまざまな理由があるが，もっとも多いケースは高額のために支払ができない場合である。この場合には公的な医療補助が受けられないかを検討したり，また前述のようなさまざまな制度の利用を勧めることも大切である。医療費の補助制度は複雑で，患者にとっては理解し難い部分も多くみられる。請求事務の専門家として必要な知識を身につけるのも，医事課職員としては大切な業務となる。

　② **保留・返戻レセプトの管理**　　保険医療機関の未収金には，窓口未収以外に，返戻や保留，査定となったレセプトの管理も存在する。診療報酬の全額が適正に入金されているかどうかをつねに管理しておく必要がある。そのためには，保留や返戻となったレセプトを台帳管理し，請求した月を明確にし，発生した保留や返戻の処理状況が時系列で管理できるようにすることが重要である。

入院未収返金発生連絡票　　　　　　　　　連絡票作成日：　　年　　　月　　　日

ID：	氏名：

金額 （　未収　・　返金　）　　￥＿＿＿＿＿＿＿＿＿＿

内訳　　年　　　月　　　日付　No.＿＿＿＿＿　￥＿＿＿＿＿　伝票 有 ・ 無
　　　　年　　　月　　　日付　No.＿＿＿＿＿　￥＿＿＿＿＿　伝票 有 ・ 無
　　　　年　　　月　　　日付　No.＿＿＿＿＿　￥＿＿＿＿＿　伝票 有 ・ 無
　　　　年　　　月　　　日付　No.＿＿＿＿＿　￥＿＿＿＿＿　伝票 有 ・ 無

病 棟 か ら の 連 絡

事務担当者 ＿＿＿階　氏名 ＿＿＿＿＿＿＿＿＿＿＿㊞

未収・返金理由：

患者様への連絡：

連絡済 ＿＿＿月 ＿＿＿日
①電話　　②入院中　　③退院時　　④その他（　　　　　　　　　　　　　　　　　）

連絡未 ＿＿＿月＿＿＿日電話文書　＿＿＿月＿＿＿日電話文書　＿＿＿月＿＿＿日電話文書
①後日連絡　　②患者様来院時担当呼んで下さい　　③その他（　　　　　　　　　　）

支払方法：

入院未収担当者記入欄
　　　　　　　　　　　　　　　　未の理由
　　月　　　日 連絡　電話　済・未（　　　　　　　　　）, 郵便　担当者　㊞
　　　　　　　　　　　　　　　　未の理由
　　月　　　日 連絡　電話　済・未（　　　　　　　　　）, 郵便　担当者　㊞
　　　　　　　　　　　　　　　　未の理由
　　月　　　日 連絡　電話　済・未（　　　　　　　　　）, 郵便　担当者　㊞

備考

図 4−18　入院未収金発生連絡票（例）

3. 病棟業務

　病棟のスタッフステーションに勤務する事務職員を病棟クラークといい，病棟における事務業務を中心とした患者の支援を行う。職名は医療機関によって異なり，医療機関の規模や組織や構成によって，どの部署に所属するのかも異なる（医事課，看護部等）。

　病棟クラークの主な業務は，以下のとおりである。

- ・患者・来客対応
- ・書類の取次ぎ，記入・作成・伝票処理
- ・入院患者のカルテ作成・管理
- ・電話対応
- ・ナースコールの取次ぎ
- ・備品・物品の整理
- ・看護師の事務的業務補助
- ・検査の予約
- ・苦情応対

ナースコール
　入院患者が看護師などの医療スタッフを呼ぶための装置。

　それぞれは，病院や各診療科で異なる。医師や看護師の事務的補佐のほか，医療チームの一員として看護師の指示のもとに看護業務を補助することもあるので，入院患者のための基礎的な看護知識ももっておく必要がある。

　入院患者にとって，病棟は「生活の場」そのものである。入院生活が長い患者も多く，少しでも不安を軽減して快適な環境で入院生活を送れるように，患者のプライバシーと患者とのコミュニケーションを大切にして業務を行う。

　また，院内の多職種とかかわりをもち，業務を円滑に進める役割を担っている。そのためには，コミュニケーション力のみならず，医学知識をもっていなければ業務を効率よく進めることができない。

　病棟クラークが専門的な知識をもって事務的業務を行うことで，医療従事者の負担を減らすことができ，患者にとってよりよい医療を提供できる。

（1）入退院業務

　「2. 受付・会計業務（4）入退院受付」で学習した，入院予約・入院手続き，入院生活案内，退院時オリエンテーション，退院手続き等は，病棟クラークが配置されている場合は担当することが多い。初めて入院する不安や，手術に対する不安などを患者から聞き，コミュニケーションを図るように心がける。

> ＜入院時のチェック＞
> ① 入院ベッドが決まったらナースコールに異常がないか点検する。
> ② 年齢・疾病によってベッド（高さ），マットレス（堅さ）を選択し点検する。転落防止のため防護柵を使用する。
> ③ ベッドネーム，入口プレート（プライバシー保護のため取りつけない病院もある）

ベッドネーム
　ベッドの頭のほうにつけられた札。患者の氏名，主治医，入院日などが書かれている。

入院カルテの作成
　p.118 参照。

（2）事務的業務

1）カルテ・書類・伝票関連

　事務的業務として，**入院カルテの作成**と整理，入院申込書，個室同意書，付添許可願等の書類の確認，各種伝票（食事箋，処置箋，処方箋，注射伝票等）の処理等がある。

　入院カルテには，医療スタッフによって家族歴や既往症，主訴や現病歴などをはじめ，検査記録や看護記録などが記入され，同意書などの書類が添付される。必要書類が全部そろっているかチェックし，医療スタッフの誰でもすぐに取り出せたり検索できるように，つねに整理・保管をしておく必要がある。

2）申し送りと連絡業務

　看護スタッフの交代時には，入院患者の容態や注意事項などの申し送りが行われる。病棟クラークは，医師や看護師のように直接患者の治療や看護にはあたらないが，つねに**カーデックス**を確認しておくとともに，医療チームの一員として申し送り事項を当然聞いておかなければならない。病棟クラークは医師や看護師と患者，検査部やほかの診療科との情報・連絡のパイプ役である。つねに院内の関係各部署と連絡を取り合い，臨機応変に対応できるようにしておく。

カーデックス
　入院患者の看護計画に沿って出された，医師の指示や処置が患者ごとに記録された用紙。

病床管理
　p.118 参照。

空床
　使っていない，空いているベッドのこと。

対診
　他の医師が診察に立ち会うこと。

3）病床管理（空床管理）と報告

　病棟の**病床管理（空床管理）**は，入院を希望する患者の待ち時間を少なくするとともに，病院の効率的経営にも深くかかわってくる。

4）対診依頼や検査の予約

　医師から**対診**依頼や検査のオーダーが出されたら予約を行う。無理にスケジュールを調整してもらうことも出てくるので，普段から他部署のスタッフと良好な人間関係を築いておくことも必要である。

5）看護業務の補佐

　多忙な看護師が看護業務に専念できるよう，看護師に代わって事務業務を行う。検査や手術の承諾書などの事務処理や費用の説明を行うこともある。またナースコールの取り次ぎを行ったり，多忙な看護師を補佐するため，医

療用語等や医療保険の知識も要求される。

（3）その 他

1）面会者への応対・案内

スタッフステーションでは面会の受付を行う場合もある。その際には，病院の代表としてよい印象をもってもらえるように対応する必要がある。面会に来た人は，病院に不慣れであるので，面会の決まりをていねいにかつ簡潔に説明する。また，面会に来た人が患者の家族である場合には，面会受付の際のスタッフの感じのよさが家族の病院に対する不安を取り除く機会にもなる。

2）物品管理

事務用品の補充はもちろんのこと，病棟で使用される各種の医療用品，看護用品などの在庫数量点検を行い，つねに一定数以上になるよう補充（管理）しておく。

3）環境整備

病棟は患者にとっては「生活の場」である。入院患者が快適で幸福な療養生活を過ごせるように，換気・採光・温度や騒音・ベッド周辺の清潔環境の整備に配慮する。患者はちょっとした物音や話し声が気に障ったりするものであるため，騒音には特に注意する。また，プライバシーの保護と安全性の確保も忘れてはならない。

スタッフステーションは医療スタッフの詰め所である。機能的なレイアウトを心がけ，室内はいつも清潔で仕事がしやすいように整理されていなければならない。また，スタッフステーションには病棟の受付的な役割もある。明るくて清潔なイメージをもってもらえるように努めなければならない。

4）移　　送

移送とは，援助を受けても歩行できない患者や歩行が許されていない患者を，検査室や処置室，外来やほかの科の診察室，リハビリテーション室などに移動させることである。

移送する場合は，必ず患者に行く先を告げてから移送する。移送の原則は第一に安全である。患者の状態に合わせて移送方法を決め，安全に留意し十分に配慮する。

患者を搬送する技術やポイントを表4-5に示す。

表 4-5　移送の技術とポイント

車椅子
　① 乗り降りのときには必ずブレーキをかける。
　② 着衣が車輪に巻き込まれないよう注意する。
　③ 移動中はできるだけ振動を与えない。
　④ 段差を降りるとき，下り坂では後輪から進む。

ストレッチャー
重症患者や手術する患者などの移動に使用する車輪つきの担架。

ストレッチャー
　① 移乗時には必ずブレーキをかける。
　② 移送は原則として進行方向が足側となる。
　③ 傾斜の場所では頭側が足側より高くなるように進む。

歩行援助
　① ふらつきのある場合は腰の位置でベルトや腰紐などに手をかけて援助する。
　② 患者のペースに合わせる。
　③ 視覚障害のある患者には肘の少し上を持ってもらい患者の半歩前を歩いて誘導する。

4.　文書管理業務

　医療機関で取り扱う文書には，大きく分けて ① 直接診療にかかわるものと ② 対外的なものおよび ③ 医療ビジネス文書がある。直接診療にかかわる文書は医療文書と呼ばれ，医師や医師事務作業補助者が作成し，診療情報管理の対象となる文書である。医療ビジネス文書は院内・院外にかかわる情報交換の手段として使われる。

　医療文書については，「2　医師事務作業補助実務」と「3　診療情報管理実務」で学習するので，ここでは対外的な文書の種類と医療ビジネス文書作成の基礎と知識に関して学ぶ。

（1）文書の種類

　対外的な公的文書には以下のようなものがある。

1）保健所関係届

・1か月間の外来患者数や入院患者数などを記載した「病院報告」

・感染症予防法に基づく届出

・画像診断関係の医療機器の導入

・医療法の規定による立入り検査に伴う事前調書

・診療科の変更届

2）地方厚生局関連の文書

・勤務する保険医の異動届

・入院基本料などの実施状況報告（定時報告という場合が多い）

・診療科の変更届

・施設基準に関する届出

（2）医療ビジネス文書の種類

1）関係団体

・医師会，日本病院会，各都道府県病院協会などの文書

・各学会などの文書

2）業務推進関連

・清掃，警備，給食などの委託契約書

・個人情報保護法関係の職員からの誓約書

・個人情報保護法関係の委託先から提出された誓約書

・火災保険，車両保険，医師賠償保険などの書類

・日本医療機能評価機構に関する文書

・理事会，診療課長会議などの会議録

・各部署からの起案書や稟議書

稟議書
　会社・官公庁などの組織において，会議を開く代わりに，決裁を仰ぐ際に用いる書類。

（3）医療ビジネス文書作成の基本

　ビジネス文書の役割は，業務上の必要な情報を第三者に効率よく正確に伝えることである。また，誰にでもその所在がわかるように，整理・保存され，いつでも利用できるようにしておく必要がある。ビジネス文書を正しく作成し，適切に管理することは，相手との信頼関係を保つうえでも大切である。

　医療機関におけるビジネス文書は，取引先や外部の人宛ての「院外文書」と，院内の上司や他部署宛ての「院内文書」がある。また，冠婚葬祭などで使われる「社交文書」がある。

　一般的に，文書のサイズはA4判を利用する。1文書1用件が原則であり，ひとつの文書に複数の用件を書くことは好ましくない。公文書の横書き化に伴い，文書は横書きが一般的である。一部の契約書や，格式を重んじた文書では，縦書きの文書が用いられることもある。

　文章は，正確でわかりやすく，簡潔に表現することが大切である。あいまいな表現や誤字脱字がないよう，正しい記述を心がける。また，相手が正しく理解できる言葉を用い，長文にならないように要領よくまとめる。結論を先に，箇条書きにするとすっきりとした記述になる。

　文書の種類により文体（文章表現）を変えるとよい。常体文「である」は，契約書や覚書に，敬体文「です」「ます」は通知書や照会文に，特別敬体文「でございます」は社交文書に用いる。常体文と敬体文が混在しないように注意する。

ビジネス文書の一般的な形式は次に示すとおりである。図 4-19，4-20，4-21 も参照のこと。

1）前 付 け

① 文書番号：文書固有の番号。主務課を表す文書記号（課名の頭文字）とともに作成された順につけられる。

② 発信年月日：文書を発信した日付（文書が効力をもつ日付）。和暦で記述することが多い。

③ 受信者名：文書を受信する人の名前（宛名）。名前の前には所属（病院名および役職名）を書き**敬称**をつける。

④ 発信者名：文書を受診する人の名前（差出人）。

2）本　　文

⑤ 標題：文書の内容がわかるよう簡潔に書く。標題の末尾にはカッコ内に文書の種類（ご案内，お知らせなど）を書く。

⑥ 前文：主文（用件）を述べる前の挨拶文。「拝啓」などの接頭語を書いた後，**時候**の挨拶を書く。

⑦ 主文：文書の中心となる部分で，用件を書く。「さて」「ところで」などで書き始めることが多い。複雑な事項は別記に書く。

⑧ 末文：文書の後につける言葉。主文の要約や，終わりの挨拶を書く。終わりには「敬具」など，頭語に対応する結語を書く。

⑨ 別記：主文の細目を箇条書きで書く。

3）付　　記

⑩ 追記：本文中で書くほどではない事項，または念を押したい事項を書く。

⑪ 同封物：関係する文書や書類を同封する場合に，同封した文書名と部数を書く。複数の文書を同封する場合は，各文書に番号をつけ，番号とともに書く。

⑫ 担当者名：用件の担当者と発信者が異なる場合に，担当者の氏名を書く。

（4）院外文書

医療機関における院外文書とは，官公庁やほかの医療機関，または関係機関・団体や人に対して発信される文書をいう。医療機関の信用にかかわるため，ビジネス文書の基本の形式に従って，格調ある敬語や文体を使用し，正確でわかりやすい文章で作成する。

特に，官公庁へ提出する書類（申請書や回答書等）は，簡潔に要点をしっかりと明記することが大切である。また，資料が必要な場合は，わかりやす

敬称の例

企業，官公庁，団体など：御中

個人名：様

複数の人：各位

時候の例

1月
　初春（大寒，新春）の候
2月
　余寒（立春，春寒）の候
3月
　早春（春寒，浅春）の候
4月
　陽春（春暖，桜花）の候
5月
　新緑（薫風，立夏）の候
6月
　梅雨（入梅，向暑）の候
7月
　盛夏（猛暑，大暑）の候
8月
　残暑（晩夏，処暑）の候
9月
　初秋（秋分，白露）の候
10月
　仲秋（秋冷，菊花）の候
11月
　晩秋（立冬，深秋）の候
12月
　初冬（師走，大雪）の候

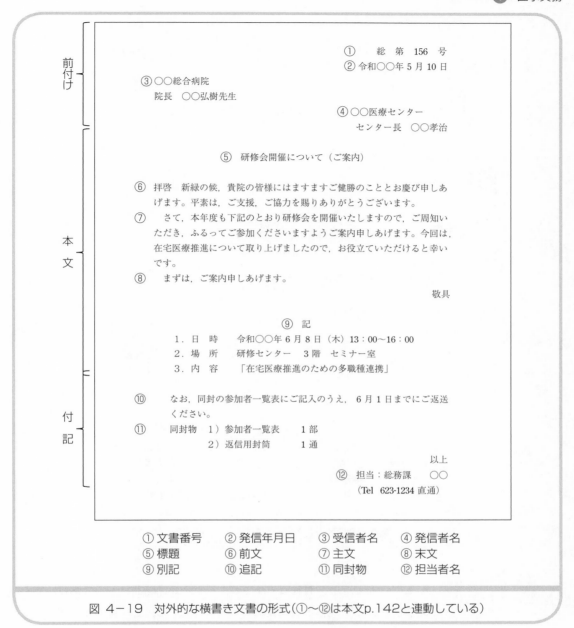

① 　総 第 156 号
② 令和○○年 5 月 10 日

③ ○○総合病院
　院長　　○○弘樹先生

④ ○○医療センター
　　　センター長　○○孝治

⑤ 　研修会開催について（ご案内）

⑥ 　拝啓　新緑の候，貴院の皆様にはますますご健勝のこととお慶び申しあげます。平素は，ご支援，ご協力を賜りありがとうございます。

⑦ 　　さて，本年度も下記のとおり研修会を開催いたしますので，ご周知いただき，ふるってご参加くださいますようご案内申しあげます。今回は，在宅医療推進について取り上げましたので，お役立ていただけると幸いです。

⑧ 　　まずは，ご案内申しあげます。

　　　　　　　　　　　　　　　　　　　　　　　　敬具

⑨ 　記

　1．日　時　　令和○○年 6 月 8 日（木）13：00～16：00
　2．場　所　　研修センター　3 階　セミナー室
　3．内　容　　「在宅医療推進のための多職種連携」

⑩ 　　なお，同封の参加者一覧表にご記入のうえ，6 月 1 日までにご返送ください。

⑪ 　同封物　1）参加者一覧表　　1 部
　　　　　　2）返信用封筒　　　1 通

　　　　　　　　　　　　　　　　　　　　　　以上

⑫ 　担当：総務課　　○○
　　　　　（Tel　623-1234 直通）

① 文書番号　　② 発信年月日　　③ 受信者名　　④ 発信者名
⑤ 標題　　　　⑥ 前文　　　　　⑦ 主文　　　　⑧ 末文
⑨ 別記　　　　⑩ 追記　　　　　⑪ 同封物　　　⑫ 担当者名

図 4-19　対外的な横書き文書の形式（①～⑫は本文p.142と連動している）

いものを添付する。

（5）院内文書（図 4-20）

　院内文書の種類には，通知文書，連絡文書，案内文書，通達文書，照会文書，依頼文書などがある。簡略でかつ能率的・効率的に正確に伝達できる文書が求められる。

　院内文書の形式は，ビジネス文書の一般的な形式のうち ① 文書番号，⑥

②令和○○年6月1日

③部　長　各　位

④院　　長

⑤　第3回部長会議の開催について（お知らせ）

⑦　　上記会議について，下記のとおり行いますので，必ずご出席ください。

⑨　記

1．日　時　　令和○○年6月21日（月）13：00～14：00
2．場　所　　第1会議室
3．資　料　　前回配布の資料をご持参ください。

⑩　　なお，出席できない場合は前日までにご連絡ください。

以上

⑫　担当：秘書課　○○
（内線　126）

~~①文書番号~~	②発信年月日	③受信者名	④発信者名
⑤標題	~~⑥前文~~	⑦主文	~~⑧末文~~
⑨別記	⑩追記	~~⑪同封物~~	⑫担当者名

図 4-20　院内文書（通知）（①～⑫は本文p.142と連動している）

前文，⑧末文，⑪同封物は省略され，挨拶や頭語結語は不要である。また，③受信者名と④発信者名は役職名と名前を記載し，押印は不要である。

（6）社交文書

　他医療機関や各機関との関係や，上司が個人的にビジネス上の関係を良好に保つための文書である。社交文書はしきたりやマナーを重視するため，書式は縦書きの場合が多い（図 4-21）。形式と敬語の使用に注意し，①文書番号，⑤標題，⑩追記，⑪同封物は省略する。⑫担当者名は必要な場合は記載する。招待状，案内状，祝賀状，お悔み状，挨拶状，礼状，見舞状などが該当する。

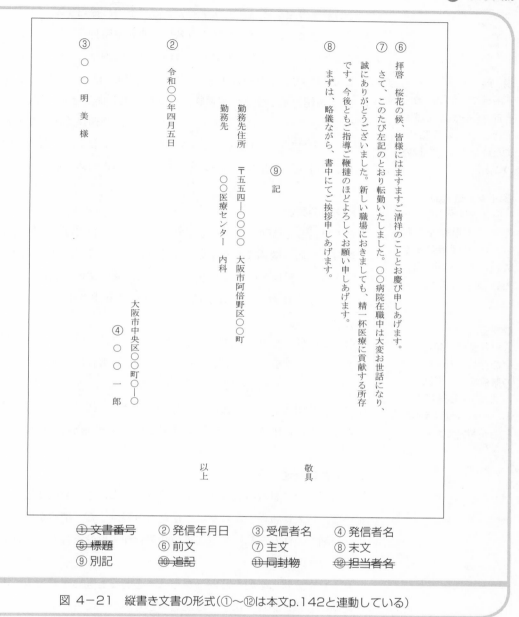

③ ○ ○ 明 美 様

② 令和○○年四月五日

勤務先住所 〒五五四─○○○○　大阪市阿倍野区○○町

勤務先 ○○医療センター　内科

⑨ 記

⑧ まずは、略儀ながら、書中にてご挨拶申しあげます。

⑦ さて、このたび左記のとおり転勤いたしました。○○病院在職中は大変お世話になり、誠にありがとうございました。新しい職場におきましても、精一杯医療に貢献する所存です。今後ともご指導ご鞭撻のほどよろしくお願い申しあげます。

⑥ 拝啓　桜花の候、皆様にはますますご清祥のこととお慶び申しあげます。

以上

敬具

大阪市中央区○○町○─○

④ ○ ○ 一 郎

① 文書番号	② 発信年月日	③ 受信者名	④ 発信者名
⑤ 標題	⑥ 前文	⑦ 主文	⑧ 末文
⑨ 別記	⑩ 追記	⑪ 同封物	⑫ 担当者名

図 4-21　縦書き文書の形式（①～⑫は本文p.142と連動している）

（7）文書の整理・保存

1）文書の受付

　文書を受けた時点で受付簿に記入し分類する。まず，開封し中身を確認する。封筒を整理する前に，日付，発信者，氏名，住所，電話番号などを確認する。次に，内容を調べる。添付文書の有無や中身が送り状と一致しているかを確かめ，内容によって，至急の用件，普通の用件，個人の用件または広告，刊行物などに分類する。その後，すぐに文書内容に目を通せるように整

え，必要参考書類などはクリップでまとめて上司に提出する。

　郵便物などについては，原則，宛名以外の人が開封してはならないが，代表者宛などに届く公信扱いの文書については，医療秘書が開封して中身を確認し上司に届けるものか否かを判断する。**親展**，秘密扱い，**書留（一般書留）**，簡易書留，私信などの郵便物は私信扱いとし開封せずに届ける。

　また，ファクシミリや電子メールについては，長期保管が必要と思われるものは，必ずコピー（印刷）をして整理・保管しておく。なお，医療機関で受信する文書は，患者の個人情報を含むものもあるため，取り扱いは厳重に注意する。

2）文書の発送

　文書の発送も発信簿に記入し分類する。郵送の場合には，発送先の郵便番号や住所，宛名や敬称などを正確に丁寧に記載し，署名（必要により捺印）はしてあるか，封筒と中身は一致しているか，添付文書の記載数と実数は一致しているかを確認し，料金不足にならないよう重さや大きさを確認のうえ，切手を貼る。

　投函する際は，受取人に届くまでどのくらい日数を要するか考慮し発送する。また，ファクシミリや電子メールで発信する場合は，ファクシミリ番号やメールアドレスを間違えないように注意する。

　なお，各種届出などの公文書を発信する場合は，代表者印などの押印が必要なので，上司に確認・許可を得て押印し，コピー（控え）を必ず保管しておく。

3）文書の整理・保管

　医療機関では，患者の個人情報が記載された文書を多数取り扱うため，医療秘書は，個人情報保護ならびに守秘義務の観点から，情報が外部に漏れないように細心の注意を払って，文書の厳重管理・保管を行わなければならない。

　一方，日常業務に必要な診療録などは，必要なときにすぐに取り出せるように正確に分類・整理・保管する配慮なども必要となる。

　一般的に組織において文書管理を行うには，文書を体系的に分類・整理・保管して，必要なときにいつでも迅速に取り出せるように，ファイリングシステムという一定のルールによって保管・管理されるべきである。

　ファイリングシステムとは，文書管理にあたって，文書を簿冊に綴じるのではなく，個別フォルダーで収納・管理し，専用のキャビネットで保管するものである。その際，ファイリングシステムによる文書の流れやファイル基準表による記録・保管の方法を定める。一般に文書の流れは以下のとおりである。

親　展

　手紙や電報で，名宛人自身が開封して読んでほしいという意味，またはそのような扱いのこと。

書留（一般書留）

　引き受けから配達までの送達過程を記録し，万一，郵便物等が破損・不着の場合に，実損額を賠償するもの。

簡易書留

　引き受けと配達のみを記録し，万一の場合の賠償額は，原則5万円までの実損額となる。一般書留に比べて料金が割安である。

① 文書発生（文書の作成，収受）

② 文書保管（キャビネットに保管）

③ 移し替え（使用頻度の低い文書とその他に分類）

④ 引継ぎ（③で分類した使用頻度の低い文書を倉庫に保管）

⑤ 保存（保存年限がくるまで保管）

⑥ 廃棄（保存年限がきたら担当課が中身を確認して廃棄）

　医療機関でのファイリングの対象物で代表的なものには，診療録やレントゲンフィルムなどがある。分類方法としては，下記のようなものがある。

　・相手先別分類法：相手の医療機関名や企業名など，名前ごとにまとめる方法。

　・主題別分類法：文書類の内容に着目して，そのテーマ（主題）ごとにまとめる方法。

　・形式別分類法：報告書，稟議書，契約書の種類ごとにまとめる方法。

　・一件別分類法：スケジュール化された業務など，始めから完了までを時系列にひとつにまとめる方法。

　近年，医療機関においても情報化が進んでおり，文書においても紙媒体であった診療録（カルテ）や診療情報明細書（レセプト）などの文書類が，電子文書として記録・保管されるようになってきている。これらの電子文書は紙媒体の文書に比べ，保管場所が省スペース，データの共有や再利用が可能，検索が容易など，文書管理を行ううえでのメリットが多い。しかし，一方では，情報機器の不具合などによるデータの消去や漏えい，内容の改ざん等の問題点も存在する。電子文書を管理・運営する場合は，情報機器の操作だけではなく，セキュリティ対策などの情報管理能力についても十分身につけておく必要がある。

❷ 医師事務作業補助実務

1. 医師事務作業補助者導入の経緯と評価

医療機関における医師の事務作業を補助する人の呼称は，医療クラーク，メディカルアシスタント（MA），メディカルセクレタリー（MS），ドクターズクラーク（DC）などさまざまであるが，診療報酬上では，医師事務作業補助者で統一されていることから，本書においては，医師事務作業補助者で統一する。

医療秘書

医療機関により，メディカルセクレタリー，メディカルアシスタント・クラーク，外来・病棟クラーク等と呼称は異なる。診療報酬請求事務を担当する者もあり，必ずしも医師事務作業補助者をさすとは限らない。

一般的に，医療機関における医療にかかわる事務職を総称して，医療事務と称されるが，学校教育では，医療秘書と総称して教育を行っている場合が多い。狭義には，受付や会計，診療報酬請求事務の業務に携わる者を医療事務といい，医師のスケジュール管理や医師の指示の下，医療文書作成の代行，カンファレンスの準備などを行う者が，医療秘書と呼ばれている。その他，病棟における看護の事務補助を行う事務職は，病棟クラークなどと呼ばれている。

アメリカの医療秘書の歴史は 100 年以上もあるといわれており，患者の予約や患者対応，口述筆記・タイピングなど，医師のパートナーとして活躍している。

日本では，1960（昭和 35）年に鹿児島県医師会が准看護師（当時は看護婦と称していた）の受験資格の MS（Medical Secretary）教育（通信制）を開始した。しかし，これは看護師不足解消策の一環として，事務処理や書類作成などを行う看護師の補助的人材を養成する意味合いであった。やがて各県医師会に拡充していき，全国連絡協議会の設立につながったが，看護資格ではないため，1974（昭和 49）年からはメディカルセクレタリー教育を開始し，1981（昭和 56）年，全国連絡協議会は MS 学園と名称変更した。その後，1983（昭和 58）年から，日本医師会が医療秘書の認定を開始した。

日本医師会認定の医療秘書は，医師の補佐業務をすることを目的としており，「秘書業務」「一般事務」「保険請求業務」「情報管理業務」を行い，広く保健・福祉の分野において活躍できる職種として位置づけている。

（1）チーム医療の中での事務職

近年の医療は患者を中心とし，医師のみならず看護師，薬剤師，理学療法士，管理栄養士などのコメディカルや，社会福祉士，診療情報管理士，医療事務などの専門職がチームとして協働し，良質な医療サービスを提供している。一方で，2004（平成 16）年４月から開始された「新医療研修制度（初期臨床研修義務化）」や勤務医の退職，開業の増加，地域による医師数の偏

○具体的な業務では，診断書，主治医意見書の記載等，事務作業と，検査の手順等の患者への説明業務が負担が重いと感じるようであった。
○診断書の記載等の事務作業に関する業務分担の進捗状況は29.4%であった。検査等説明に関しては11.0%と低かった。

医師にとって負担が重いと感じる具体的な業務と業務分担を進めたもの（医者のみ．n=4,227）

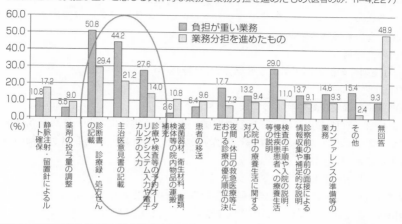

図 4-22　病院勤務医が「負担が重い」と感じる業務
（平成20年度　中央社会保険医療協議会：病院勤務医の負担軽減の実態調査）

在などにより，勤務医の過重労働が問題になってきた。医師の業務別要因としては，診療や検査，手術などへのていねいな説明と同意（**インフォームドコンセント**）が求められるようになったことや，診断書や主治医の意見書作成などによる事務作業の増加により，さらに多忙を極める状況にある（図4-22）。

インフォームドコンセント
　第3章 p.89 参照。

＜新医療研修制度（初期臨床研修義務化）＞

　1946年に，大学医学部卒業後に国家試験受験資格を得るための義務として，「卒業後1年以上の診療及び公衆に関する実地修練を行うこと」とした実地修練制度（インターン制度）が創設された。1968年には，実地修練制度が廃止され，大学医学部卒業直後に国家試験を受験し，医師免許取得後も2年以上の臨床研修を行うよう努めるとした努力規定に変更された。2004年からは，新医師臨床研修制度となり，2年以上の臨床研修を受けなければならないとされ，必修化された。

　そこで，医師でなくても対応可能な業務まで行っている現状もあることから，平成19年12月28日医政発第1228001号の通知「医師及び医療関係職と事務職員等との間等での役割分担の推進について」の中で，次のような考え方を示した。

「医師及び医療関係職と事務職員等との間等での役割分担の推進について」（抜粋）

１．基本的な考え方

　各医療機関においては，良質な医療を継続的に提供するという基本的な考え方の下，医師，看護師等の医療関係職の医療の専門職が専門性を必要とする業務に専念することにより，効率的な業務運営がなされるよう，適切な人員配置の在り方や，医師，看護師等の医療関係職，事務職員等の間での役割分担がなされるべきである。

２．役割分担の具体例

（１）医師，看護師等の医療関係職と事務職等との役割分担

　１）書類作成等

　① 診断書，診療録及び処方せんの作成

　診断書，診療録及び処方せんは，診察した医師が作成する書類であり，作成責任は医師が負うこととされているが，医師が最終的に確認し署名することを条件に，事務職員が医師の補助者として記載を代行することが可能である。

　② 主治医の意見書の作成

　介護保険法に基づき，市町村等は要介護認定及び要支援認定の申請があった場合には，申請者に係る主治の医師に対して主治医意見書の作成を求めることとしている。

　医師が最終的に確認し署名することを条件に，事務職員が医師の補助者として主治医意見書の記載を代行することも可能である。

　③ 診察や検査の予約

　近年，診療や検査の予約等の管理に，いわゆるオーダリングシステムの導入を進めている医療機関が多くみられるが，その入力に係る作業は，医師の正確な判断・指示に基づいているものであれば，医師との協力・連携の下，事務職員が医師の補助者としてオーダリングシステムへの入力を代行することも可能である。

（2）医師事務作業補助体制加算の新設

　　　前述した経緯から，地域の急性期を担う病院勤務医の負担軽減策の評価のひとつとして，2008（平成20）年4月の診療報酬改定により医師事務作業補助体制加算（表 4-6）が新設された（入院の初日に限る）。その後，診断書作成やオーダリング，電子カルテの代行入力などの業務分担を行ったところ，病院勤務医の負担軽減の実態調査（平成20年度中央社会保険医療協議会）では，「効果があった」「どちらかといえば効果があった」を合わせると，70％以上の医師が効果ありと回答している（図 4-23）。

　　　その後，医師事務作業補助者の評価が年々高まり，医師事務作業補助体制加算1と2が設定され（2014年度），2020（令和2）年4月改定（表 4-7）において，さらなる増点につながった。

表 4-6　医師事務作業補助体制加算（2008年4月改定新設当時）

25対1	50対1	75対1	100対1
355点	185点	130点	105点

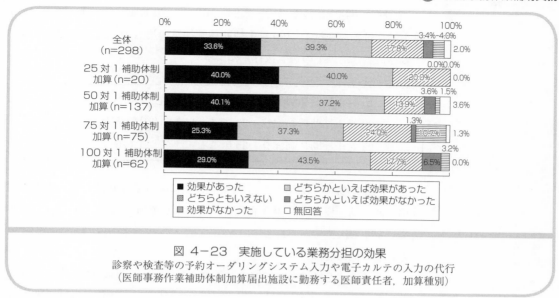

図 4-23　実施している業務分担の効果
診察や検査等の予約オーダリングシステム入力や電子カルテの入力の代行
（医師事務作業補助体制加算届出施設に勤務する医師責任者，加算種別）

表 4-7　医師事務作業補助体制加算（2020 年 4 月改定）

	15 対 1	20 対 1	25 対 1	30 対 1	40 対 1	50 対 1	75 対 1	100 対 1
加算 1	970 点	758 点	630 点	545 点	455 点	375 点	295 点	248 点
加算 2	910 点	710 点	590 点	510 点	430 点	355 点	280 点	238 点

（3）医師事務作業補助体制加算について（2020 年）

1）医師事務作業補助体制加算の概要

　当該加算は届出事項であり，勤務医の負担の軽減および処遇の改善に資する体制がとられていなければならい。また，院内計画に基づき，診療科間の業務の繁閑の実情を踏まえ，医師の事務作業を補助する専従者（医師事務作業補助者）の配置が必要である。

　なお，**雇用形態は問わない（派遣を含む）**が，指揮命令権が当該保険医療機関にない場合は除外する。当該保険医療機関の**常勤職員**（週 4 日以上常態として勤務し，かつ所定労働時間が 32 時間以上である者をいう。ただし，正職員として勤務する者について，育児・介護休業法第 23 条第 1 項，同条第 3 項または同法第 24 条の規定による措置が講じられ，当該労働省の所定労働時間が短縮された場合にあっては，所定労働時間が 30 時間以上であること。）と同じ勤務時間以上の勤務を行う職員であること。

　当該職員は，医師事務作業補助業務に専従する職員の常勤換算であっても差し支えないとされているが，医療従事者として勤務している看護師を医師事務作業補助者として配置することはできない。

雇用形態－派遣

　①派遣元事業主と派遣社員が労働契約を結ぶ。

　②派遣先医療機関は，派遣元事業主と派遣契約を結び，労働に対する賃金の支払いを受ける。

　③派遣先医療機関は，派遣労働者と仕事上の指揮命令関係ができる。

①　**医師事務作業補助者の配置例**　15対1，20対1，25対1，30対1，40対1，50対1，75対1，100対1補助体制加算の場合の医師事務作業を補助する専従者は，以下の例（抜粋）による。

> 例）15対1補助体制加算：15床ごとに1名以上の配置
> 　　20対1補助体制加算：20床ごとに1名以上の配置
> 　　25対1補助体制加算：25床ごとに1名以上の配置

②　**対象病院**　　2020年の診療報酬改定により対象病院が拡大され，急性期・回復期・慢性期を担う病院および有床診療所（表4-8）の入院基本料を算定する医療機関である。

2）その他の要件

①　**改善の必要性について提言する管理者の配置**　　保険医療機関で策定した勤務医負担減策を踏まえ，医師事務作業補助者を適切に配置し，医師事務作業補助者の業務を管理・改善するための責任者（医師事務作業補助者以外の職員であって，常勤の者に限る）を置くこと。当該責任者は適宜勤務医師の意見を取り入れ，医師事務作業補助者の配置状況や業務内容等について見直しを行い，実際に勤務医の事務作業の軽減に資する体制を確保することに努めること。

②　**研修期間と研修内容**　　当該責任者は，医師事務作業補助者を新たに配置してから6か月間は研修期間として，業務内容について必要な研修を行うこと。なお，6か月の研修期間内に32時間以上の研修（医師事務作業補助者としての業務を行いながらの職場研修を含む）を実施するものとし，医師事務作業補助者には実際に病院勤務医の負担軽減および処遇改善に資する業務を行わせること。研修内容については，次の項目に係る基礎知識（表4-9）を習得すること。また，職場内研修を行う場合には，その実地作業における業務状況の確認および問題点に対する改善を行うこと。院内研修における「医師事務作業補助者研修受講票」の例を図4-24に示した。

3）院内の体制と規定の整備

医師等でなくても対応可能な業務等について整理した前述の「医師及び医療関係職と事務職員等との間等での役割分担の推進について」の「2．役割分担の具体例」にあるような体制が取られ，院内規定を整備している病院であること。

表 4-8　医師事務作業補助体制加算の対象入院基本料

入院基本料の種別	備　考
一般病棟入院基本料	
療養病棟入院基本料	50 対 1，75 対 1，100 対 1 加算に限る
結核病棟入院基本料	50 対 1，75 対 1，100 対 1 加算に限る
精神病棟入院基本料	50 対 1，75 対 1，100 対 1 加算に限る
特定機能病院入院基本料	医師事務作業補助体制加算 1 に限る
専門病院入院基本料	
障害者施設等入院基本料	
有床診療所療養病床入院基本料	50 対 1，75 対 1，100 対 1 加算に限る
救命救急入院料	特定機能病院の病棟にあっては，医師事務作業補助体制加算 2 を除く
特定集中治療室管理料 小児特定集中治療室管理料 新生児特定集中治療室管理料 総合周産期特定集中治療室管理料	
ハイケアユニット入院医療管理料 脳卒中ケアユニット入院医療管理料	
新生児治療回復室入院医療管理料	
一類感染症患者入院医療管理料	
特殊疾患入院医療管理料	
小児入院医療管理料	
回復期リハビリテーション病棟入院料	
地域包括ケア病棟入院料	
特殊疾患病棟入院料	50 対 1，75 対 1，100 対 1 加算に限る
緩和ケア病棟入院料	
精神科救急入院料，精神科急性期治療病棟入院料，精神救急・合併症入院料	
児童・思春期精神科入院医療管理料，精神療養病棟入院料，認知症治療病棟入院料	50 対 1，75 対 1，100 対 1 加算に限る
特定一般病棟入院料	
地域移行機能強化病棟入院料	50 対 1，75 対 1，100 対 1 加算に限る

表 4-9　研修内容

ア	医師法，医療法，医薬品医療機器等法，健康保険法等の関連法規の概要
イ	個人情報の保護に関する事項
ウ	当該医療機関で提供される一般的な医療内容および各配置部門における医療内容や用語等
エ	診療録等の記載・管理および代筆，代行入力
オ	電子カルテシステム（オーダリングシステムを含む。）

医師事務作業補助者研修受講票（会場：3-A 研修室）
○△◇□病院　医療秘書課　　氏名　○○　　○○

回	内　容	開催日	時　間	講　師	受講印
1	オリエンテーション 研修目的・目標，期間，職務規定 個人情報保護法の概要	4月13日	1.5時間	病院長 診療部長 事務長	印
2	診療の流れと診療支援	4月20日	1.5時間	診療部長	印
3	保険診療概要（医療保険制度等）	5月11日	1.5時間	医事課長	印
4	医療法，医師法，健康保険法等	5月18日	1.5時間	医事課長	印
5	医学一般・感染対策の概要	5月25日	1時間	診療部長	印
6	医療情報システムと電子カルテ （診療録記載・管理・がん登録等）	4月27日	3時間	診療情報 管理課長	印
7	医療安全 （リスクマネジメント）	6月1日	1時間	診療部長	印
8	薬剤の基礎知識（処方オーダ等）	6月1日	1時間	薬剤部長	印
9	検査一般の知識・検査オーダ等	6月8日	1時間	検査部長	印
10	診断書・証明書の実務	6月8日	1時間	診療部長 診療情報 管理課長	印
11	医師事務作業補助者のあり方，接遇	6月15日	2時間	接遇委員 医事課長	印
12	配置部署での診療の流れ （オーダ入力，承認等注意点）	6月22日	2時間	診療部長 検査部長	印
13	医療情報システムと電子カルテ （診療録記載・管理・がん登録等）	6月29日	2時間	診療情報 管理課長	印
14	個人情報保護に関する事項 （患者情報の取扱い等注意点）	7月6日	2時間	診療情報 管理課長	印
15	医療法，医師法，健康保険法等 関連法規	7月13日	2時間	診療部長 医事課長	印
16	医学一般・感染対策	7月20日	2時間	診療部長	印
17	医療安全 （リスクマネジメント）	7月27日	2時間	診療部長	印
18	院内がん登録の概要，登録実務	7月17日	2時間	診療情報 管理課長	印
19	診断書，証明書等医療文書作成 （代行入力と承認等の注意点）	8月3日	2時間	診療部長 診療情報 管理課長	印
合　計		32時間			

図 4-24　医師事務作業補助者研修受講票（例）

・p.150 に示した「医師及び医療関係職と事務職員等との間等での役割分担の推進について」のうち，「1）書類作成等」に基づく院内規定を定めており，個別の業務内容を文書で整備していること。

・診療記録（診療録ならびに手術記録，看護記録等）の記載について，「診療録等の記載について」（昭和 63 年 5 月 6 日総第 17 号）等に沿った体制であり，当該体制について，院内規定を文書で整備していること。

・個人情報保護について，「医療・介護関係事業者における個人情報の適切な取扱いのためのガイダンス」（改正個人情報保護法等の全面施行　平成 29 年 5 月 30 日医政発 0414 第 6 号）に準拠した体制であり，当該体制について，院内規定を文書で整備していること。

・電子カルテシステム（オーダリングシステムを含む）について，「医療情報システムの安全管理に関するガイドライン」（令和 3 年 1 月 5.1 版厚生労働省）等に準拠した体制であり，当該体制について，院内規定を文書で整備していること。特に，「成りすまし」がないよう，電子カルテシステムの真正性について十分留意していること。医師事務作業補助者が電子カルテシステムに入力する場合は，代行入力機能を使用し，代行入力機能を有しないシステムの場合は，業務範囲を限定し，医師事務作業補助者が当該システムの入力業務に携わらないこと。

＜勤務医の負担軽減・処遇に資する計画とは＞

次のような計画の策定と職員への周知徹底が求められる。

・医師と医療関係職種，医療関係職種と事務職員等における役割分担の具体的な内容

・医師・看護師等の業務分担

・医師に対する医師事務作業補助体制

・短時間正規雇用の医師の活用

・地域の他の医療機関との連携体制

・交代勤務制の導入

・外来縮小の取り組み

・予定手術前日の当直や夜勤に対する配慮

4）医師事務作業補助体制加算 1 の施設基準（抜粋）

医師事務作業補助者の延べ勤務時間数の 8 割以上の時間において，病棟または外来とする。なお，医師の指示に基づく診断書作成補助・診療録の代行入力に限り，業務の場所を問わず「病棟または外来」での勤務時間に含める。その他，配置基準ごとに，以下に示す①から④までの基準を満たしていることが求められる。

＜病棟および外来の定義＞

・病棟：入院医療を行っている区域をいい，スタッフルームや会議室等を含む。ただし，医師が診療や事務作業を目的として立ち入ることがない診断書作成のための部屋および医事課等の事務室や医局に勤務している場合は，当該時間に組み込むことはできない。

・外来：外来医療を行っている区域をいい，スタッフルームや会議室等を含

む。ただし，医師が診療や事務作業を目的として立ち入ることがない診断書作成のための部屋および医事課等の事務室や医局に勤務している場合は，当該時間に組み込むことはできない。ただし，前述した規定にかかわらず，医師の指示に基づく診断書作成補助および診療録の代行入力および医療の質の向上に資する事務作業（診療に関するデータ整理，院内がん登録等の統計・調査，医師等の教育や研修・カンファレンスのための準備作業等）に限っては，当該保険医療機関内における実施の場所を問わず，病棟または外来での医師事務作業補助の業務時間に含めることができる。

① 15対1補助体制加算の施設基準　次のいずれかの要件を満たしていること。

・「救急医療対策事業実施要綱」に規定する第三次救急医療機関，小児救急医療拠点病院または「周産期医療体制構築に係る指針」に規定する総合周産期母子医療センターを設置している保険医療機関であること。
・年間の緊急入院患者が800名以上の実績を有する病院であること。

② 20対1，25対1，30対1及び40対1補助体制加算の施設基準　次のいずれかの要件を満たしていること。

・「(1) 15対1補助体制加算の施設基準」を満たしていること。
・「災害時における医療体制の充実強化について」（平成24年3月21日医政発第0321第2号）に規定する災害拠点病院，「へき地保健医療対策事業について」（平成13年5月16日医政発第529号）に規定するへき地医療拠点病院または地域医療支援病院の指定を受けていること。
・「基本診療料の施設基準等」別表第六の二に掲げる地域に所在する保険医療機関であること。
・年間の緊急入院患者が200名以上または全身麻酔による手術件数が年間800件以上の実績を有する病院であること。

③ 50対1，75対1及び100対1補助体制加算の施設基準　次のいずれかの要件を満たしていること。

・「(1) 15対1補助体制加算の施設基準」または「(2) 20対1，25対1，30対1及び40対1補助体制加算の施設基準」を満たしていること。
・年間の緊急入院患者数が100名以上（75対1及び100対1補助体制加算については50名以上）の実績を有する病院であること。

④ 緊急入院患者数　緊急入院患者数とは，救急搬送（特別の関係にある保険医療機関に入院する患者を除く）により緊急入院した患者数および当該医療機関を受診した次に掲げる状態の患者であって，医師が診察等の結果，緊急に入院が必要と認めた重症患者のうち，緊急入院した患者数の合計をいう。なお，「周産期医療対策整備事業の実施について」（平成8年5月

10日児発第488号）に規定される周産期医療を担う医療機関において救急搬送となった保険診療の対象となる妊産婦については，母体数と胎児数を別に数える。

> **＜緊急入院となる重症患者の状態＞**
> ア　吐血，喀血または重篤な脱水で全身状態不良の状態
> イ　意識障害または昏睡
> ウ　呼吸不全または心不全で重篤な状態
> エ　急性薬物中毒
> オ　ショック
> カ　重篤な代謝障害（肝不全，腎不全，重症糖尿病等）
> キ　広範囲熱傷
> ク　外傷，破傷風等で重篤な状態
> ケ　緊急手術を必要とする状態
> コ　「ア」から「ケ」までに準ずる状態またはその他の重症な状態であって，医師が診療等の結果，緊急に入院が必要であると認めた重症患者

5）医師事務作業補助体制加算2の施設基準

それぞれの配置区分ごとに，4）医師事務作業補助体制加算1の施設基準で示した①〜④までの基準を満たしていること。

6）届出に関する事項（抜粋）

・医師事務作業補助体制加算の施設基準の届出は，別添7，様式13の4，様式18および様式18の2を用いる（図4-25〜4-28）。

・毎年7月において，前年度における病院勤務医の負担の軽減および処遇の改善に資する計画の成果を評価するため，様式13の4（図4-26）により届ける。

・当該加算の変更の届出に当たり，医師の負担軽減及び処遇の改善に資する体制について，直近7月に届出内容に変更がない場合は，様式3の4の届け出を省略できる。

別添7

基本診療料の施設基準等に係る届出書

保険医療機関コード		届 出 番 号	（事補１） 第　　　　　号

連絡先
　担当者氏名：
　電話番号：

（届出事項）

［医師事務作業補助体制加算１（　　対　１）補助体制加算］

　の施設基準に係る届出

　※今回届出をする事項について、（　　　）内に該当する種別を記入してください。

[1-029]　　　（08055）

□　当該届出を行う前６月間において当該届出に係る事項に関し、不正又は不当な届出（法令の規定に基づくものに限る。）を行ったことがないこと。

□　当該届出を行う前６月間において療担規則及び薬担規則並びに療担基準に基づき厚生労働大臣が定める掲示事項等第三に規定する基準に違反したことがなく、かつ現に違反していないこと。

□　当該届出を行う前６月間において、健康保険法第78条第１項及び高齢者の医療の確保に関する法律第72条第１項の規定に基づく検査等の結果、診療内容又は診療報酬の請求に関し、不正又は不当な行為が認められたことがないこと。

□　当該届出を行う時点において、厚生労働大臣の定める入院患者数の基準及び医師等の員数の基準並びに入院基本料の算定方法に規定する入院患者数の基準に該当する保険医療機関又は医師等の員数の基準に該当する保険医療機関でないこと。

標記について、上記基準のすべてに適合しているので、別添の様式を添えて届出します。

　　　　　年　　　　月　　　　日

保険医療機関の所在地
及び名称

　　　　　　　　　　　　　開設者名　　　　　　　　　　　　　印

関東信越厚生局長　　殿

備考１　［　　　］欄には、該当する施設基準の名称を記入すること。
　　２　□には、適合する場合「レ」を記入すること。
　　３　届出書は、１通提出のこと。

図 4-25　別添7　基本診療料の施設基準等に係る届出書

様式13の4

医師の負担の軽減及び処遇の改善に資する体制 （新規・7月報告）

1 医師の負担の軽減及び処遇の改善を要件とする入院料等の届出状況
（新規に届け出るものについては「新規届出」欄、既に届出を行っているものについては「既届出」欄の□に「✓」を記入のこと。）

新規届出	既届出	項目名	届出年月日	新規届出	既届出	項目名	届出年月日
□	□	医師事務作業補助体制加算1 （　　対1補助体制加算）	年　月　日	□	□	医師事務作業補助体制加算2 （　　対1補助体制加算）	年　月　日
□	□	処置の休日加算1、時間外加算1、深夜加算1	年　月　日	□	□	手術の休日加算1、時間外加算1、深夜加算1	年　月　日

2 新規届出時又は毎年4月時点の状況について記載する事項
（□には、適合する場合「✓」を記入すること。）

　　　年　　月　　日時点の病院勤務医の負担の軽減に対する体制の状況
(1) 医師の負担の軽減及び処遇の改善に資する体制

ア 医師の負担の軽減及び処遇の改善に関する責任者	氏名：	職種：
イ 医師の勤務状況の把握等		

　　イ 医師の勤務状況の把握等
　　　　(ア) 勤務時間の具体的な把握方法
　　　　　　□ タイムカード、ICカード
　　　　　　□ 出席簿又は管理簿等の用紙による記録（上司等による客観的な確認あり）
　　　　　　□ 出席簿又は管理簿等の用紙による記録（自己申告）
　　　　　　□ その他
　　　　　　（具体的に：　　　　　　　　　　　　　　　　　　　　　　　　　　　　）

　　　　(イ) 勤務時間以外についての勤務状況の把握内容
　　　　　　□ 年次有給休暇取得率
　　　　　　□ 育児休業・介護休業の取得率
　　　　　　□ 年次有給休暇取得率
　　　　　　□ その他
　　　　　　（具体的に：　　　　　　　　　　　　　　　　　　　　　　　　　　　　）

　　　　(ウ) 勤務時間　　平均週　　　　時間　　（うち、時間外・休日　　　　時間）
　　　　(エ) 当直回数　　平均月当たり当直回数　　　　回
　　　　(オ) その他　□ 業務の量や内容を把握した上で、特定の個人に業務負担が集中しないよう配慮した勤務体系の策定
　　　　　　　　　　□ 上記の勤務体系の職員への周知

　　ウ 多職種からなる役割分担推進のための委員会又は会議
　　　　開催頻度：　　　　　回／年（うち、管理者が出席した回数　　　　回）
　　　　参加人数：平均　　　　　人／回
　　　　参加職種（　　　　　　　　　　　　　　　　　　　　　　　）

　　エ 医師の負担の軽減及び処遇の改善に資する計画
　　　　□ 計画策定
　　　　□ 職員に対する計画の周知

　　オ 医師の負担の軽減及び処遇の改善に関する取組事項の公開
　　　　□ 医療機関内に掲示する等の方法で公開
　　　　　（具体的な公開方法　　　　　　　　　　　　　　　　　　　）

(2) 医療従事者の負担の軽減及び処遇の改善に資する計画の具体的な取組内容
　　ア 必ず計画に含むもの
　　□ 医師と医療関係職種、医療関係職種と事務職員等における役割分担
　　　　□ 初診時の予診の実施　　　　　　　□ 静脈採血等の実施
　　　　□ 入院の説明の実施　　　　　　　　□ 検査手順の説明の実施
　　　　□ 服薬指導　　　　　　　　　　　　□ その他

　　イ ①～⑥のうち少なくとも2項目以上を含んでいること。ただし、処置又は手術の休日加算1、時間外加算1、深夜加算1の届出に当たっては、必ず③を計画に含み、かつ、①②及び④～⑥のうち少なくとも2項目以上を含んでいること。
　　□ ① 勤務計画上、連続当直を行わない勤務体制の実施
　　□ ② 前日の終業時刻と翌日の始業時刻の間の一定時間の休息時間の確保（勤務間インターバル）
　　□ ③ 予定手術前日の当直や夜勤に対する配慮
　　　　　※ 処置又は手術の休日加算1、時間外加算1、深夜加算1の届出に当たっては、必ず本項目を計画に含むこと。
　　□ ④ 当直翌日の業務内容に対する配慮
　　□ ⑤ 交替勤務制・複数主治医制の実施
　　□ ⑥ 育児・介護休業法第23条第1項、同条第3項又は同法第24条の規定による措置を活用した短時間正規雇用医師の活用

〔記載上の注意〕
1 医師の負担の軽減及び処遇の改善に対する体制について、実施しているものにチェックを行うこと。
2 2(1)イ(ウ)勤務時間及び(エ)当直回数の算出に当たっては、常勤の医師及び週24時間以上勤務する非常勤の医師を対象とすること。
3 各加算の変更の届出にあたり、直近7月に届け出た内容と変更がない場合は、本届出を略すことができる。
4 同一の医療機関で本届出に係る複数の加算を届け出る又は報告する場合、本届出は1通のみでよい。

図 4-26　様式13の4　医師の負担の軽減及び処遇の改善に対する体制（新規・7月報告）

様式18　　　　　　医師事務作業補助体制加算の施設基準に係る届出書添付書類

医師事務作業補助体制加算1	医師事務作業補助体制加算2

（該当区分に○をつけること。）

1　医師事務作業補助体制加算の届出区分（該当区分に数値を記入すること。）

イ：当該加算の届出を行う病床数		ロ：配置基準	ハ：医師事務作業補助者の数
① 以下の②及び③以外の病床	床	対1	名
② 特定機能病院入院基本料算定病床 （加算1に限る）	床	対1	名
③ 50対1，75対1又は100対1に限り算定できる病床	床	対1	名

※　配置基準は 15 対 1・20 対 1・25 対 1・30 対 1・40 対 1・50 対 1・75 対 1・100 対 1 のうち
該当するものを記入（③及び④は 50 対 1・75 対 1・100 対 1 に限る。）すること。
※　ハに記載した値が、イ／（ロで記載した値）で小数点第一位を四捨五入した値以上であること。

2　医師事務作業補助者の配置責任者

医師事務作業補助者の配置責任者の氏名	

3　医師事務作業補助者を配置するにあたっての研修計画

最低6ヶ月間の研修計画を作成している	はい・いいえ
上記研修期間内に32時間の研修を行う計画がある	はい・いいえ

4　院内規定の整備について（満たしているものに○をつける）

	① 医師の負担の軽減及び処遇の改善に資する具体的計画を策定し、職員等 に周知徹底している。
	② 院内計画に基づき、医師事務作業補助者を配置している。
	③ 医師事務作業補助者の業務範囲について、関係法令に基づき規程を定めており、個別の業務内容を文書で整備している。
	④ 診療記録の記載について、関係法令に基づき規程を文書で整備している。
	⑤ 個人情報保護について、関係法令に基づき院内規程を文書で整備している。

⑥ 医療機関内に電子カルテシステム又はオーダリングシステムを導入しており、そのシステム上において、7の③に規定する業務を医師事務作業補助者に行わせることとしている場合は、以下の院内体制を満たしている（次の事項を満たしている場合に□に✔ をつけること。）
電子カルテシステム（オーダリングシステムを含む。）について、関係法令に基づき
規程を文書で整備している。
□　電子カルテシステム（オーダリングシステムを含む。）
□　電子カルテシステムのみ
□　オーダリングシステムのみ

5　医療実績等に関する事項

	①第三次救急医療機関		
	②総合周産期母子医療センターを有する医療機関		
	③小児救急医療拠点病院		
	④年間の緊急入院患者数が 800 名以上の実績を有する医療機関	年間	名
	⑤災害拠点病院		
	⑥へき地医療拠点病院		
	⑦地域医療支援病院		
	⑧「基本診療料の施設基準等」別表第6の2に掲げる地域に所在する医療機関		
	⑨年間の緊急入院患者数が 200 名以上の実績を有する医療機関	年間	名
	⑩年間の全身麻酔による手術件数が 800 件以上の実績を有する医療機関	年間	名
	⑪年間の緊急入院患者数が 100 名以上の実績を有する医療機関	年間	名
	⑫年間の緊急入院患者数が 50 名以上の実績を有する医療機関	年間	名

（年間の緊急入院患者数又は年間の全身麻酔による手術件数の算出期間：
　　　　　　　　　　年　　　月　　　日～　　　年　　　月　　　日）

[記載上の注意]　1　届出区分に応じて必要な箇所を記載すること。　　2　様式 18 の 2「医師事務作業補助者の名簿」を添付すること。
3　「3」については、医師事務作業補助員の研修計画の概要について分かる資料を添付すること。
4　「4」の①については、様式 13 の 4「医師の負担の軽減及び処遇の改善に資する体制」及び医師の負担の軽減及び処遇の改善に資する計画の写しを添付すること。ただし、加算の変更の届出にあたり、直近 7 月に届け出た内容と変更がない場合は、様式 13 の 4 の添付を略することができる。
5　「4」の②から⑤については、計画書及び規程文書の写しを添付すること。
6　「4」の⑥については、規程文書の写しを添付し、併せて、医療機関内における電子カルテシステム（オーダリングシステムを含む。）における「医療情報システムの安全管理に関するガイドライン」に規定する真正性、見読性、保存性の確保に係る取組が分かる資料及び各入力項目についての入力権限、許可権限が分かる一覧表を添付すること。
7　15 対 1 補助体制加算を届け出る場合には「5」の①～④のいずれかを満たすこと。20 対 1、25 対 1、30 対 1 又は 40 対 1 補助体制加算を届け出る場合には①～⑩のいずれかを満たすこと。50 対 1 補助体制加算を届け出る場合には①～⑪のいずれかを満たすこと。75 対 1 又は 100 対 1 補助体制加算を届け出る場合には①～⑫のいずれかを満たすこと。
8　年間の緊急入院患者数、年間の全身麻酔による手術件数は、直近 1 年間の実績を記載すること。
9　「5」の①～③、⑤～⑦に該当する場合は、当該保険医療機関がその指定を受けたことの分かる資料を添付すること。

図 4-27　様式18　医師事務作業補助体制加算の施設基準に係る届出書添付書類

様式 18 の 2

医師事務作業補助者の名簿

氏名	勤務曜日と 勤務時間		1週間の勤務時間	うち病棟又は外来 における勤務時間
	月　： 火　： 水　：	木　： 金　： 土　： 日　：		
	月　： 火　： 水　：	木　： 金　： 土　： 日　：		
	月　： 火　： 水　：	木　： 金　： 土　： 日　：		
	月　： 火　： 水　：	木　： 金　： 土　： 日　：		
	月　： 火　：	木　： 金　： 日　：		
	月　： 火　： 水　：	木　： 金　： 土　： 日　：		

[記載上の注意]
1. 医療従事者として勤務している看護職員は医師事務作業補助者として届出することはできない。
2. 病棟とは、入院医療を行っている区域をいい、スタッフルームや会議室等を含む。ただし、医師が診療や事務作業等を目的として立ち入ることがない診断書作成のための部屋及び医事課等の事務室や医局に勤務している場合は、当該時間に組み込むことはできない。
3. 外来とは、外来医療を行っている区域をいい、スタッフルームや会議室等を含む。ただし、医師が診療や事務作業等を目的として立ち入ることがない診断書作成のための部屋及び医事課等の事務室や医局に勤務している場合は、当該時間に組み込むことはできない。
4. 2及び3の規定にかかわらず、医師の指示に基づく診断書作成補助、診療録の代行入力及び医療の質の向上に資する事務作業（診療に関するデータ整理、院内がん登録等の統計・調査、医師等の教育や研修・カンファレンスのための準備作業等）に限っては、当該保険医療機関内における実施の場所を問わず、病棟又は外来における勤務時間に組み込むことができる。

図 4-28　様式18の2　医師事務作業補助者の名簿

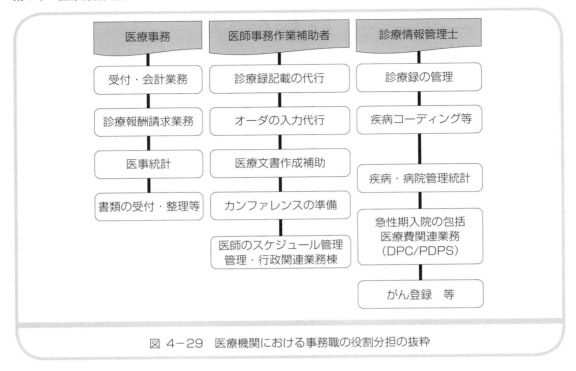

図 4-29　医療機関における事務職の役割分担の抜粋

（4）医療機関における事務職の業務分担

　2008（平成20）年4月の診療報酬改定により，医師事務作業補助体制加算が新設されたことにより，これまでの医療秘書から，医師の事務作業を補助する医師事務作業補助者として役割が明確になり，医療事務や診療情報管理士などとの業務の線引きができた（図 4-29）。

　なお，医師事務作業補助者の業務は，すべて，医師の指示によるとされている。

　また，これまで広義の「医療事務」や「医療秘書」の業務のひとつとされていた次の① から⑦ までの業務は，行ってはならないとされた。

<医師事務作業補助者の行ってはならない業務>
　① 医師以外の指示による業務
　② 受付・会計業務
　③ 診療報酬請求業務
　④ DPC のコーディングに関する業務
　⑤ 医療機関の経営に関する医事統計等のデータ分析業務
　⑥ 看護業務の補助
　⑦ 物品運搬業務

2. 医師事務作業補助業務に関する法規

（1）医 師 法

　明治39年に「医制」から名称変更された医師法は，医師の資格・職務について規定されている。医師の届出や臨床研修，無診療の禁止，応召の義務，診療後の遅滞なき記録，診療録の保存等の条文からなる（以下関係個所を抜粋）。

第一章　総則
第一条　医師は，医療及び保健指導を掌ることによつて公衆衛生の向上及び増進に寄与し，もつて国民の健康な生活を確保するものとする。

第四章の第一節　臨床研修
第十六条の二　診療に従事しようとする医師は，二年以上，都道府県知事の指定する病院又は外国の病院で厚生労働大臣の指定するものにおいて，臨床研修を受けなければならない。

第四章　業務
第十七条　医師でなければ，医業をなしてはならない。

---

　①　**医業の定義**　　医師法第17条では，「医業」とは，当該行為を行うにあたり，医師の医学的判断および技術をもってするのでなければ人体に危害を及ぼし，または技術を及ぼすおそれのある行為（医療行為）を反復継続する意思をもって行うことであると解されている。

第十九条　診療に従事する医師は，診察治療の求があつた場合には，正当な事由がなければ，これを拒んではならない。
2　診察若しくは検案をし，又は出産に立ち会つた医師は，診断書若しくは検案書又は出生証明書若しくは死産証書の交付の求があつた場合には，正当の事由がなければ，これを拒んではならない。

---

　②　**応召の義務と診断書の義務**　　医師法第19条での「診察治療の求」は応召の義務のことで，診療に応ずる義務という意味である。

第二十条　医師は，自ら診察しないで治療をし，若しくは診断書若しくは処方せんを交付し，自ら出産に立ち会わないで出生証明書若しくは死産証書を交付し，又は自ら検案をしないで検案書を交付してはならない。但し，診療中の患者が受診後二十四時間以内に死亡した場合に交付する死亡診断書については，この限りでない。
第二十一条　医師は，死体又は妊娠四月以上の死産児を検案して異状があると認めたときは，二十四時間以内に所轄警察署に届け出なければならない。

---

③　**異状死：異状死体の定義**　　日本法医学会の「異状死ガイドライン」（平成6年5月）では，「確実に診断された内因性疾患で死亡したことが明らかである死体以外の全ての死体」と定義づけられている。

第二十二条　医師は，患者に対し治療上薬剤を調剤して投与する必要があると認めた場合には，患者又は現にその看護に当つている者に対して処方せんを交付しなければならない。ただし，患者又は現にその看護に当つている者が処方せんの交付を必要としない旨を申し出た場合及び次の各号の一に該当する場合においては，この限りでない。

（各号略）

第二十三条　医師は，診療をしたときは，本人又はその保護者に対し，療養の方法その他保健の向上に必要な事項の指導をしなければならない。

第二十四条　医師は，診療をしたときは，遅滞なく診療に関する事項を診療録に記載しなければならない。

2　前項の診療録であつて，病院又は診療所に勤務する医師のした診療に関するものは，その病院又は診療所の管理者において，その他の診療に関するものは，その医師において，五年間これを保存しなければならない。

④　**診療録の保存**　　医師法第24条では，診療録の保存は5年間としているが，保険医療機関及び保険医療養担当規則（帳簿等の保存）第9条では，「患者の診療録にあつては，その完結の日から五年間とする」と保存の開始日が明記されている。

　しかし，民法第166条の債務不履行に基づく損害賠償請求権の消滅時効が「権利を行使することができることを知った時から五年間」，「権利を行使することができる時から十年間」であることや，不法行為による損害賠償請求権（民法第724条）にあっては，「損害及び加害者を知った時から三年間行使しないとき」，「不法行為の時から二十年行使しないとき」は時効によって消滅するとされていることから，診療録は，長期保存が望ましい（2020（令和2）年改正民法）。

（2）医 療 法

　医療法（昭和23年7月制定）は，病院，診療所および助産所の開設および管理に関し必要な事項や施設の整備，医療提供施設相互間の機能の分担および業務の連携を推進するために必要な事項を定め，国民の健康の保持に寄与することを目的としている。

第一章　総則

第一条　この法律は，医療を受ける者による医療に関する適切な選択を支援するために必要な事項，医療の安全を確保するために必要な事項，病院，診療所及び助産所の開設及び管理に関し必要な事項並びにこれらの施設の整備並びに医療提供施設相互間の機能の分担及び業務の連携を推進するために必要な事項を定めること等により，医療を受ける者の利益の保護及び良質かつ適切な医療を効率的に提供する体制の確保を図り，もつて国民の健康の保持に寄与することを目的とする。

第一条の二　医療は，生命の尊重と個人の尊厳の保持を旨とし，医師，歯科医師，薬剤師，看護師その他の医療の担い手と医療を受ける者との信頼関係に基づき，及び医療を受ける者の心身の状況に応じて行われるとともに，その内容は，単に治療のみならず，疾病の予防のための措置及びリハビリテーションを含む良質かつ適切なものでなければならない。

第一条の四　医師，歯科医師，薬剤師，看護師その他の医療の担い手は，第一条の二に規定する理念に基づき，医療を受ける者に対し，良質かつ適切な医療を行うよう努めなければならない。

第一条の五　この法律において，「病院」とは，医師又は歯科医師が，公衆又は特定多数人のため医業又は歯科医業を行う場所であつて，二十人以上の患者を入院させるための施設を有するものをいう。病院は，傷病者が，科学的でかつ適正な診療を受けることができる便宜を与えることを主たる目的として組織され，かつ，運営されるものでなければならない。

2　この法律において，「診療所」とは，医師又は歯科医師が，公衆又は特定多数人のため医業又は歯科医業を行う場所であつて，患者を入院させるための施設を有しないもの又は十九人以下の患者を入院させるための施設を有するものをいう。

第一条の六　この法律において，「介護老人保健施設」とは介護保険法（平成九年法律第百二十三号）の規定による介護老人保健施設をいう。

2　この法律において，「介護医療院」とは，介護保険法の規定による介護医療院をいう。

第二条　この法律において，「助産所」とは，助産師が公衆又は特定多数人のためその業務（病院又は診療所において行うものを除く。）を行う場所をいう。

2　助産所は，妊婦，産婦又はじよく婦十人以上の入所施設を有してはならない。

第二章　医療に関する選択の支援等

第六条の四　病院又は診療所の管理者は，患者を入院させたときは，厚生労働省令で定めるところにより，当該患者の診療を担当する医師又は歯科医師により，次に掲げる事項を記載した書面の作成並びに当該患者又はその家族への交付及びその適切な説明が行われるようにしなければならない。ただし，患者が短期間で退院することが見込まれる場合その他の厚生労働省令で定める場合は，この限りでない。

一　患者の氏名，生年月日及び性別

二　当該患者の診療を主として担当する医師又は歯科医師の氏名

三　入院の原因となつた傷病名及び主要な症状

四　入院中に行われる検査，手術，投薬その他の治療（入院中の看護及び栄養管理を含む。）に関する計画

五　その他厚生労働省令で定める事項

第6条の4の1〜5の各号は，入院診療計画作成に関する事項である。

（3）医薬品，医療機器等の品質，有効性及び安全性の確保等に関する法律

　昭和35年8月に成立の本法は2014（平成26）年の改正時に，薬事法から改題された（以下抜粋）。

> 第一条　この法律は，医薬品，医薬部外品，化粧品，医療機器及び再生医療等製品（以下「医薬品等」という。）の品質，有効性及び安全性の確保並びにこれらの使用による保健衛生上の危害の発生及び拡大の防止のために必要な規制を行うとともに，指定薬物の規制に関する措置を講ずるほか，医療上特にその必要性が高い医薬品，医療機器及び再生医療等製品の研究開発の促進のために必要な措置を講ずることにより，保健衛生の向上を図ることを目的とする。

医薬品の定義

　「医薬品，医療機器等の品質，有効性及び安全性の確保等に関する法律」等の一部が令和元年に改正された。以下に概要の一部を示すが，詳細は下記のURLを参照されたい。

https://www.mhlw.go.jp/stf/seisakunitsuite/bunya/0000179749_00001.html

【改正の趣旨】

　国民のニーズに応える優れた医薬品，医療機器等をより安全・迅速・効率的に提供するとともに，住み慣れた地域で患者が安心して医薬品を使うことができる環境を整備するため，制度の見直しを行う。

【改正の概要】

1. 医薬品，医療機器等をより安全・迅速・効率的に提供するための開発から市販後までの制度改善

(1)「先駆け審査指定制度」の法制化，小児の用法容量設定といった特定用途医薬品等への優先審査等

(2)「条件付き早期承認制度」の法制化

(3) 最終的な製品の有効性，安全性に影響を及ぼさない医薬品等の製造方法等の変更について，事前に厚生労働大臣が確認した計画に沿って変更する場合に，承認制から届出制に見直し

(4) 継続的な改善・改良が行われる医療機器の特性やAI等による技術革新等に適切に対応する医療機器の承認制度の導入

(5) 適正使用の最新情報を医療現場に速やかに提供するため，添付文書の電子的な方法による提供の原則化

(6) トレーサビリティ向上のため，医薬品等の包装等へのバーコード等の表示の義務付け

2. 住み慣れた地域で患者が安心して医薬品を使うことができるようにするための薬剤師・薬局のあり方の見直し

(1) 薬剤師が，調剤時に限らず，必要に応じて患者の薬剤の使用状況の把握

先駆け審査指定制度

　世界に先駆けて開発され早期の治療段階で著明な有効性が見込まれる医薬品を特定し，優先審査等の対象とする仕組み。

条件付き早期承認制度

　患者数が少ない等により治験に長期間を要する医薬品等を，一定の有効性・安全性を前提に，条件付きで早期に承認する仕組み

や服用指導を行う義務および，薬局薬剤師が，患者の薬剤の使用に関する情報を他医療提供施設の医師等に提供する努力義務。この2つの義務について法制化。

(2) 患者自身が自分に適した薬局を提供できるよう，機能別の薬局の知事認定制度（名称独占）を導入

(3) 服薬指導について，対面業務の例外として，一定のルールの下で，テレビ電話等による服薬指導を規定等

3. 信頼確保のための法令遵守体制等の整備

(1) 許可等業者に対する法令遵守体制の整備（業務監督体制の整備，経営陣と現場責任者の責任の明確化等）の義務付け

(2) 虚偽・誇大広告による医薬品等の販売に対する課徴金制度の創設

(3) 国内未承認の医薬品等の輸入に係る確認制度（薬監証明制度）の法制化，麻薬取締管等による捜査対象化

(4) 医薬品として用いる覚醒剤原料について，医薬品として用いる麻薬と同様，自己治療目的の携行輸入等の許可制度を導入

4. その他

(1) 医薬品等の安全性の確保や危害の発生防止等に関する施策の実施状況を評価・監視する医薬品等行政評価・監視委員会の設置

(2) 科学技術の発展等を踏まえた採血の制限の緩和等

【施行期日】

令和2年9月1日（ただし，1.(3)のうち医薬品及び再生医療等製品について，1.(5) 2.(2)及び3.(1)(2)については令和3年8月1日，1.(6)については令和4年12月1日，3.(4)については令和4年1日）

第二条　この法律で「医薬品」とは，次に掲げる物をいう。

一　日本薬局方に収められている物

二　人又は動物の疾病の診断，治療又は予防に使用されることが目的とされている物であつて，機械器具等（機械器具，歯科材料，医療用品，衛生用品並びにプログラム（電子計算機に対する指令であつて，一の結果を得ることができるように組み合わされたものをいう。以下同じ。）及びこれを記録した記録媒体をいう。以下同じ。）でないもの（医薬部外品及び再生医療等製品を除く。）

三　人又は動物の身体の構造又は機能に影響を及ぼすことが目的とされている物であつて，機械器具等でないもの（医薬部外品，化粧品及び再生医療等製品を除く。）

その他の法規については，次節「3　診療情報管理実務」の法規を参照されたい。

機能別の薬局

①入退院時や在宅医療に他医療提供施設と連携して対応できる薬局（地域連携薬局）

②がん等の専門的な薬学管理に他医療提供施設と連携して対応できる薬局（専門医療機関連携薬局）

3. 電子カルテシステム導入による医師事務作業補助者の実務

（1）電子カルテシステムの概要

　診療録の電子化により，紙から電子カルテ（データ）化し，受付，各診療部門，その他部門，会計までがネットワークで結ばれる（図 4-30）。権限の範囲で，いつでも利用可能となる。

1）職員・権限登録

　電子カルテ使用にあたっては，事前にシステム管理者が，職員・権限登録を行う必要がある。本書では診情報管理部門が管理するとし，業務の説明は，次節「3　診療情報管理業務」を参照されたい。

2）外来診療の業務フロー（初診：病院）

　外来診療の業務の流れを図 4-31 に示す。

（2）診療の流れ－外来診療における事務職の業務分担

　電子カルテを使用した場合の外来の窓口から診療の補助，外来会計，退院患者の外来受診や再入院時の診療録の貸出までの業務分担について，ロールプレイで紹介する。

1）外来受付

　患者が来院すると受付で保険証を提示し，診察の申込みをする。初診であれば，問診票に症状の記載を依頼する。

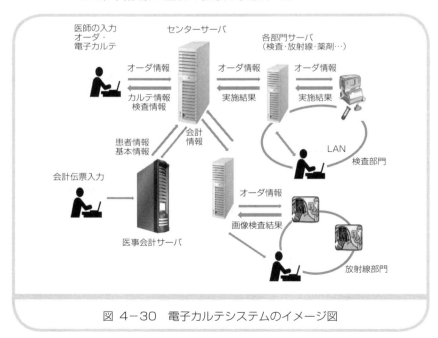

図 4-30　電子カルテシステムのイメージ図

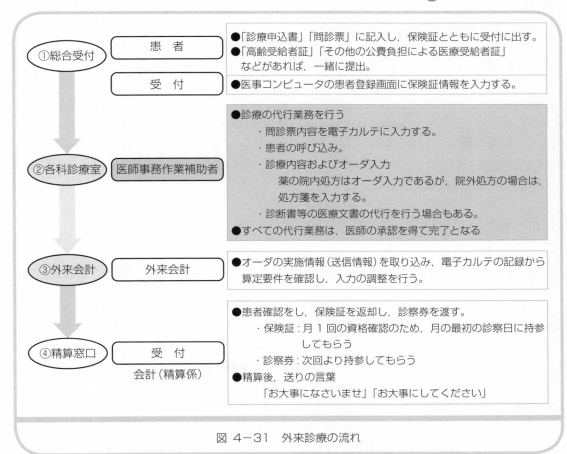

①総合受付	患 者	●「診療申込書」「問診票」に記入し，保険証とともに受付に出す。 ●「高齢受給者証」「その他の公費負担による医療受給者証」 　などがあれば，一緒に提出。
	受 付	●医事コンピュータの患者登録画面に保険証情報を入力する。
②各科診療室	医師事務作業補助者	●診療の代行業務を行う 　・問診票内容を電子カルテに入力する。 　・患者の呼び込み。 　・診療内容およびオーダ入力 　　　薬の院内処方はオーダ入力であるが，院外処方の場合は， 　　　処方箋を入力する。 　・診断書等の医療文書の代行を行う場合もある。 ●すべての代行業務は，医師の承認を得て完了となる
③外来会計	外来会計	●オーダの実施情報（送信情報）を取り込み，電子カルテの記録から 　算定要件を確認し，入力の調整を行う。
④精算窓口	受 付 会計（精算係）	●患者確認をし，保険証を返却し，診察券を渡す。 　・保険証：月1回の資格確認のため，月の最初の診察日に持参 　　　してもらう 　・診察券：次回より持参してもらう ●精算後，送りの言葉 　「お大事になさいませ」「お大事にしてください」

図 4-31　外来診療の流れ

〈受付〉

こんにちは！

本日は，どうなさいましたか？

保険証をお持ちでいらっしゃいますか？

問診票をお書きください．

内科待合室で，お待ちください．

2）患者情報の登録

　外来受付は，患者の保険情報等の基本情報を，医事コンピュータに登録する。

　診療録の様式については，療養担当規則第22条に規定されている。

保険医
　医師・歯科医師が保険医の登録を受けようとするときは，地方厚生（支）局長による保険医の指定を受ける必要がある。

＜保険医療機関及び保険医療養担当規則＞
（診療録の記載）
第二十二条　**保険医**は，患者の診療を行つた場合には，遅滞なく，様式第一号又はこれに準ずる様式の診療録に，当該診療に関し必要な事項を記載しなければならない。

診療録の記載事項は医師法施行規則第23条に記載されている。

＜医師法施行規則＞
第二十三条　診療録の記載事項は，左の通りである。
　一　診療を受けた患者の住所，氏名，性別及び年齢
　二　病名及び主要症状
　三　治療方法（処方及び処置）
　四　診療の年月日

3）診察室での診療録記載の代行業務

① 医師事務作業補助者は，診療開始前に問診票の内容を，電子カルテに入力をする。

② 患者の呼び込み：診察の準備ができたら患者の呼び込みをし，診察室に招き入れる。

　「高原正雄様　大変お待たせいたしました。
　　どうぞ，2番の診察室へお入りください。」

4）診察経過記録の代行入力

診察が開始されると，患者の症状（主訴）や医師の所見，治療計画の説明等を聞き取り，電子カルテの経過記録に入力をする。

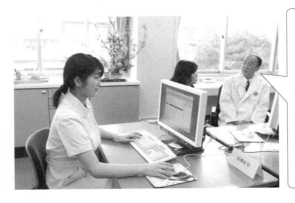

（診察）

血圧が高いですね。

食欲不振や胃の痛みがあるようですので，本態性高血圧症と慢性胃腸炎と診断します。

内服7日分の処方で様子を見ましょう。

7月15日に，胃のレントゲンを撮りましょう。

9:00に予約を入れておきます。

① 診療録記載の形式

　a．診療録の経過記録：診療録の経過記録の記載形式は，下記のように，「SOAP」形式で入力する。

（S：Subjective）…患者からの情報提供（症状や主訴）

（O：Objective）…医師の所見，客観的情報

（A：Assessment）…医師の判断・評価

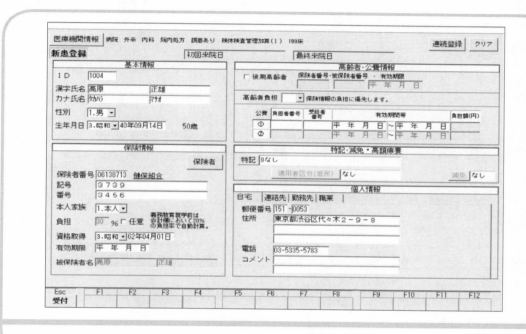

図 4-32　新患登録（模擬患者）

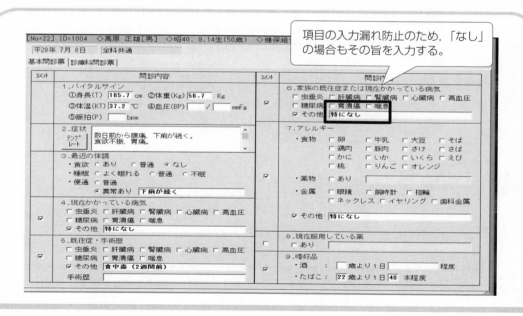

図 4-33　初診問診票

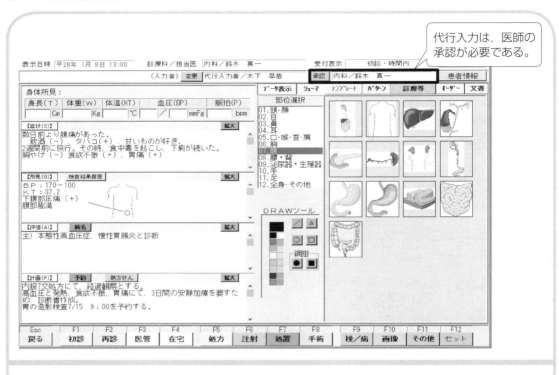

図 4-34　診療録代行入力（SOAP による経過記録）

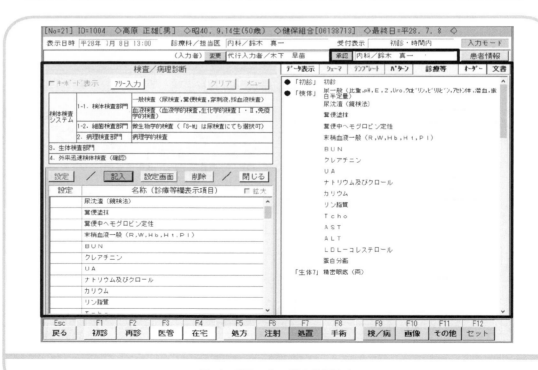

図 4-35　オーダの代行入力

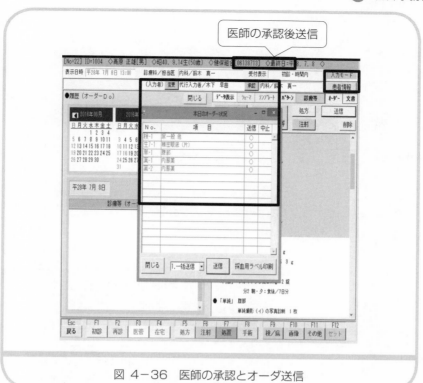

図 4-36 医師の承認とオーダ送信

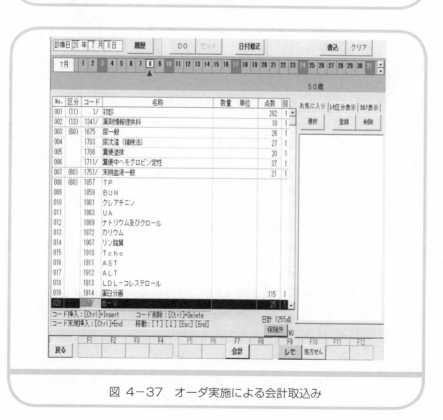

図 4-37 オーダ実施による会計取込み

診　断　書

(住所)　〒151-0053

　　　　東京都渋谷区代々木 2-●-●

　　　　(氏名) 高原　正雄　(男)

　　　　昭和 40 年 9 月 14 日生

病名：主) 本態性高血圧症

**　　　　慢性胃炎**

数日前より腹痛，食欲不振，胃痛が続いている。

血圧：170〜100

体温：37.2

腹部膨満もあり，7 月 15 日に胃造影のレントゲンを予約する。

上記症状にて，3 日間の安静加療を要す。

　　　　　　　以下，余白。

> 文章の終わりは，行を空けず「以下余白」を入力する。

　　　　上記の通り診断します。

　　　　令和 ● 年 7 月 8 日

　　　　〒151-0053　東京都渋谷区代々木 5 −●−●

　　　　東京新未来病院

　　　　電話　03-5367-●●●●

　　　　医師　　　内科／鈴木　真一　　　㊞

> 代行入力の場合は医師の承認後印刷し，押印をもらう。記名が医師の自著であれば，印は省略できる。

図 4-38　診断書（模擬患者）

（P：Plan）…診断，治療方針・計画，患者への指導・教育

　ｂ．**オーダ入力**：一般的には，投薬や注射等のオーダは，オーダ画面から入力し医師の承認を得る。各指示の実施入力をもって，外来会計へ送信される。教育用のシステムでは，医師の承認も学生が医師として承認後，医師事務作業補助者として送信する（確実な実施を想定）。

　各オーダは，医科診療報酬等の保険診療のルールに則って行わなければならないことから，医師事務作業補助者は，診療報酬の知識も必要である。

　ｃ．**オーダ情報の取り込みと会計**：オーダを取り込むと，会計に変換される。診療報酬算定要件に従って調整し，会計を仕上げる。

5）医療文書作成（診断書）

診断書作成上の注意点を以下にあげる。

・診療録に基づき，楷書で正確に記載する。

・生年月日は，元号で統一する。

・病名欄は，症状ではなく傷病名を記載する。

・医療文書の使用目的に応じ，主として傷病名を記載する。

・診療の経過は，初診の状況，発症から診断に至るまでを時系列で記載する。治療の必要性，今後の治療方針を具体的に記載する。

・余白を空けず，余白がある場合は，「以下，余白」を記載する。

・紙媒体で作成の場合は，医師の最終確認後，署名・押印をもらう。

・電子カルテの場合は，医師の承認後印刷し，押印をもらう。

❸ 診療情報管理実務

1. 日本における診療録管理の歴史

　病気が発生すると診療行為や看護・ケアがはじまり，これらの実践の証として，診療録および諸記録が記載される。

　診療録は，医師法第24条に規定された公文書であり，法令遵守（コンプライアンス）が求められる。

　今日の医療機関では，2000（平成12）年4月の診療報酬改定で新設された診療録の開示を前提とした「診療録管理体制加算」や，その後の医療の透明化を図るための「明細書の無料発行」（診療所では加算），「データ提出加算」等の診療報酬上の評価から，これらの基となる診療記録が重要になっている。

　2025年に迎える超高齢化（団塊世代が後期高齢者になる）への対応として，**地域包括ケアシステム**が構築され，医療と介護の連携，チーム医療の円滑と情報の共有の観点においても，診療録管理業務は重要である。

（1）医学と診療記録の歴史

1）西洋医学と診療記録

　原始社会での医術は経験医術や魔法医術であり，医学や看護の区別なく，動物が傷をなめて治すような本能的な方法や，薬草の服用や揉んで貼るな

地域包括ケアシステム
　高齢者の尊厳の保持・自立支援を目的に，住み慣れた地域で自分らしい最後を迎えられるような地域包括的な支援サービスの提供体制。2025年を目途に構築を目ざしている。

ど，苦痛の軽減や生命維持のための工夫などの経験的な術が伝えられてきたと考えられていた。時代が進むと，自然界の忌まわしいでき事や病気，けが，奇形，死亡などは神や悪霊等の仕業とみられ，宗教や魔術的なものと医学が重なった呪術的医療が行われるようになった。

　医学はエジプト文明，メソポタミア文明，インダス文明，中国文明等とともに発展してきた。メソポタミア文明のハンムラビ法典には，象形文字を発展させた楔形文字により書かれた，医療にかかわる規定や罰則なども記述されている。

　エジプト文明では，象形文字で書かれたパピルスによる医学に関する記録が残されている。医学的知識は医師の守護神トト神から与えられ，病の原因は，神々の意志によるものとされていた。

　エジプトのイムホテプは紀元前 2900 年頃の医師で，ピラミッド建設にたずさわった建築技師でもあり，王の読書役を務める僧侶，聖なる供儀の執行者，天文学者でもあった。

　古代エジプトでは，宗教的・魔術的な治療とともに，下剤や催吐剤を使用した薬物療法，ケシやマンダラゲによる麻酔，骨折・脱臼などの整復術などの治療も行われていた。

2）日本の医学と診療記録（表 4-10）

　日本の診療に関する記録とみられる最古のものは，『古事記』にある「因幡の白兎」といわれている。古事記は「ふることふみ」とも称され，（和同五：八世紀のはじめ），日本に現存する最古の書物といわれている。

　古事記に続く『日本書記』には，「京畿で 30 歳以下の男女が痘瘡を発し，死ぬものもあった。天平九年（737 年）にも疾瘡で未曾有の死者が出た」と記されている。

　医療施設のはじまりは，仏教の伝来とともに中国医学の導入によるとされ

表 4-10　医療記録の歴史

8 世紀	奈良時代	「古事記」に記述
12 世紀	平安末期～鎌倉初期	「六道絵」や「病草紙」に病態模写図絵巻，先天奇形，病態，治療の状態を表す
16 世紀	天正・慶長	曲直瀬玄朔（1549 年～ 1631 年）が「医学天正記」を著す （診療記録の原型ともいわれている）
18 世紀	江戸時代中期～後期	本居宣長「処方録」 華岡青洲「治療図説」，全身麻酔の開発による手術記録，手術承諾書の原型である「誓約書」（1832 年） 小石元瑞「処治録」（1829 ～ 1848）全 16 冊（日付順記載） 現在の診断書にあたる「容体書」：役所や代官所に提出
19 世紀	明治初期	村上敬忠「診断録」

ている。

聖徳太子は，西暦 593 年に四天王寺を建立した。四天王寺は大阪の天王寺区にあり，日本最古の官寺である。四天王寺には修行を行う敬田院，病者に薬を出す施薬院，療養を行う療病院，身寄りのない者を収容する悲田院がおかれた。その後，奈良の東大寺，国分寺の施療院等が建立された。

平安時代の末期から鎌倉時代の初期の施療図説は，「六道絵」や「病草紙」に病態模写図絵巻に，先天奇形や病態，治療の様子を表している。

天正・慶長時代の曲直瀬玄朔の書いた「医学天正記」は診療録の原型といわれ，玄朔が 28 歳〜58 歳までの 30 年間にわたる診療記録を整理し，中風から麻疹に至る 60 の病類部門に分類して，患者の実名，年齢，診療の年月日を入れ，日記風に記載されている。

本居宣長の「処方録」や華岡青洲の「治療図説」，全身麻酔の開発による手術記録，手術承諾書の原型となる「誓約書」等は，江戸時代に書かれたものである。

小石元瑞は，1829 年〜1848 年までに診察した患者延べ 1 万 168 人の診療の記録として，日付順に「診療番号」「住所」「氏名」「年齢」「容体」「処方」を簡単に記載し，全記録（16 冊）を「処治録」としてまとめている。

1874 年 12 月，大久保利通・45 歳から出された「湯治願い」には，「消化不良と下肢の浮腫等顕著にて有馬温泉で四，五週間 療養する必要あり」と記載されている。

明治初期の村上敬忠も，処治録と同様な形式で「診断録」をまとめている。

（2）診療録記載関連法規の変遷 （表 4−11）

1）西洋医学の導入

西洋医学（オランダ医学）の導入は，オランダ海軍軍医 JLC ポンペの建言により，1861 年に，長崎奉行所による幕府官立洋式病院「長崎養生所」が設立されたことが契機となっている。養生所は木造 2 階建て，120 床で，隔離室や手術室などもあった。翌年，基礎医学を学ぶ「医学所」（後の長崎大学医学部の前身）を併設しているが，1865 年に「精得館」に改称している。

明治維新後は，軍病院や付属病院，私立病院が設立され，オランダ医学からイギリス医学中心となった。新政府は，五箇条の御誓文第 5 条「知識ヲ世界ニ求メ大ニ皇基ヲ振起スヘシ」（1868 年）公布のとおり，アメリカや西欧諸国に使節団を派遣し，日本医学に適した国の制度を検討して，翌年の 1869（明治 2）年 2 月 12 日に，相良知安らの進言によりドイツ医学が採用された。

表 4-11　診療記録関連法の変遷

年　号	法　律	名　称	記載事項	保存期間
1874 年 （明治 7 年）	医制第 42 条 第 67 条	処方書	姓名，年齢，病名，調剤分量，用法，医師印	20 年
1906 年 （明治 39 年）	医師法第 6 条	帳　簿	氏名，年齢，住所，職業，病名，療法	10 年
1909 年 （明治 42 年）	医師法第 6 条	診療簿		10 年
	医師法施行規則 第 9 条の 4		氏名，年齢，病名，療法	
1933 年 （昭和 8 年）	医師法第 6 条	診療録	治療に関する事項	5 年
	医師法施行規則 第 9 条の 5		住所，氏名，年齢，病名，主要症状，療法（処方，処置）	
1948 年 （昭和 23 年）	医師法第 24 条	診療録	診療に関する事項	5 年
	医師法施行規則 第 23 条		住所，氏名，年齢，性別，病名，主要症状，治療方法（処方，処置），診断の年月日	

２）医制から医師法へ

　1874（明治 7）年，医療制度や衛生行政に関する規定を定めた「医制」が文部省から東京・京都・大阪の三府への達として発布された。この法令は全 76 条からなり，医業の許可制や医師に関する診療記録の名称を「処方書」とし，記録記載（姓名，年齢，病名，調剤の分量，用法，医師印）や 20 年の保存などを定めた。

　1906（明治 39）年，医制は「医師法」に名称を変え，処方書は「帳簿」となり 10 年の保存となった。1909 年に「診療簿」に変更，1933（昭和 8）年には現在の呼称と同じ「診療録」になり，5 年の保存に短縮された。

　戦後 1948 年の医師法施行規則には記載事項として住所，氏名，年齢，性別，病名および主要症状，治療方法，診断年月日が組み込まれており，現行法と同様のものになっている。

（3）日本における診療情報管理のはじまり

１）病院管理者の養成

　日本の診療記録は，個々の医師により記載・保存されてきた。第二次世界大戦後，アメリカの連合軍総司令部（GHQ：General Headquarters）が来日し，病院管理に関する 11 の課題をあげ，厚生省（現厚生労働省）に改善を求めた。改善案を実践する病院長の教育機関として，「厚生省病院管理研究所：現国立保健医療科学院」が設置された。モデル病院は，「国立東京第一病院：現国立国際医療センター」であった。病院管理者である病院長の研修には，アメリカの Dr. M. T. MacEachern の "Hospital Organization and

Administration" が用いられ，アメリカで研修した守屋博らが講師となった。

2）診療記録管理

① **日本における診療情報管理教育**　GHQ のあげた病院管理に関する 11 の課題のひとつである診療録管理への対応では，1952（昭和 27）年に国立東京第一病院にはじめて診療録の中央管理を行う病歴室が発足したものの，実務後継者不足により進展をみない状況にあった。その後，1956（昭和 31）年聖路加国際病院の診療記録管理室や 1958（昭和 33）年駿河台日本大学病院に病歴管理室が発足し，虎ノ門病院，東京警察病院など多くの病院へと発展していった。

1964（昭和 39）年から厚生省病院管理研究所に，講習コース「病歴管理専攻科」が設置され，診療録管理教育が始まった。1972（昭和 47）年からは，日本病院会により「診療録管理士」養成のための通信教育がはじまり，1996（平成 8）年からは，「診療情報管理士」へ改称された。

1980（昭和 55）年には医療事務養成校の診療録管理通信教育，大学教育は 1990（平成 2）年から始まった。現在では，日本病院会以外の団体による診療情報管理実務や病名コーディングの教育も行われている。

日本の診療情報管理士の職能団体は，日本診療情報管理士協会や日本診療情報管理機構，診療情報管理東京ネットワークの独立した三団体があったが，国内を統一するものではなかった。2006（平成 18）年 12 月に当三団体は発展的解散をし，WHO や ICD にかかわる国際情勢，DPC 導入に代表される医療行政等診療情報管理士への期待が大きくなりつつあることから，医療専門職としての期待に応えることや社会的地位向上を目的とした診療情報管理士の職能団体「日本診療情報管理士会」を，2007（平成 19）年 4 月 1 日に設立した。

② **諸外国の診療情報管理**　アメリカの診療情報管理は，米国で初めて組織化された病院であるペンシルバニア病院（Pennsylvania Hospital）において，1752 年に事務を担当していたベンジャミン・フランクリンが，初めて自筆の患者台帳を作成した。

患者台帳には患者氏名，住所，病名，入退院日が記載され，1873 年からは，本格的に診療記録を保管するようになり，現在まで紛失することなく保管されている。その後，1771 年開設のニューヨーク病院（The New York Hospital）においても，1791 年より患者登録が開始され，診療記録には診断名，年齢，入院日，職業，便病歴，処置，経過記録が記載されるようになった。1821 年開設のマサチューセッツ病院（The Massachusetts General Hospital）では，開設当初からの全入院患者の臨床記録が保管されている。当院では，これらの記録からすべての疾病および術式によって作成された目

WHO
World Health Organization

世界保健機関。「全ての人々が可能な最高の健康水準に到達すること」を目的として 1948 年に設立された国連の専門機関。

ICD
International Statistical Classification of Diseases and Related Health Problems

疾病及び関連保健問題の国際統計分類。異なる時点で集計された死亡や疾病のデータの体系的な記録，分析，解釈および比較を行うため，世界保健機関憲章に基づき WHO が作成した。

録から臨床研究や統計に二次活用されている。1893年からは台帳形式からカード形式に変わり，1871年以降の全症例に，目録が作成された。1897年からは，診療記録司書のグレース　ホワイティング　マイヤー（Mrs. Grace Whiting Myers）が業務を担い，北米診療記録司書協会（ARLNA：The Association of Record Librarians of North America）の初代会長となった。

　1942（昭和17）年にカナダが診療記録司書協会を立ち上げたのを機に，米国診療記録司書協会（The American Association of Medical Record Librarians）に名称変更した。

　1948（昭和23）年にはイギリスの診療管理者協会（The Association of Medical Records Officers of Great Britain），1952（昭和27）年オーストラリアの診療記録司書連盟が設立され，やがて1968年の第5回国際会議において，国際医療記録組織連盟（The International Federation of Health Record Organizations）が発足した。

　アメリカでは，1991（平成3）年米国診療記録管理士協会（AHIMA：The American Health Information Management Association）に名称変更し，全人的なケア情報も扱う医療情報の専門職として，役割を明確化した。

　アメリカでの診療記録司書教育は，1935年に病院付属の専門学校4校が設立された。現在では，登録医療情報管理士（RHI：Registered Health Information Administrator）や，認定分類専門士（CCS：Certified Coding Specialist）等の認定資格がある。

発足時の会員国

　オーストラリア，カナダ，イギリス，イスラエル，日本，マレーシア，ニュージーランド，オランダ，スウェーデン，アメリカ（後に，ノルウェー，ナイジェリアが加わった）。

2. 診療情報管理実務に関する法規

　医師法第24条には，医師は診療を行った場合はその事項について，遅滞なく診療録に記載しなければならないと規定され，5年間の保存が義務づけられている。さらに，これに違反した場合の罰則（罰金）も定められている。保険診療上の規定としても，療養担当規則第22条にも同様な規定があり，かつ，診療録の様式も規定されている。

　医療の質向上や保険診療の担保，情報の利活用により，健全な経営に寄与する診療情報管理は重要な業務である。

（1）診療に関する情報の定義

　「診療録」は医師法に規定されている用語であり，正式な名称である。日本では明治時代からドイツ医学を導入していたことから，「カルテ」（Karte）とも呼称されている。第二次世界大戦後は，アメリカの影響から「medical record」と呼ばれていたが，現在は「health record」「health information」

に変わってきている。日本では，診療録や診療記録は次のように定義されている。

① **診療録**　法律上医師が作成を義務づけられている記録をいい，医師が作成した記録を"狭義の診療録"ととらえている（医師法第24条，歯科医師法第23条）。

診療録の保存は，診療の完結から5年と定義されているが，人その他生物を原料にして製造した医薬品である「特定生物由来製品」を使用した場合の記録は20年，「血液製剤」では10年間である。

治療に関する諸記録は，医療法施行規則では2年間で，療養担当規則では3年となっている。

② **診療記録**　狭義の診療録を含み，処方箋，手術記録，看護記録，検査所見，X線写真，紹介状，退院時要約，その他診療の過程での身体状況，症状，治療等についての記録または保存された書類や画像等が"広義の診療録"と考えられている。

③ **診療情報**　診療の過程で医療従事者が知り得た患者の身体状況，病状，治療状況等の情報をいい，媒体のいかんにかかわらないすべての情報をいう。

（2）診療記録記載と保存について

1）医 師 法

> 第二十四条　医師は，診療をしたときは，遅滞なく*診療に関する事項を診療録に記載しなければならない。
>
> *遅滞なく：24時間以内に（その日のうちに）。
>
> 2　前項の診療録であつて，病院又は診療所に勤務する医師のした診療に関するものは，その病院又は診療所の管理者において，その他の診療に関するものは，その医師において，五年間これを保存しなければならない。
>
> （歯科医師法第23条　同旨）

2）医師法施行規則

> 第二十三条　診療録の記載事項は，左の通りである。
> 　一　診療を受けた者の住所，氏名，性別及び年齢
> 　二　病名及び主要症状
> 　三　治療方法（処方及び処置）
> 　四　診療の年月日
>
> （歯科医師法施行規則第22条　同旨）

3）医 療 法

第二十一条　病院は，厚生労働省令（第一号に掲げる従事者（医師及び歯科医師を除く。）及び第十二号に掲げる施設にあっては，都道府県の条例）の定めるところにより，次に掲げる人員及び施設を有し，かつ，記録を備えて置かなければならない。（以下略）
九　診療に関する諸記録

4）医療法施行規則

第二十条　（前略）　施設及び記録は，次の各号による。（以下略）
十　診療に関する諸記録は，過去二年間の病院日誌，各科診療日誌，処方せん，手術記録，看護記録，検査所見記録，エックス線写真，入院患者及び外来患者の数を明らかにする帳簿並びに入院診療計画書とする。

5）療養担当規則

（診療録の記載及び整備）
第八条　保険医療機関は，第二十二条の規定による診療録に療養の給付の担当に関し必要な事項を記載し，これを他の診療録と区別して整備しなければならない。
（帳簿等の保存）
第九条　保険医療機関は，療養の給付の担当に関する帳簿及び書類その他の記録をその完結の日*から三年間保存しなければならない。ただし，患者の診療録にあつては，その完結の日から五年間とする。
　*完結の日：患者が担当医から治療が終了したことを告げられた，入院または通院が終了した日。
　　その他，患者が転院した場合や，経過観察のため1か月のちに受診指示をした場合は，診療の継続とはみなされない。
（診療録の記載）
第二十二条　保険医は，患者の診療を行つた場合には，遅滞なく，様式第一号又はこれに準ずる様式の診療録に，当該診療に関し必要な事項を記載しなければならない。

6）災害時の文書保存に係る取扱い

　厚生労働省は，2011（平成23）年3月11日に発生した東日本大震災後，以下のような事務連絡（2012年3月31日付）を出した。震災により，関係法令において一定期間保存すべきとされている文書等が失われた場合の取扱いおよび診療録等の保存場所に係る取扱いが示された。

文書保存に係る取扱いについて（医療分野）

　診療録等について，医療機関等において適切な管理の下保存していたにもかかわらず，今般の震災によりやむを得ず滅失した場合（電磁的記録により保存を行っている医療機関等にあっては電磁的記録の出力が不可能となった場合を含む。以下同じ。）には，関係法令に基づく保存義務違反には当たらないものと解すること。（以下略）

表 4−12　療養担当規則第 22 条に規定する診療録様式 1 号に記載すべき事項

様式第一号	(1) の 1	受診者欄	氏名，生年月日，性別，住所，職業，被保険者との続柄
		被保険者証欄	保険者番号，被保険者証および被保険者手帳の記号・番号，有効期限，被保険者氏名，資格取得日，事業所所在地，事業者名称，保険者所在地，保険者名称
		傷病名欄	傷病名，職務上・外の区分，診療開始・終了年月日，転帰，期間満了予定日，労務不能に関する意見，入院期間，業務災害または通勤災害の疑いがある場合の記載
		公費負担番号	第 1 公費および第 2 公費負担番号，公費負担医療の受給者番号
		備考欄	備考
	(1) の 2	既往症欄	既往歴，原因，主要症状，経過等
		処置欄	処方，手術，処置等
	(1) の 3	診療報酬点数欄	種別，月日，点数，負担金徴収額，食事療養算定額，標準負担額

注）様式の見本は pp.119 〜 121 を参照されたい。

7）看護記録と入院基本料等の施設基準

入院基本料に係る看護記録

　入院基本料の届出を行った病棟においては，看護体制の 1 単位ごとに次に揚げる記録がなされている必要がある。ただし，その様式，名称等は各保険医療機関が適当とする方法で差し支えない。

1　患者の個人記録

（1）　経過記録

　個々の患者について観察した事項及び実施した看護の内容等を看護要員が記録するもの。

　ただし，病状安定期においては診療録の温度表等に状態の記載欄を設け，その要点を記録する程度でもよい。

（2）　看護計画に関する記録

　個々の患者について，計画的に適切な看護を行うため，看護の目標，具体的な看護の方法及び評価等を記録するもの。なお，重症度，医療・看護必要度に係る評価を行う入院料を算定する病棟の患者については，モニタリング及び処置等，あるいは，患者の状態等の項目の評価に関する根拠等について，（1），（2）またはその他診療録等のいずれかに記録すること。

2　看護業務の計画に関する記録

（1）　看護業務の管理に関する記録

　患者の移動，特別な問題を持つ患者の状態及び特に行われた診療等に関する概要，看護要員の勤務状況並びに勤務交代に際して申し送る必要のある事項等を各勤務帯ごとに記録するもの。

（2）　看護業務の計画に関する記録

　看護要員の勤務計画及び業務分担並びに看護師，准看護師の受け持ち患者割当等について看護チームごとに揚げておくもの。看護職員を適正に配置するための患者の状態に関する評価の記録。

看護記録

　医療法施行規則第20 条および第 22 条の3 において，診療に関する諸記録として位置づけられている。また，入院基本料の施設基準においても看護記録の記載が規定されている。

8）保健師助産師看護師法

第四十二条　助産師が分べんの介助をしたときは，助産に関する事項を遅滞なく助産録に記載しなければならない。

2　前項の助産録であつて病院，診療所又は助産所に勤務する助産師が行つた助産に関するものは，その病院，診療所又は助産所の管理者において，その他の助産に関するものは，その助産師において，五年間これを保存しなければならない。

3　第一項の規定による助産録の記載事項に関しては，厚生労働省令でこれを定める。

9）保健師助産師看護師法施行規則

（助産録の記載事項）

第三十四条　助産録には，次の事項を記載しなければならない。

一　妊産婦の住所，氏名，年齢及び職業
二　分べん回数及び生死産別
三　妊産婦の既往疾患の有無及びその経過
四　今回妊娠の経過，所見及び保健指導の要領
五　妊娠中医師による健康診断受診の有無（結核，性病に関する検査を含む。）
六　分べんの場所及び年月日時分
七　分べんの経過及び処置
八　分べん異常の有無，経過及び処置
九　児の数及び性別，生死別
十　児及び胎児附属物の所見
十一　産じよくの経過及びじよく婦，新生児の保健指導の要領
十二　産後の医師による健康診断の有無

3. 診療記録の電子化に関する法規

（1）診療記録の電子媒体による保存

IT化時代とともに，AO機器を利用した診療記録が作成されるようになり，厚生労働省は，1988（昭和63）年に「診療録等の記載方法について」を通知した。その後1994（平成6）年に「エックス線写真等の光磁気ディスク等の保存について」が通知されたが，1999（平成11）年に出された「診療録等の電子媒体による保存について」の通知により，診療記録の電子媒体による保存を認めた。その後，「診療録等の外部保存に関するガイドライン」が通知され，紙媒体においても同様な扱いが認められた。スキャンしたものやデータとして電子的に作成されたものについても**e-文書法**で認められた。

電子カルテシステムの進展とともに，2005（平成17）年3月に「医療情報システムの安全管理に関するガイドライン」が示されたことにより，前者

e-文書法
2005年施行。電子文書やITの活用の促進等を目的としている。通則法と整備法の2つの法律で構成されている。

のガイドラインはこれに統合された。現在は，2021（令和3）年1月 第5.1版に改定されている。詳細は，以下のURLを参照されたい。

https://www.mhlw.go.jp/content/10808000/000730541.pdf

（2）電子保存の3基準

法的保存義務のある文書等の電子保存の要件として，「真正性」「見読性」「保存性」の3基準が求められている。

1）真正性の確保

真正性とは，正当な権限において作成された記録に対し，虚偽入力，書き換え，消去および混同が防止されており，かつ，第三者からみて作成の所在が明確であることである。

代行操作により記録された診療録等は，できるだけ速やかに作成責任者による「確定操作（承認）」が行われること。

ネットワークの転送途中で，診療記録等が改ざんされていないことの保証をすること。

2）見読性の確保

見読性とは，電子媒体に保存された内容を，権限保有者からの「診療」「患者の説明」「監査」「訴訟」等の要求に応じて，それぞれの目的に対し支障のない応答時間やスループットと操作方法で，肉眼で見読可能な状態にできることである。

システムが停止した場合でも，バックアップサーバと汎用的なブラウザ等を用いて，日常診療に必要な最低限の診療録等を見読することができること。

3）保存性の確保

保存性とは，記録された法令等で定められた期間にわたって真正性を保ち，見読可能にできる状態で保存されることをいう。

ウイルスまたはバグ等によるソフトウエアの不適切な動作により，電子的に保存された診療録等の情報は破壊されるおそれがある。このため，これらの情報にアクセスするウイルス等の不適切なソフトウエアが動作することを防止しなければならない。

4. 法的な診療録の提示

（1）医療に関連する法的な提示

・医療法第25条第1項に基づく立入検査（医療監査）。
・健康保険法第60条や国民健康保険法等に基づく診療録等の提示。
・身体障害者福祉，児童福祉，母子保健等の福祉関係による提示。

診療録の提示
　刑法第134条の守秘義務による開示拒否（提示拒否）が認められる場合もある。

・麻薬取締法，医薬品医療機器等法，国税通則法による提示。

（2）その他公法上による提示

1）刑事訴訟法による犯罪の強制捜査における提示

被疑者逮捕につき必要とされる場合：刑事訴訟法第220条

裁判所の令状による差押え，捜索，検証の場合：刑事訴訟法第218条

2）民事訴訟法による裁判所の該当手続きにおける提示

証拠保全
医療過誤等で，裁判の前にあらかじめ診療録等の証拠を裁判所が確保しておくことをいう。

証拠保全による提示義務：民事訴訟法第234条

裁判所の文書提出命令による提示義務：民事訴訟法第223条

3）弁護士法による提示

弁護士会からの照会（弁護士法第23条の2）：提示（患者の同意が必要）

5. 診療録の開示と診療情報の提供

（1）患者の診療録閲覧要求

1986（昭和61）年8月28日東京高等裁判所は，診療録の閲覧を求めた訴えに対して，「それぞれの事案に応じて適切と思われる方法で説明・報告すればよい」として，診療録の閲覧を認めなかった。また，民法第645条の受任者報告義務では，受任者は，委任者の請求があるときは，いつでも委任事務の処理の状況を報告し，または委任が終了した場合は，遅滞なくその経過および結果を報告しなければならないとしている。

いずれの判例も，「医師は説明・報告をしなければならないが，診療録の内容のすべてを告知する義務があるとはいえない」としている。

（2）カルテ等の診療情報の活用に関する検討会の発足

1997（平成9）年厚生省（現厚生労働省）に，「カルテ等の診療情報の活用に関する検討会」が発足し，翌年には，患者の求めがなくとも患者への説明や診療情報の提供を積極的に推進するための法制化の提言がなされた。

（3）診療情報の提供と診療録管理体制加算

1999（平成11）年，「国立病院等における診療情報の提供に関する指針」やガイドラインが国から公表された。また，遺族に対しても，死後6か月以内の開示を認めた。

2000（平成12）年1月，診療情報の提供は医師の責務とし，「診療情報の提供等に関する指針」を作成し公表した。これに続き，日本看護協会，都立病院などもそれぞれのガイドラインを出した。同年4月，診療報酬におい

＜診療録管理体制加算1に関する施設基準＞

（1）診療記録（過去5年間の診療録並びに過去3年間の手術記録，看護記録等）の全てが保管・管理されていること

（2）中央病歴管理室が設置されており，「医療情報システムの安全管理に関するガイドライン」（平成29年5月厚生労働省）に準拠した体制であること（令和3年1月5.1版）。

（3）診療録管理部門又は診療記録管理委員会が設置されていること。

（4）診療記録の保管・管理のための規定が明文化されていること。

（5）年間の退院患者数2,000名ごとに1名以上の専任の常勤診療記録管理者が配置されており，うち1名以上が専従であること。なお，診療記録管理者は，診療情報の管理，入院患者についての疾病統計（ICD10による疾病分類等）を行うものであり，診療報酬の請求事務（DPCのコーディングに係る業務を除く。），窓口の受付業務，医療機関の経営・運営のためのデータ収集業務，看護業務の補助及び物品運搬業務等については診療記録管理者の業務としない。なお，当該専従の診療記録管理者は医師事務作業補助体制加算に係る医師事務作業補助者を兼ねることはできない。

（6）入院患者についての疾病統計には，ICD（国際疾病分類）上の規定に基づき，4桁又は5桁の細分類項目にそって疾病分類がなされていること。

（7）以下に掲げる項目をすべて含む電子的な一覧表を有し，保管・管理された診療記録が，任意の条件及びコードに基づいて速やかに検索・抽出できること。なお，当該データベースについては，各退院患者の退院時要約が作成された後，速やかに更新されていること。また，当該一覧表及び診療記録に係る患者の個人情報の取扱いについては，「医療・介護関係事業者における個人情報の適切な取扱いのためのガイダンス」（平成29年4月14日（個人情報保護委員会，厚生労働省））に基づく管理が実施されていること。

　　ア　退院患者の氏名，生年月日，年齢，性別，住所（郵便番号を含む。）

　　イ　入院日，退院日

　　ウ　担当医，担当診療科

　　エ　ICD（国際疾病分類）コードによって分類された疾患名

　　オ　手術コード（医科点数表の区分番号）によって分類された当該入院中に実施された手術

（8）全診療科において退院時要約が全患者について作成されていること。また，前月に退院した患者のうち，退院日の翌日から起算して14日以内に退院時要約が作成されて中央病歴管理室に提出された者の割合が毎月9割以上であること。なお，退院時要約については，全患者について退院後30日以内に作成されていることが望ましい。

（9）患者に対し診療情報の提供が現に行われていること。なお，この場合，「診療情報提供に関する指針」（平成15年9月12日医政発第0912001号）を参考にすること。

＜診療録管理体制加算2に関する施設基準＞

（1）1の（1）～（4）及び（9）を満たしていること。

（2）1名以上の専任の診療記録管理者が配置されていること。

（3）入院患者についての疾病統計には，ICD大分類程度以上の疾病分類がされていること。

（4）保管・管理された診療記録が疾病別に検索・抽出できること。

（5）全診療科において退院時要約が全患者について作成されていること。

て，診療録の開示を前提とした「診療録管理体制加算（入院初日30点）」が新設され，2014（平成26）年の改定では「診療録管理体制加算1」が新設され，p.187の施設基準とともに，さらに高く評価された。

6. 医療事故に関する法規

医療事故が起きると，その内容により，「民事責任」「刑事責任」「行政責任」の3つのいずれかの法的責任を伴うことになる。

（1）用語の定義

1）医療事故

勤務する医療従事者が提供した医療に起因し，または起因すると疑われる死亡または死産であって，当該管理者が当該死亡または死産を予期し得なかったもの。

2）医療過誤

医療の過程において医療従事者が当然払うべき業務上の注意義務を怠り，これによって患者に傷害を及ぼした場合をいう。

3）医事紛争

診断や治療等の**診療行為**の結果発生した紛争は，すべて医事紛争になる。

（2）3つの法的責任と時効

1）民事責任

① **債務不履行**（民法第415条）

② **不法行為責任**（民法第709条）

・損害賠償請求権の**時効**（民法第166条第1項）

　① 権利を行使することができることを知ったときから5年

　② 権利を行使することができるときから10年

・不法行為に基づく損害賠償（民法第724条）

　① 損害および加害者を知ったときから3年

　② 不法行為のときから20年

2）刑事責任

① **業務上過失致死傷**（刑法第211条）

・刑の重さで決まる。死刑：時効は廃止された（2010年4月：刑事訴訟法改正）。

・人を死傷させた場合：5年以下の懲役若しくは禁錮又は100万円以下の罰金

診療行為

診療行為は問診から始まり，診察，検査から診断に至り，これらに基づき治療（投薬，注射，外科的手術等）が行われる。良質な医療の提供の根拠として，診療記録への記載が重要となる。

債務不履行

債務を負う者が契約（診療契約）上要求されている債務を履行しないこと。医療側の損害賠償責任者は，開設者である。

不法行為

加害者の行為故意または過失によるもの。医療者側の責任者は，加害行為を行った医師・看護師などの加害者。

・重大な過失により人を死傷させた場合も同様

② 時効（刑事訴訟法第 250 条）

・人を死亡させた場合・禁固以上：死刑を除く

刑　　　罰	時効期間
無期懲役又は禁錮	30 年
長期 20 年の懲役又は禁錮	20 年
その他の場合	10 年

・人を死亡させた場合・禁錮以上の刑以外

刑　　　罰	時効期間
死　刑	25 年
無期懲役又は禁錮	15 年
長期 15 年以上の懲役又は禁錮	10 年
長期 15 年未満の懲役又は禁錮	7 年
長期 10 年未満の懲役又は禁錮	5 年
長期 5 年未満の懲役又は禁錮又は罰金	3 年
拘留又は科料	1 年

3）行政処分

① 戒告（医師法第 7 条）

　　　　　（保健師助産師看護師法第 14 条）

② 3 年以内の医業停止（医師法第 7 条）

　 3 年以内の業務停止（保健師助産師看護師法第 14 条）

③ 免許の取り消し（医師法第 7 条）

　　　　　（保健師助産師看護師法第 14 条）

7. 診療情報管理実務の実際

（1）診療情報管理部門の組織的位置づけ

　公益財団法人 日本医療機能評価機構の評価項目「一般病院版 V.5.0」までは，「4.0 医療提供の組織と運営」の中で以下のように設定されていたが，「V.6.0」以降は，「3.1.6 診療情報管理機能を適切に発揮している」評価の視点として，「病院の機能・規模に応じて診療情報が適切に管理されていることを評価する」とされ，部署としての位置づけが明示されていない。なお，現在は 3rdG：Ver.2.0 である。

時　効

　一定の事実状態が長期間継続し，法的な真実が調査できない場合などに，法律上真実である根拠の有無を問わず，永続した事実を適合化する制度。

> ＜4.0　医療提供の組織と運営＞
> 　4.16.1.1　部門長は院長・副院長の直轄であるなどで，権限を有しているか確認する。

（2）診療情報管理部門の業務

　診療情報管理実務（本項では主として入院診療録関連）は，患者の診療録作成時の番号管理，退院による診療録の回収から点検（量的・質的），編綴（紙カルテ），**コーディング**，統計業務その他DPC関連，がん登録などがある。

1）診療記録の保管・管理

　医師・薬剤師・看護師その他コメディカルの診療記録やその他患者に係る情報を正確に収集し，「1患者1診療録」の考え方で一元的に管理する。

① **番号管理法（ナンバリング）**

・一元番号法（Unit Numbering System）：外来診療録は初診時に番号を付与し，入院や検査等医療機関のすべての場所で使用する。

　〔短所〕患者の二重登録防止のため，氏名，生年月日等，複数項目日による確認が必要。

・一連番号法（Serial Numbering System）：入院のつど，新たな番号を付与するという簡単な方法である。

　〔短所〕同一患者に複数の番号が付与されるため，診療録が分散する。

・一連一元番号法（Serial Unit Numbering System）：一連番号法と一元番号法の組み合わせによる。入院のつど番号を付与するが，退院後の編綴で，時に過去の診療録がある場合，つねにすべての診療記録が新しい番号の診療録に集めるので，分散しない。

　〔短所〕再入院が繰り返されるたびに前回の入院診療録の移動が必要となり，前回の入院番号の棚に空白箇所ができる。

② **保管法：紙カルテ（ファイリング）**

・連続番号順ファイリング（Serial Number Firing）：診療記録につけられた番号順に収納する方法。連続する番号順に並べる方法で，特に調整がいらない。

　〔短所〕収納・排出時に，番号の見誤りやミスファイリングが起きやすい。

・末位桁ファイリング（Terminal Digit Firing）：付与された番号の末位1桁や末位2桁でグループ化して棚を均等に使用できる。末位2桁は00〜09までの10グループに分ける（図4−39）。

・中間位桁ファイリング法（Middle Digit Filing）：付与された番号の中

疾病コーディング

　疾病を一定のルールで英数字を使用し符号化（コーディング）すること。国レベルで比較するため，WHOは共通の分類法・国際疾病分類（ICD）を作成した。

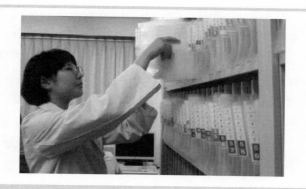

図 4-39 末位桁(ターミナルデジット)ファイリングによる保管・管理

　間位桁2桁でグループ化する方法で，その他は末位桁と同様である。

2）疾病コーディング

　① ICD-10 によるコーディング　　診療情報の利活用には，適切な傷病名の選択と ICD コーディングが重要である。レセプトの電算処理や電子カルテ導入などにより，ICD-10 に準拠した標準病名による病名登録となっているが，紙カルテの傷病名表記は，標準病名とは異なる表記も多い。

　疾病統計の国際比較の視点においても，世界で統一された分類法によるデータでなければ比較ができない。診療録の電子化に伴い，標準病名以外の傷病名マスターの整備など，診療情報管理部門のかかわりは重要である。

　国際疾病分類（ICD）は，17 世紀のロンドン死亡統計（小児固有の死因分類）がはじまりといわれている。その後統計の専門家が複数の手法を打ち出したが，国際的な標準化の必要性から，1953（昭和 28）年の第 1 回から国際統計会議において議論され改訂が加えられ，10 年後の第 2 回の会議で「致死に至らない疾病」の提案があり，並行して「疾病分類」の検討も行われてきた。おおむね 10 年ごとの改訂で，現在は第 10 回改訂（ICD-10）の分類体系が使用されている。

＜ICD-11 への改訂について＞

　ICD-10 からの章の組み換えや追加（性の健康関連の症状，睡眠・覚醒障害，エクステンション・コード，伝統医学）が行われる。

・日進月歩の基礎医学・臨床医学・公衆衛生分野における新しい知見を導入（医学の専門家を中心とした検討）。

・伝統医学を新たに導入（日中韓の伝統医学）。

・病名コードだけでなく，内容（疾患概念）を含めた情報体系への進化（内容：症状所見的／解剖学的／組織病理学的／遺伝学的　等）。

・電子環境での活用を前提としたシステム（目的とする視点により違った分類を導出）。

疾病，傷害及び死因の
統計分類
　厚生労働省 https://
www.mhlw.go.jp/
toukei/sippei/ を参照。

　日本では，2013（平成25）年1月のWHOの勧告のまま分類構造の変更は行わず2013年版の作成が行われ，2016（平成28）年1月から「ICD-10（2013年版）」が適用され，ICD-10（2013年版）に準拠した「**疾病，傷害及び死因の統計分類**」が作成され，活用されている。コードブックは，これまでの第2巻内容例示が第1巻に，総論は第2巻に変更となり，索引表は第3巻で変更はない。サイズは，B5からA5に変更になっている。

　主な改正点では，新たな疾病概念の確立や疾病概念の変更に伴う項目の新設や組み換え，細分化では，① 白血病，リンパ腫（C81-C96）では疾病概念が整理され，ホジキンリンパ腫，非ホジキンリンパ腫に大別されている。さらに，濾胞性，非濾胞性，T/NK細胞性等の区分と白血病も細分化された。② 痔核は循環器系（I84）であったが，消化器系（K64）へ移動された。③ 腎不全（N17-N19）は，急性腎不全と慢性腎臓病の概念が整理され，慢性腎臓病については痔核とともに，病期別分類が導入された。④ 薬剤耐性の病原体（U82-U85）では，耐性を示す薬剤がベータラクタム系とその他の抗生物質，抗菌薬，抗腫瘍薬に整理され，詳細に分類されている。

　医学の進歩や臨床での活用に対応した名称の変更，細分類等では，① インスリン依存性糖尿病〈IDDM〉は，1型〈インスリン依存性〉糖尿病〈IDDM〉（E10）に，② インスリン非依存性糖尿病〈NIDDM〉は，2型〈インスリン非依存性〉糖尿病〈NIDDM〉（E11）に変更された。用語の一部または全体にわたって異なった表現がある場合に〈　〉を用いて示している。また，和訳した用語の原語も〈　〉を用いる。

　統計上の必要性から新設されたものは，① 敗血症性ショック（R57.2）で，原死因選択において敗血症（A41.9）と区別する必要性があり，コードが新設された。② エマージンコードは，（U06-U07）である。

　② **ICD-9CM（手術および処置の分類）**　ICD-9-CM（International Classification of Diseases 9th Revision Clinical Modification）は，ICD-9・WHO刊行『ICPM医療行為の国際分類』を基にアメリカで開発されたものである。手術処置以外に，検査などの分類も索引でき，索引表と内容例示でできている。現在の分類法教育では，表4-13に示す診療報酬コードを主流としている。

　③ **ICDと統計**　ICDによる疾病や医療行為の投影は，臨床研究や医療の質，疾病予防，医療経営，病院経営など，具体的な把握や外的に示すことができる。近年ではDPCの導入により，診療報酬コード（J・Kコード）も使用されている。

　3）DPC/PDPS

　DPC/PDPSは，DPC（診断群分類）導入の影響評価に係る調査（退院患

レンサ球菌⇒連鎖球菌
カリニ肺炎を起こした HIV 病
⇒ニューモシシスチス・イロベチイ肺炎を起こした
HIV 病（B20.6）

第 1 章　感染症及び寄生虫症（A00-B99）

第 2 章　新生物（C00-D48）　◁ 新生物⇒新生物＜腫瘍＞　白血病，リンパ腫の概念の整理等

第 3 章　血液及び造血器の疾患ならびに免疫機構の障害（D50-D89）

第 4 章　内分泌，栄養及び代謝疾患（E00-E90）

第 5 章　精神及び行動の障害（F00-F99）

インスリン依存性糖尿病＜ IDDM ＞
⇒ 1 型＜インスリン依存性糖尿病＜ IDDM ＞
＞（E10）
非依存性も同様に 2 型＜インスリン非依存性糖
尿病＜ NIDDM ＞＞（E111）

第 6 章　神経系の疾患（G00-G99）

第 7 章　眼及び付属器の疾患（H00-H59）

第 8 章　耳及び乳様突起の疾患（H60-H95）

第 9 章　循環器系の疾患（I00-I90）

視覚障害（H54）国際眼科学会理事会
決議，WHO 勧告に基づく重症度の
分類に従い，細分項目の整理し直し

第 10 章　呼吸器系の疾患（J00-J99）

第 11 章　消化器系の疾患（K00-K93）

痔核：循環器系（I84）から消化器系
（K64）へ移動，病気別分類の導入

第 12 章　皮膚及び皮下組織の疾患（L00-L99）

第 13 章　筋骨格系及び結合組織の疾（M00-M99）

第 14 章　腎尿路生殖系の疾患（N00-N99）

第 15 章　妊娠，分娩及び産じょく〈褥〉（O00-O99）

第 16 章　周産期に発生した病態（P00-P96）

第 17 章　先天奇形，変形及び染色体異常（Q00-Q99）

第 18 章　症状，徴候及び異常臨床所見，異常検査所見で他に分類されないもの
　　　　　（R00-R99）

第 19 章　損傷，中毒及びその他の外因の影響（S00-T98）

第 20 章　傷病及び死亡の外因（V01-Y98）

第 21 章　健康状態に影響を及ぼす要因及び保健サービスの利用（Z00-Z99）

第 22 章　特殊目的用コード（U00-U99）

図 4-40　ICD-10（2013 年版）の分類体系

者調査）に基づき，診断群分類ごとの前年度の全国平均の実績を基に設定さ
れ，最新の診療実態を反映した点数設定となっている。DPC/PDPS の適正
な運用と，全国の急性期医療の適切な提供のためには，診療実態に合った
DPC 点数の設定が不可欠であるため，DPC の適切なコーディングが重要と
なる。

　DPC は三層構造になっている。

表 4－13　診療報酬コード（2021年4月現在）

手術コード－胃・十二指腸手術（抜粋）	
K 646	胃血管結紮術（急性胃出血手術）
K 647	胃縫合術（大網充填術又は被覆術を含む）
K 647-2	腹腔鏡下胃，十二指腸潰瘍穿孔縫合術
K 648	胃切開術
K 649	胃吊上げ固定術（胃下垂症手術），胃捻転症手術
K 649-2	腹腔鏡下胃吊上げ固定術（胃下垂症手術），胃捻転症手術
K 650	削　除
K 651	内視鏡的胃，十二指腸ステント留置術
K 652	胃，十二指腸憩室切除術・ポリープ切除術（開腹によるもの）
K 653	内視鏡的胃，十二指腸ポリープ・粘膜切除術

一層目：傷病名（主要な傷病名，病態…Diagnosis）

二層目：手術（主要な手術…Procedure）

三層目：その他の処置，副傷病名（入院時併存症，入院後発症），重症度

DPC制度での診療報酬は，包括部分（ホスピタルフィー）・DPCごとの1日あたりの点数に在院日数，医療機関別係数を乗じた点数で計算し，出来高部分（ドクターフィー等）を加算する。その他入院時食事療養費である。

DPC導入影響評価に係る調査のためのデータ提出が必要である。

メディケア

65歳以上の高齢者，障害年金および慢性腎不全患者等を対象としたアメリカの公的医療保険制度で，診断群分類による1入院あたりの包括支払方式である。

< DPC制度による診療報酬算定の概要>

DPCの歴史は，1968年のアメリカエール大学でのQC（Quality Control：品質管理）活動を医療に応用する研究に端を発している。アメリカで開発された診断群分類は「DRG/PPS：Diagnosis Related Group Per Payment System」と称され，病院マネジメントの指標として開発され，**メディケア**の入院医療費の支払い方式として導入された。

日本では，1998年に国立病院等10病院による日本版DRG：1入院あたりの包括支払制度の試行がスタートした。MDC（主要診断群）数13，分類総数270，包括対象分類数183であった。2001年4月からは試行病院と包括支払いを伴わない調査協力医療機関（5国立病院，54民間病院，1特定機能病院）を対象とし，MDC数15，分類総数532，包括対象分類数267に拡大し，2003年3月で試行の5年を終了した。

2003年4月からは，特定機能病院等82病院にDPC/PDPS（1日あたり）の支払い制度（MDC数16，分類総数2,552，包括対象分類数1,860）が導入された。2004年4月より82の特定機能病院等に62の試行的適用病院が加わり，MDC数16，分類総数3,074，包括対象分類数1,726（2005年7月から1,717）になった。その後診断群分類の見直しが行われ，2020年4月現在の

DPC 対象病院は 1,757 件で，MDC 数 18，分類総数 4,557，包括対象分類数 3,990（支払分類数 2,260）であった。分類総数や包括対象分類数，支払分類数は 2018 年より減少している。

DPC/PDPS（Diagnosis Procedure Combination/Per-Diem Payment System）とは急性期入院における診断群分類に基づく 1 日あたりの定額支払制度のことで，対象は，急性期一般入院基本料（特定機能病院又は専門病院の 7 対 1 又は 10 対 1 入院基本料）の届出を行っている病院であって，厚生労働大臣が認めたＤＰＣ対象病棟である。

Diagnosis：診断群　Procedure: 処置・手術・検査等　Combination: 組み合わせ　Per-Diem：1 日あたり　Payment System：支払制度。

表 4-14　MDC（主要診断群）一覧表

MDC	MDC 名称
1	神経系疾患
2	眼科系疾患
3	耳鼻咽喉科系疾患
4	呼吸器系疾患
5	循環器系疾患
6	消化器系疾患，肝臓，胆道，膵臓疾患
7	筋骨格系疾患
8	皮膚・皮下組織の疾患
9	乳房の疾患
10	内分泌・栄養・代謝に関する疾患
11	腎・尿路系疾患及び男性生殖器系疾患
12	女性生殖器系疾患及び産褥期疾患・異常妊娠分娩
13	血液・造血器・免疫臓器の疾患
14	新生児疾患，先天性奇形
15	小児疾患
16	外傷・熱傷・中毒
17	精神疾患
18	その他

MDC

Major Diagnostic Category

ICD-10 に基づく主要診断群。

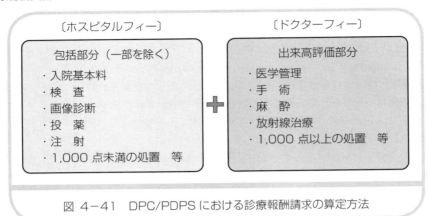

図 4-41　DPC/PDPS における診療報酬請求の算定方法

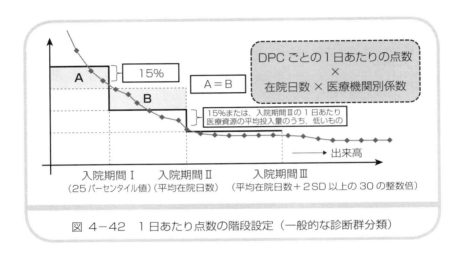

図 4-42　1 日あたり点数の階段設定（一般的な診断群分類）

4）診療情報の点検

診療の記録は，医療サービスが提供され，その行為が正しく記録されてはじめて一連の業務が終了となる。この記録が，「**医療の質**」を証明するものとなる。診療録の点検は，診療情報の二次活用や「医療の質向上」および「健全な経営への分析」につながるための重要な業務である。

①　**量的点検**　　量的点検では，必要な帳票の有無，これらの記載責任者の署名，日付，他人の帳票の混入等の有無を点検する。

②　**質的点検（監査：audit）**　　診療の事実に基づいた診療の記録がなされているか，主傷病名の適切な選択ができているか。診断名と適切な転帰の記載の有無を確認する。

病状や手術等の説明と同意書の存在，診断を裏づける検査結果や記録の有無，入院基本料の算定要件である「入院診療計画書」の多職種による作成，7 日以内の文書による説明・同意の署名，複写の診療録編綴，退院時要約（サマリー）14 日以内の作成の確認が必要である。

医療の質

ISO では，質とは，本来備わっている特性の集まりが要求事項を満たす程度と定義している。

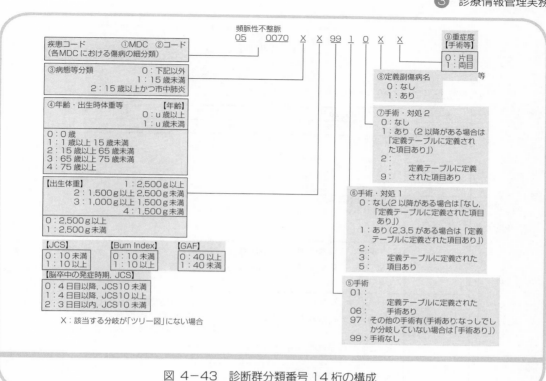

図 4-43 診断群分類番号 14 桁の構成

組織的な取り組みとして，診療録監査委員会による監査が望ましい。また，医師が医師の記録を監査するような同僚評価（peer review）を行うことや，診療情報管理部門による，適正な診療記録作成のための支援を行うことにより，記録の充実につながる。

5）貸出管理

診療録の貸出や出庫目的は，退院後の外来診療や再入院，書類作成，開示研究等がある。診療録の紛失や情報の漏洩の視点から，研究等は閲覧室を設置することで，貸出を規制することが可能になる。アリバイ管理には，「スリップ方式」「アウトカード方式」「ブックカード方式」やコンピュータによる貸出し管理等がある。いずれの貸出し方法であっても，長期の貸出しでは，督促も必要である。

6）各種登録

① がん登録　施設内で診断・治療を行ったがん患者について，がん診療連携拠点病院や都道府県認定病院が行う「院内がん登録」や，各学会の「臓器がん登録」，都道府県が主体で実施する「地域がん登録」がある。地域がん登録は，2016（平成 28）年 1 月からは，日本で「がん」と診断されたすべての人のがんデータを国が一元管理する「全国がん登録」となり，がん

スリップ方式

2 枚複写の貸出票の 1 枚を空のフォルダーボックスに入れ，もう 1 枚を手元に置く。

アウトカード方式

アウトカードを空のフォルダーに入れ貸出し表示する。

ブックカード方式

個々の診療録の裏ポケットに貸出しカードを入れて貸出時に必要事項を書いてケース保存する。

入院診療計画書

（患者氏名）（Id：015）山倉 史人 様

入院年月日	令和 2 年 10 月 20 日
病棟・病室	3A・301-3
主病名その他 考え得る病名	急性虫垂炎
症　状 主　訴	昨夜より上腹部痛あり。 今朝より悪心
治療計画	□ 保存療法　　□ 教育入院　　□ 経過観察 □ 精　査　　☑ 手　術　　□ 理学療法 □ その他：
検査予定	□ CT　　　　□ MRI　　　　□ 血管撮影 □ 心カテ　　□ 内視鏡　　□ 超音波 □ その他：
処　置	虫垂切除術（虫垂周囲潰瘍を伴わない） 脊椎麻酔
特別な栄養管理	☑ あり　　　　□ なし
推定入院期間	およそ 6　☑ 日　　□ 週間　　□ ヶ月
医師以外の 関連職種	5．看護師／藤田 美和　　　　10．その他／南　香奈
その他（看護 ・リハビリ等 の計画）	痛みの軽減を図り，安楽な療養が送れる ように支援します。 看護師／藤田 美和 ／ 重湯から徐々に通常食に切り替えられる よう，食事摂取量等の栄養管理を行い， 入院療養を支援します。 管理栄養士／南　香奈

（吹き出し）医師以外の看護師，薬剤師，理学療法士，管理栄養士等関係する多職種の入院計画が必要

（吹き出し）特別な栄養管理の必要性要チェック

＊病名等は，現時点で考えられるものであり，今後検査等を進めていくにしたがって変わり得るものであります。

令和2年10月20日　医療機関名称　山陰女子大総合病院
　　　　　　　　　　医療機関所在地　〒738-8504　広島県佐方本町1-1
　　　　　　　　　　外科　医師　外山 忠志　　　　　　　　　　印

（吹き出し）入院後 7 日以内の作成・文書による説明・同意

同意年月日　　　　年　　月　　日
患者氏名　＿＿＿＿＿＿＿＿
代理人氏名　＿＿＿＿＿＿＿
続柄（　　　　　）

図 4-44　入院診療計画書（模擬患者）

治療を行う病院のすべてが登録することになった。診療所のうち，その同意を得て都道府県が指定する診療所は，病院同様に登録する（手上げ方式）。

がん登録の研修は，これまでは国立がん研究センターが主として行ってきたが，今後は，施設で標準的ながん登録の実施に必要な技能を有する実務者の認定を行う。また，これは，全国がん登録の精度向上に向けた，医療機関

退院時要約

退院後14日以内に作成

記載日　令和2年10月25日
記載者：外科／外山 忠志

（フリガナ）：ヤマクラ フミト
患 者 氏 名 （ID：015）山倉 史人
生年月日（年齢）：平成10年10月20日（22歳）
住所：〒105-0004 東京都港区新橋4-8-9

性別：男
職業：学生

病棟・病室：3A・301-3
TEL：03-455-1468

| 入 院 日 | 令和2年10月20日 | 退 院 日 | 令和2年10月25日 | 在院日数 | 6日 |

入院経路 ☑1. 外来 □2. 救急 □3. 院内出生 □4. 転入院 □5. その他（　　　）
紹介：□無　□有（　　　）

退院経路 ☑1. 外来 □2. 転院 □3. 予定 □4. その他（　　　）
紹介：☑無　□有（　　　）

| 転科 | 平成　年　月　日　　科から　　　科へ | 平成　年　月　日　　科から　　　科へ | 手術区分：□無　✓有 （ □手術室　□その他 ） |
| 兼　科 | | | |

●紹介元：
●紹介先：

紹介時報告書(返信)：平成　年　月　日　□済　□未済
情報提供書　：平成　年　月　日　□済　□未済

診断名
急性虫垂炎

紹介元, 紹介先の有無要チェック

血液型：　　型 Rh（　）
感　染：□HBs □HBV □STS □MRSA
　　　　□その他（　　　）
アレルギー：
輸　血：☑無　□有
血液製剤使用：☑無　□有

転帰：□1. 治療 ✓2. 軽快 □3. 不安 □4. 憎悪 □5. 中止 □6. 死亡 □7. その他（　　） □●● □●死因
死亡時剖検：□1. 有 □2. 無 死因（　　　）

手術・処置	施行日	術者	麻酔
1. 虫垂切除術（虫垂周囲潰瘍を伴わない）	平成28年10月20日	外科／外山 忠志	3.脊椎
2.	平成　年　月　日		
3.	平成　年　月　日		
4.	平成　年　月　日		

病理診断
1. （診断日：平成　年　月　日）
2. （診断日：平成　年　月　日）

主訴・現病歴・既往歴・家族歴・身体所見・検査所見・入院中経過・退院時処方・次回外来予定等

【主訴】：上腹部痛, 悪心, 疝痛
【現病歴】
　平成28年10月19日夕より上腹部の痛み出現。20日朝より悪心続き当科受診。
　疝痛, 顔面蒼白　白血球11,500
　上記症状, 検査結果から, 急性虫垂炎と診断。手術目的で緊急入院となった。
【入院後の経過】
　虫垂切除術（虫垂周囲潰瘍を伴わない）19：00施行。（脊椎麻酔）
　病室入室・・・19：30（20日夕食まで食無し）, 22日重湯から開始し, 23日から常食とした。
　20日術後・21日　ペントシリン1g入りの点滴施行。
　22日：ペントシリン1g＋Aq1管朝夕を静注した。
　術後の創部, 経過良好にて25日抜糸。10：00の退院となった。
【退院時処方】
　処方無し。
【今後の方針】
　退院翌日外来受診　問題なければ治療終了とする。
　　　　　　　　　以下余白

今後の方針, 退院時処方がある場合の記載要チェック

追記, 改ざん防止に, 以下余白

図 4-45　退院時要約・サマリー（模擬患者）

でのがん登録実務者の位置づけを明確にすることにもなる。
　「がん」と「癌」の違い：「がん」は, 広い意味でのがんを表現する場合に使い, 「癌」は, 個別の癌を表現する場合に使う。
【例】
　がん登録, 院内がん登録, 全国がん登録, 臓器がん登録, がん統計など。
　胃癌, 肺癌, 大腸癌, 乳癌, 前立腺癌など。

がんの局在や形態コードは ICD-O（腫瘍学）を使用し，がんの拡がりやリンパ節転移，他臓器への転移，病期分類は UICC の TMN 分類を使用する。

② **NCD：National Clinical Database**　全国の参加施設で実施された手術等の治療情報をインターネットにより中央組織に集約，外科系専門医制度と連携する症例のデータベースである。NCD は，登録データを分析し，手術を行っている施設診療科の特徴や医療水準の評価，適正な医師の配置，特定条件，手術の予後や死亡・合併症等について明確化することを目的としている。登録実務は医師事務作業補助者として，診療情報管理士が実施している施設もある。

③ **外傷登録**　日本の外科系医療の現状を把握するために，日本救急医学会診療の質評価指標に関する委員会と日本外科学会 Trauma Registry 検討委員会が中心となり日本外傷データバンクが構築され，外傷データ（患者初期情報，病院前情報，転送情報，来院時情報，検査，処置，手術，診断名，損傷重症度，入・退院情報）を集積・解析し，外傷治療の質の向上を目的としている。

7）がん登録の概要

① **全国がん登録**　地域でのがんの罹患を把握 − 登録：26 項目

国および都道府県による利用および提供のために，2016（平成 28）年に施行された「がん登録等の推進に関する法律」（がん登録推進法）の定めにより，国が国内におけるがんの罹患，診療，転帰等に関する詳細な情報をデータベースに記録し保存することを目的としている。個人情報は匿名化し，**名寄せ**を行って一元化される。死亡情報は，国レベルで一元入手し，病院等に提供される。がん患者の死因分析等も視野に入れられている。

がん登録等の事務に従事する者は，以下の守秘義務を負うことになる。

名寄せ
複数のデータから重複した人名などを削除すること。

＜がん登録推進法＞
（全国がん登録情報等の取扱いの事務に従事する国の職員等の秘密保持義務）
第二十八条
7　病院等において届出に関する義務に従事する者又は従事していた者は，その義務に関して知り得た届出対象情報に関するがんの罹患等の秘密を漏らしてはならない。
第五十五条　第二十八条第七項の規定に違反して届出対象情報に関するがんの罹患等の秘密を漏らした者は，六月以下の懲役又は五十万円以下の罰金に処する。

（全国がん登録情報等の取扱いの事務に従事する国の職員等のその他の義務）
第二十九条
7　病院等において届出に関する業務に従事する者又は従事していた者は，その業務に関して知り得た届出対象情報をみだりに他人に知らせ，又は不当な目的に使用してはならない。

② 　院内がん登録　　施設のがん診療状況の把握－登録：99 項目

　がん医療を提供する病院でのがん医療状況を把握するため，当該病院でがんの診療が行われたがんの罹患や診療，転帰等に関する詳細な情報を記録し保存する。さらに，がん情報を国立がん研究センターに提供することにより，病院ごとのデータを比較することができる。また，「全国がん登録」の登録項目よりも詳細な情報を収集することを目的としている。

　地域において，がん診療を中心的に行う施設であるがん診療連携拠点病院等は，原則二次医療圏に 1 か所を指定している。院内がん登録を普及させるために，全国がん登録より細やかな情報を病院単位で集める。さらに，詳細な情報が追加収集できる。さらに，診療報酬の手術や投薬情報などとも紐づけられる。

＜全国がん登録の届出＞
　がん登録の情報は，病院等から都道府県の登録室に送るようになるが，セキュリティに配慮した方法により移送しなければならない。
　厚生労働省は，届出情報および移送の電子化を推進しており，オンラインによる移送の体制が整備された場合には，オンラインによる届出を推奨している。

参考文献●

・安藤秀雄ほか：最新 医事関連法の完全知識 2020 年版，医学通信社（2020）
・山田雅資，飛田美琴画：コミック医事課のお仕事 2020-21 年版，医学通信社 （2020）
・ブリタニカ国際大百科事典 小項目版 プラス世界各国要覧，ブリタニカジャパン （2019）
・渋谷明隆編著：MBA 流ケースメソッドで学ぶ 医療経営入門Ⅱ，日経 BP（2015）
・木津正昭：最新・医療事務入門 2016 年版，医学通信社 （2016）
・青地記代子監修：最新医療事務のすべてがわかる本，日本文芸社 （2008）
・協会けんぽ：保険証を提示して治療を受けるとき
　https://www.kyoukaikenpo.or.jp/g3/cat310/sb3010/r58
・全日本病院協会：全日本病院協会における個人情報保護指針について
　http://www.ajha.or.jp/about_us/nintei/pdf/05.pdf
・日本医師会：平成 22・23 年度　日本医師会認定医療秘書のあり方に関する検討委員会（プロジェクト）報告書
・厚生労働省医政局長通知：医師及び医療関係者等と事務職員等との間等での役割分担の推進について

・社会保険研究所：医科点数表の解釈　令和2年4月版
・ケアアンドコミュニケーション：電子カルテシステムの理解と演習　2020年度版
・中村雅彦：基礎から学ぶ医師事務作業補助者研修テキスト改訂第4版，永井書店（2014）
・日本病院会　診療情報管理士通信教育：医師事務作業補助者コース
　http://www.jha-e.com/ishijimu/contents
・有吉澄江：伝わる記録・使える記録－医療記録の歴史と安心と安全・満足度向上のための看護記録，師長主任業務実践，16（334），30〜59（2011）
・厚生労働省：疾病，傷害及び死因の統計分類
　http://www.mhlw.go.jp/toukei/sippei/
・鈴木　昶：日本医家列伝，大修館書店（2013）
・安田健次郎：西洋医学の伝来とドイツ医学の選択，慶應医学，84（2），69〜84（2007）
・厚生労働省保険局医療課医療指導監査室：保険診療の理解のために【医科】（令和2年度）　https://www.mhlw.go.jp/content/000544888.pdf
・日本医療機能評価機構：病院機能評価（3rdG:Ver.2.0）評価項目　一般病院評価項目　平成30年4月1日の訪問審査より　https://www.jq-hyouka.jcqhc.or.jp/post/outline/info/2463
・厚生労働省保険局医療課：DPC/PDPS 傷病名コーディングテキスト　改訂版（第4版）　令和2年4月

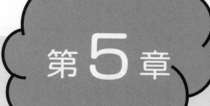

第5章

統計業務

医療機関は広範囲かつ大量のデータを取り扱う必要がある。院内では診療情報，医療情報，医療事務情報などが発生し，院外からは新聞や雑誌の記事，学会発表等の医療に関する最新情報が提供される。多用な上司が短時間で必要な情報を入手して把握できるよう，医療秘書にはこれらの情報を整理・保管・管理する技能が求められる。

情報を整理するには提供された情報を理解し要約する能力，情報をわかりやすく表現するにはデータを図表化する能力が必要である。加えて，疾病分類や診療区分別集計，入院および外来患者数集計などのデータ処理に関しては，統計処理の知識や手法が必要となる。

本章では，このような統計処理に必要となる基本的な統計学用語の意味やその利用法を解説するとともに，主な統計的手法による表やグラフを示し，それらの内容を読み解くために必要な解釈について述べる。

 ## 統計処理の定義

統計処理とは，与えられたばらつきのある膨大なデータを数値化し，ある指標に従って操作・分類することで，そのデータの特性や意味を読み解くための手法である。データの個数や最大値，平均値を求めたり，データの属性に応じて分類したりするなどして比較・検証することで，本質的な問題解決や方針決定の判断などに利用する，効果的なデータ処理手法である。

例えば，外来患者における**新患率**や入院患者の**平均在院日数**などのデータは，日別や月別にとらえてその推移を統計的に分析することで，医療機関の運営上に必要な意思決定材料のひとつとして役立てることができる。一方で，データ操作や分類の方法を間違えたり，統計的に処理されたデータを読み違えたりすることで，機会を逸したり，大きな損失を被ったりすることも起こりうる。正しい理解のもとに，データを操作・分類し，その結果に対して的確な解釈をすることが重要である。

新患率
　　p. 216 参照。

平均在院日数
　　p. 216 参照。

❷ 主な統計的指標

1. 平均と度数分布

平均値

統計用語としての平均値は，英語表記でmeanと記すことが一般的であるが，Microsoft Excelのような表計算ソフトウェアの関数名においては，AVERAGEと記す場合もある。

端的に表現する

集団データを端的に表現する統計量を代表値と呼び，このほか中央値や最頻値などがある。

外れ値

極端に離れたデータ。

度数分布グラフ

ヒストグラム（histogram）とも呼ぶ。

統計処理では，日常生活においても馴染み深い平均値を求めることが多い。例えば，「30代男性の基礎代謝量」や「20代女性の摂取エネルギー量」といった，ばらつきのある集団データの性質について**平均値**を用いて**端的に表現**することができる。集団データの合計値をデータの個数で割ることによって求める平均値は算術平均値とも呼ばれ，重要な統計量のひとつである。一方で，複数の集団データを比較する場合において，平均値が同じような結果を示していても集団データの特性や傾向が異なる場合もある。

具体例として，ある2つの地域の1週間の気温を表5-1に示す。本表では，1週間の平均気温が両地域ともに24.0℃となっているものの，A地域とB地域の曜日別のデータをよく観察してみると，A地域の寒暖差（21.4〜25.4℃）が小さいのに比べ，B地域の寒暖差（12.5〜34.3℃）は明らかに大きく，両地域の気温変化には違う特性が読みとれる。また，このことは，もし，集団データの中に**外れ値**が含まれていると，平均値には，その外れ値に大きく影響されるという弱点があることを示している。

さらに詳しく調べるため，表5-1の2地域の週間気温データを，表5-2の最左列に示すような気温範囲に区分し，それぞれの区分にあてはまる週間気温データの出現回数をカウントする。統計処理では，この気温範囲のような区分を階級，データの出現回数をカウントしたものを度数，そして，表5-2のような表を度数分布表と呼ぶ。また，表5-2を**度数分布グラフ**として表現したものが図5-1である。

このように度数分布とは，集団データをある階級に従って分類し，それぞれの階級にあてはまるデータの個数を度数として積み上げ，集団データのばらつき度合を表現したものである。図5-1では，2地域の気温のばらつき度合が視覚的に表現されており，地域別の特性の違いを確認できる。度数分布グラフは，平均値などの代表値だけではわからない集団データの特性を視覚化するのに有効な手法である。

表 5-1　2 地域の週間気温比較（単位：℃）

曜　日	A 地域	B 地域
日曜日	24.1	12.5
月曜日	25.3	23.4
火曜日	25.0	33.5
水曜日	21.4	22.4
木曜日	22.2	26.3
金曜日	25.4	34.3
土曜日	24.5	15.7
1 週間の平均	24.0	24.0

注）1 週間の平均は小数点第 2 位以下を四捨五入。

表 5-2　2 地域の週間気温の度数分布

階　級 （気温範囲）	度　数	
	A 地域	B 地域
10℃以下	0	0
10℃超 15℃以下	0	1
15℃超 20℃以下	0	1
20℃超 25℃以下	5	2
25℃超 30℃以下	2	1
30℃超	0	2
合　計	7	7

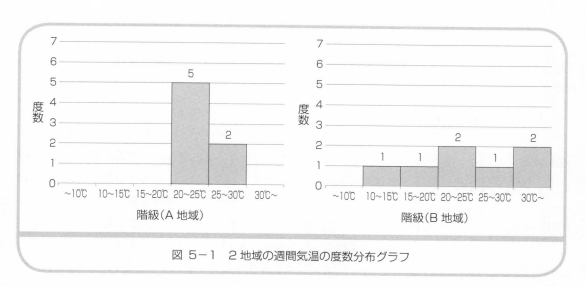

図 5-1　2 地域の週間気温の度数分布グラフ

2. 分散と標準偏差

ここでは，度数分布グラフで視覚的にとらえたばらつき度合を定量的に比較・判定しやすいように数値で表現することを考えてみる。集団の個々データのばらつき度合は，その集団の平均値と個々のデータ値の差でとらえられる。この差を偏差と呼び，負の値を打ち消すために偏差を2乗し，それぞれを足し合わせたものを偏差平方和と呼ぶ。偏差平方和は，集団データのばらつき度合を表現できているが，集団のデータ個数によって値が変動してしまう。

そこで，式5.1に示すように偏差平方和をデータ個数で割って平均を求め，偏差平方和の変動を解消したものが分散である。分散は，集団データのすべての値を反映しており，複数の集団データのばらつき度合を比較・判定する際の指標となる。

ただし，分散では偏差を2乗した値を用いているため，例えば重さや距離といった個々のデータ値の単位と分散の単位にずれが生じてしまう。よって，式5.2に示すように分散の平方根を求め，単位合わせを施したものが**標準偏差**である。標準偏差を用いることで，値に対して違和感を覚えずにばらつき度合を比較・判定することが可能となる。

ちなみに，表5−1におけるA地域とB地域の標準偏差は，それぞれ**1.5**と**7.6**であり，この値からA地域に比べ，B地域のばらつき度合が大きいことを確認できる。

値の変動

集団のデータ個数が多くなるにつれて，偏差平方和の値は大きくなってしまう。

標準偏差

標準偏差は，英語でstandard deviation，略してSDと表記される。

1.5と7.6

ここでの標準偏差は，小数点第2位以下を四捨五入している。

A地域週間気温の分散

$$= \frac{(24.1-24.0)^2 + (25.3-24.0)^2 + \cdots + (24.5-24.0)^2}{7} \quad \cdots\cdots\cdots \text{(5.1)}$$

A地域週間気温の標準偏差 $= \sqrt{\text{A地域週間気温の分散}}$ $\cdots\cdots\cdots\cdots\cdots$ (5.2)

3. 母集団と標本

国勢調査

ある時点での人口および世帯に関する各種属性のデータを全数調査するもの。属性には，年齢および性別・配偶関係・世帯構成・就業状態などが含まれる。

統計処理で扱うデータには，5年ごとに実施される**国勢調査**のような集団データが処理対象のすべてを含んでいるものと，選挙時の投票結果速報に利用される出口調査のような無作為に**抽出**した部分的であるものがある。統計処理では，処理対象のすべてを含んでいる集団データを母集団と呼び，母集団から無作為に抽出された部分的な集団データを標本と呼ぶ。

母集団の全データが収集できない場合でも，数学的確率の理論に基づき，

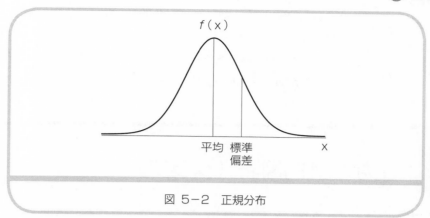

図 5-2　正規分布

標本の平均や分散（標本平均と標本分散）を求めることで，母集団の平均や分散（母平均と母分散）を推測できる。この推測では，自然科学や社会科学の現象モデルとして代表的である図 5-2 に示すような**正規分布**が用いられる。母集団の分布が平均値付近に集約し，平均値を中心として左右対称に滑らかに広がるようなモデルである。

　また，ある確率で標本平均が推測した母平均を含んでいるような範囲のことを信頼区間と呼ぶ。一般的な統計処理では，95% の確率で母平均を含んでいる範囲を示す 95% 信頼区間を用いることが多い。信頼区間は，以下の式で求めることができる。

$$信頼区間 = 標本平均 \pm t \times 標準誤差 \quad \cdots\cdots\cdots\cdots\cdots\cdots\cdots\cdots\cdots\cdots (5.3)$$

　ここで，t は t 分布表と呼ばれる標本サイズに応じた定数表を用いて代入する値であり，**標準誤差**は標本平均の標準偏差と同等である。

抽　出
　抽出のことをサンプリング，無作為に抽出することをランダムサンプリングとも呼ぶ。

正規分布
　ガウス分布とも呼ばれる。

標準誤差
　英語で standard error，略して SE と表記される。

4. 仮説検定

　統計処理において，2 つのグループ（母集団や標本）で比較検討を行う場合，結果として得られた差異が，本質的な違いによって得られた有意なものなのか，偶然生じたものなのかを見極めることが重要となる。そこで，確率の概念を用いてこの有意性を証明することを仮説検定と呼ぶ。

　仮説検定では，はじめに比較対象のグループ間に差異はないという帰無仮説を立て，統計検定量を計算し，その結果を解析する。仮説検定の結果は，帰無仮説が正しい確率を示す P 値で表現され，P 値が小さいほどグループ間に差異がある確率が高いことを示している。また，有意な差異の基準となる値を有意水準と呼び，P 値は有意水準の限界値でもある。

P 値
　P 値の P は probability（確率）の頭文字であり，例えば $P = 0.01$ は $P = 1\%$ と同等である。

207

例えば，「$P<0.05$」と記されていた場合，有意水準は 0.05（5%）であり，P 値はそれよりも小さいということになる。この場合，「グループ間に差異がない確率が 5% 未満である」となり，換言すれば「95% 超の確率でグループ間に差異がある＝グループ間に有意な差異がある」という結果を示している。

❸ 主な統計的図表（グラフ）

1. グラフの基本

定量的である数値データは表にまとめるだけでなく，グラフで示すとよい。グラフ化することによって，数値の量的変化・比較・割合などが視覚的にわかりやすく表現できるとともに，データの内容・意味の把握や，今後の予測などを行いやすくなる。グラフ作成には，表計算ソフトウェアを利用するとよい。表形式の数値データを種々のグラフへ容易に変換可能である。

なお，グラフ作成にあたっては，データの性質に応じてどのグラフを選べばよいか，何の値をどのように示せばよいかなどを十分に検討する必要がある。例えば，図 5-3 に示すように同じ元データであっても，棒グラフと折れ線グラフでは，**与える印象は大きく異なる**。また，グラフ軸の単位（℃ など）や最大値を適切に設定するなど，正しく伝えることを意識してグラフを作成することが重要である。

元データは表 5-1 であり，時系列変化を確認する目的で折れ線グラフが適当と考えられる。

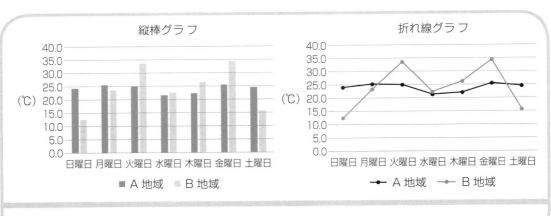

図 5-3　折れ線グラフと縦棒グラフの印象の違い

2. グラフの種類

表計算ソフトウェアで作成できる代表的なグラフの種類と主な用途について表 5-3 にまとめるとともに，棒グラフと折れ線グラフを重ね合わせた「複合グラフ」を用いてグラフの構成要素を図 5-4 に示す。

表 5-3 主なグラフの種類とその用途

分　類	グラフ名称	解説・主な用途
縦　棒	集合縦棒	いわゆる普通の棒グラフ。 値の大小を表現（比較）したい場合などに利用するとよい。
	積み上げ縦棒	項目の値を積み重ねた棒グラフ。 項目だけでなく，**累計**の値を表現（比較）したい場合などに利用するとよい。
	100% 積み上げ縦棒	全体を 100% としたときの，各項目の構成比率（内訳）を表現した棒グラフ。 系列間で**構成比率を比較**したい場合に利用するとよい。
折れ線	折れ線	いわゆる普通の折れ線グラフ。 時系列に沿った**値の変化（推移）**を表現したい場合などに利用するとよい（一般的にはマーカーつきを利用）。
円	円	いわゆる普通の円グラフ。 各項目の**構成比率**を表現したい場合に利用するとよい。
横　棒	集合横棒	**集合縦棒**を横にしたグラフ。
	積み上げ横棒	**積み上げ縦棒**を横にしたグラフ。
	100% 積み上げ横棒	**100% 積み上げ縦棒**を横にしたグラフ。
散布図	散布図	データ間にある関連性を表現するため，各軸に項目（変数）を割り当てたグラフにデータをプロットしたもの。 **相関図**とも呼ばれる。
ドーナツ	ドーナツ	円グラフと同様に，各項目の構成比率を表現したい場合に利用するとよい。 円グラフと異なり，複数の系列を取り扱うことができる。
レーダー	レーダーチャート	値の大小だけでなく，項目間の**バランス**を表現（比較）したい場合に利用するとよい

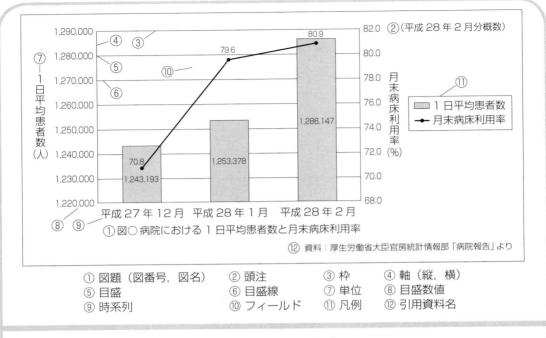

① 図○ 病院における1日平均患者数と月末病床利用率

⑫ 資料：厚生労働省大臣官房統計情報部「病院報告」より

① 図題（図番号，図名）	② 頭注	③ 枠	④ 軸（縦，横）
⑤ 目盛	⑥ 目盛線	⑦ 単位	⑧ 目盛数値
⑨ 時系列	⑩ フィールド	⑪ 凡例	⑫ 引用資料名

図 5−4　グラフの構成

④ 医療統計

1. 医療統計

（1）医療統計の意義

　近年，インターネットの普及や病院における電子カルテシステム，オーダエントリシステム，データウェアハウスの進展により，多くの業務が「もの」の管理から「情報」の管理へと大きく転換してきた。

　そのために，これまで困難とされてきたさまざまな情報が誰でもどこでも簡単に入手できるようになり，用途に合ったアプリケーションソフトを用いて，分析・加工し，利用・活用できるようになった。

　また，日本において国民医療費の高騰，診療報酬のマイナス改正による病院経営の悪化，医学・医療の進歩，DPC制度の導入，疾病構造の変化，診療録の開示，がん登録の法制化など医療環境が大きく変貌する中，医療における統計業務も大きく変化し，ますますその重要性，必要性が増してきた。

　さて，病院における統計業務は日々の活動を数値としてとらえ、それを蓄積・分析したうえで病院の経営状態や患者の動向，医学研究，疾病予防などに役立たせるためにあり，必要に応じて各種の日報・月報・年報などを作成する。

　このように医学・医療分野に関するデータに基づいた統計を医療統計という。統計処理において得られた各種のアウトカム（医療評価指標）情報は，患者が病院を選ぶ指標となることや，医療の質と効率性を検証できること，医療施設と比較することで自院の特性や医療水準を知ることができ，今後の病院経営に非常に有用な資料となる。

（2）医療統計の種類

　医療にかかわる統計は，いくつかに大別することができる。ひとつは，診療報酬の月別・年度別収入や医療費の未収金，年間の外来患者数等，病院の全体の数値の動向を表す「医事的な統計」と，疾病別の患者数，疾病別・患者別の入院期間や医療費等，患者個人の数値の動向を表す「診療情報管理的な統計」である。

　前者は，集団としての「数」を基礎としていることから，マクロ的な評価

指標や統計といえる。主に医事課の担当者が取り扱う。後者は，個々の患者の記録やデータを基本とすることからミクロ的な評価指標といえ，診療情報管理室において作成する。

　さらに，医療統計は，患者統計（狭義の意味での医療統計）と疾病統計に分けられる。患者統計は診療内容を数値で示したもので，外来患者数，入院患者数，病床利用率，平均在院日数，院内死亡率，剖検率などがある。疾病統計はこれらを疾病別に分析して診療科，年齢，地域，在院日数，性別，転帰別に数値で表したものである。

2. 統計調査

　病院は，医療法施行規則第13条の規定により病院報告（患者票）を管轄する保健所に提出しなければならない。厚生労働省は，病院の経営成績および財政状況を継続的に把握して医療行政の基礎資料を得るとともに，病院の健全な運営に資するために経営管理の指標の作成を目的に全国の病院や診療所に調査を行いその結果を公表している。主な統計調査には表 5-4 に示すようなものがある。

表 5-4　主な統計調査

調査名	調査内容	調査対象	調査周期
患者調査	その傷病状態等を明らかにする	全国の病院，診療所（歯科）	3 年周期
受療行動調査	受療状況や受けた医療に対する満足度等を患者から調査することにより患者の医療に対する認識や行動を明確化	一般病院を利用した患者	3 年周期
医療施設調査（動態・静態）	医療施設の分布および整備の実態を明らかにし，医療施設の医療機能の把握	全国の病院，一般診療所（歯科）	毎月（動態）3 年周期（静態）
病院報告（月報・年報）	患者の利用状況および病院の従事者の状況の把握	全国の病院，療養病床を有する診療所	毎月・毎年

3. DPC 病院および DPC 調査に協力した病院を対象とした データ提出加算の施設基準

　日本独自の診断群分類である DPC 制度は，「基礎調査」といわれるデータを基盤として，データベースを利活用し，新たな分類開発や診断群分類の妥当性の検証，診療報酬の決定のほか，入院医療を担う医療機関の医療機能の評価，自院と他院とのデータ比較であるベンチマークなどに活用される。

　2012（平成 24）年に新設された「データ提出加算」は，これまで段階的に診療報酬改定が行われてきた。

<2020 年（令和 2 年）>診療報酬改正の主な変更点
　1.　入院料の拡充
　　・200 床未満の回復期リハビリテーション病棟入院料
　　・200 床未満の療養病棟入院基本料
　2.　急性期一般入院基本料を算定する病棟以外において 90 日を 1 回算定可能

<データ提出加算の施設基準>
・「A207 診療録管理体制加算」に係る届出を行っていること。
・「DPC 導入の影響評価に係る調査」に適切に参加できる体制を有すること。

データ提出加算（2020 年改定）

項　目	点　数	
データ提出加算 1	（イ）200 床以上　140 点	入院初日に限り算定
	（ロ）200 床未満　210 点	
データ提出加算 2	（イ）200 床以上　150 点	
	（ロ）200 床未満　220 点	
データ提出加算 3	（イ）200 床以上　140 点	療養病棟入院基本料等で入院期間が 90 日を超えるごとに 1 回算定
	（ロ）200 床未満　210 点	
データ提出加算 4	（イ）200 床以上　150 点	療養病棟入院基本料等で入院期間が 90 日を超えるごとに 1 回算定
	（ロ）200 床未満　220 点	
提出データ評価加算	40 点	データ提出 2, 4 の（ロ）

<データ提出加算の要件>
1）DPC データの様式 1，外来 EF は 2% 未満。
2）診療報酬明細書が 0% 未満。

DPC 基礎調査　提出データの概要

		内　容	ファイル名
患者別情報		診療録情報（カルテからの情報）	様式 1
	レセ情報	包括支払点数の情報	D ファイル
		出来高支払点数の情報	EF ファイル
		看護情報	H ファイル
		医科保険診療以外の診療情報	様式 4
	施設情報（病床数，入院基本料等加算，地域医療指数等）		様式 3

4. がん登録のデータ

日本では 2016（平成 28）年 1 月より「がん登録等の推進に関する法律」に基づいて全国がん登録がスタートした。全国がん登録とは，がんと診断されたすべての人のデータを，国がまとめて集計・分析・管理する仕組みである。全病院と都道府県が指定した診療所が対象となり，医療機関で登録されたデータが都道府県のがん登録室に集められ，国（国立がん研究センター）のデータベースで一元管理される。

がんは，脳血管疾患を抜いて日本の死因のトップであり，日本人の 2 ～ 3 人に 1 人はがんになるといわれている。がん登録制度とは，毎年，どれくらいの人ががんと診断されるのか，また，どの地域にどのようながんが発生するのかなど，「罹患率」「がんの種類」「進行度」「生存率」等，がんにかかわるさまざまな情報も得ることができる唯一の方法である。

罹患率から得られる情報は，がんの実態を示しているので，国のがん対策や都道府県の地域医療計画，がん診療連携拠点病院の整備などにも生かされる。また，これらの情報は一般に公開され，同時に国や都道府県のがん対策をはじめ，がん検診や治療，がん研究などに活用されている。

がん登録には，全国がん登録と院内がん登録の 2 つがある。全国がん登録は国・都道府県による利用・提供の用に供するため，国が国内におけるがんの罹患・診療・転帰等に関する情報をデータベースに記録し，保存することを目的とする。

院内がん登録は病院において，がん医療の状況を的確に把握するため，がんの罹患・診療・転帰等に関する情報を記録し，保存することを目的とする。

その中で，**院内がん登録の業務**を担うのは，がん登録実務認定者（国立がん研究センターがん対策情報センター主催）である。実際には主に診療情報管理士がその役割を担っている。

院内がん登録の業務
診療情報管理士が行う登録業務については，第 4 章 p.197 ～を参照。

表 5-5 患者のがんに関する情報

	項　目
(1)	氏名・性別・生年月日・住所
(2)	医療機関名
(3)	診断日
(4)	種　類
(5)	がん進行度
(6)	がん発症の経緯
(7)	がん治療内容
(8)	死亡日

5. 病院機能評価における主な統計にかかわる項目

　日本では，第三者評価機構として，日本病院機能評価機構が 1995（平成 7）年に設立された。この組織は医療機関が医療機能の向上に努め，国民や地域医療のために良質な医療サービスを提供していくことを目的として設立され，現在までに 2,116 病院が認定されている（2021 年 2 月現在）。

　医療機能評価体系（3rdG：Ver.2.0）では，病院活動の内容ごとに大・中・小の評価項目を設けており，その項目の中には随所に適正な統計指標の作成・分析が盛り込まれている。

＜病院機能評価　機能種別版評価項目
　一般病院 1　3rdG：Ver.2.0 ＞（抜粋）
1.2.1　必要な情報を地域等へわかりやすく発信している
【評価の視点】
○病院の提供する医療サービスや実績などの情報を患者や医療関連施設等に
　定期的な更新を発信していることを評価する。

1.5.2　診療の質の向上に向けた活動に取り組んでいる
【評価の視点】
○症例検討会，診療ガイドラインの活用，臨床指標に関するデータの収集・
　分析，診療内容の標準化（クリニカル・パス）など，診療の質向上に向け
　た活動の状況を評価する。

4.1.4　情報管理に関する方針を明確にし，有効に活用している
【評価の視点】
○情報の管理・活用に関する方針が明確にされ，それに基づき院内の情報が
　管理され，有効に活用されていることを評価する。

6. 主な統計指標

在院患者数

24時現在の在院している正味の患者の数。なお，在院患者延数は，一定期間（1か月，1年など）在院している患者数の合計。

入院患者延数

在院患者延数と退院患者数を合計した数。

外来患者延数

新患者数と再来患者数を合計した数。時間外，休日に取り扱った患者も含む。

診療実日数

外来診療の場合は病院ごとに定められた診療日（当該日数から祝祭日と年末年始休日を差し引く）。

新患者数

その医療機関に初めて受診する患者または複数の診療科受診の場合，その診療科で初めて受診する患者の数（初診料が算定できる患者数）。なお，再来患者数とは，2回目以降の受診患者の数。

新入院患者数・退院患者数

新たに入院した患者数または退院した患者数（死亡退院含む）。

（1）1日平均患者数

① 1日平均在院患者数

$$\frac{入院患者延数}{日数}$$

② 1日平均外来患者数

$$\frac{外来患者延数}{診療実日数}$$

1日平均患者数は，一定の期間（月，年単位）で算定し，診療科別，病棟別に前月や前年度と対比させ，患者の動向を調査することで，病院経営に反映させる。

（2）新患率

$$\frac{新患者数}{外来患者延数} \times 100$$

外来患者のうち新患者数がどのくらい占めるかをみる方式であり，この率が高いと急性疾患の患者が多く，低いと慢性疾患の患者が多い。

（3）入外比率

$$\frac{1日平均外来患者数}{1日平均入院患者数}$$

入外比率は，平均的には入院1に対し外来2〜3の割合とされている。しかし，高度医療を担う特定機能病院や地域医療支援病院は，入院機能に重点を置き，原則的に新規患者は診療情報提供書を持参するのみとするため，その比率は低くなっている。

（4）平均在院日数

① 病院報告での平均在院日数

$$\frac{在院患者延数}{1/2（新入院患者数＋退院患者数）}$$

② 診療情報管理での平均在院日数

$$\frac{退院患者在院延日数}{退院患者数}$$

③　診療報酬上，入院基本料算定の際の平均在院日数

$$\frac{当該病棟における直近3か月間の在院患者延数}{1/2\,(新入棟患者数＋新退棟患者数)}$$

　平均在院日数は，病院全体で一人ひとりが何日入院しているかを示す統計である。急性期の病院と慢性期の病床とでは，在院日数は大きく異なる。平均在院日数は，病床利用率とともに入院収入や病院経営に大きく影響するもっとも重要な指標とされている。入院費は基本的に正比例するため，医療費を抑える手段として，平均在院日数の短縮が求められており，特に日本は欧米諸国に比べて在院日数が長いとされている。

　①の平均在院日数は，保健所に提出する病院報告で用いられている指標である。病院全体としての病床の利用状況を示した指標であり、医事課が担当していることが多い。

　②の平均在院日数は，入院から退院までの在院期間を示す平均的な数値で，病床の効率的な管理運営を図る指標である。個々の患者単位として算出するため，診療科別や疾患別に平均在院日数を求めるときは，この計算式を用いて算出する。診療情報管理室が用いる公式である。

　③の平均在院日数は，診療報酬の入院基本料加算の算定基準に用いられる。

（5）平均病床利用率

$$\frac{在院患者延数}{病床延数}$$

　病床の利用率を示す方式であり，高率であればあるほどよいとされるが，救急患者の空床確保や院内感染の危険性から90％くらいがよいとされている。また，長期入院患者を収容すると平均在院日数が延び，診療報酬上不利となる。病床数には**許可病床数**と**実働病床数**があるが，対外的な報告には許可病床数を用いる。

（6）病床回転率

$$\frac{365\,(または366)\,日}{平均在院日数}$$

　病床あたりの年間の利用患者数を示す。病床利用率が高い場合でも，長期入院患者が多くなれば病床回転率は低くなる。平均在院日数に反比例する。

病床延数
　病床数×日数。

許可病床数・実働病床数
　許可病床数は，医療法第27条の規定に基づき都道府県知事の使用許可を受けた病床数。実働病床数は，実際に稼働する病床数。

死亡率

　死亡率には粗死亡率と精死亡率があり，精死亡率は入院48時間未満の死亡を除いたもの。

（7）死亡率

$$\frac{死亡患者数}{退院患者総数} \times 100$$

　一定期間に病院内で死亡する患者の割合を表したもの。一般的に高度な医療を担う病院は重症度が高い患者が収容されているため，死亡率も高くなる。医療機関によりかなり相違するため他施設と単純に比較できない。その他，新生児死亡率（院外死亡や死産児は除く），術後死亡率などがある。

（8）剖検率

$$\frac{剖検数}{死亡患者数} \times 100$$

　剖検とは死後の病理解剖のことをさす。教育病院などでは剖検数・剖検率を維持することが求められており，医学教育・研究の評価を示す指標となる。

（9）対診率

$$\frac{対診患者数}{退院患者数} \times 100$$

　近年の診療科の細分化によって専門以外の疾患は他科に診察を依頼する。複数の診療科を標榜する病院の場合，対診率の高さはチーム医療推進の目安でもある。

（10）紹介率（診療報酬上）

① 特定機能病院および一般病院の場合

$$\frac{紹介患者延数＋救急搬送患者数}{初診患者延数}$$

② 地域医療支援病院の場合

$$\frac{紹介患者延数＋救急搬送患者数}{初診患者延数－休日・夜間救急患者数－救急搬送患者数}$$

$$逆紹介率＝\frac{逆紹介患者数＋救急搬送患者数}{初診患者延数}$$

紹介患者数

　開設者と直接関係がない他病院または診療所から紹介状により紹介された数（初診患者に限る）。

初診患者数

　初診患者の総数（救急搬送患者数，休日・夜間救急患者数は除く）。

逆紹介患者数

　地域医療支援病院から他病院または診療所に紹介した数。

> **＜地域医療支援病院の基準値＞**
> 紹介率80％以上，または紹介率65％以上かつ逆紹介率40％以上，または紹介率50％以上かつ逆紹介率70％以上
>
> **＜特定機能病院の基準値＞**
> 紹介率50％以上かつ逆紹介率40％以上

　紹介患者とは，診療に基づきほかの機関での診療の必要性を認め，患者の同意を得て当該医療機関に文書（診療情報提供書）をもって受診させることであり，文書を添えて患者の紹介を行った場合に診療情報提供料を算定できる。

　診療所から病院に，病院から病院に，中小病院から高度医療（特定機能病院や地域医療支援病院等）を担う大病院になど，それぞれの医療機関の機能分担の面からも紹介率はきわめて重要な指標となる。

　また，逆紹介とは病院から診療所に，あるいは特定機能病院から200床未満の小病院に患者を紹介することである。

　紹介率では，救急搬送患者は紹介状を持参しない場合が多く，計算上，紹介率を下げてしまい医療機関には不利となる。そのため，診療報酬の施設基準の設定には，救急搬送患者を分母から差し引いたり，分子に加えるなど配慮されている。

参考文献●

・日本病院会監修，日本診療情報管理学会編：診療情報管理士のためのやさしい医療統計学，じほう（2010）
・向後千春・冨永敦子：統計学がわかる，技術評論社（2013）
・浅井　隆：いまさら誰にも聞けない医学統計の基礎のキソ第1巻，アトムス（2015）
・浅井　隆：いまさら誰にも聞けない医学統計の基礎のキソ第2巻，アトムス（2016）

メディカルマナー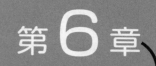

 ## 第一印象をよくするために

1. 第一印象の重要性

　初対面の人に出会ったとき，「感じがいい」「信頼できそう」「頼りなさそう」など，第一印象で人を判断することが多い。また，社会人としての第一印象のよしあしは，その人個人の評価だけでなく，その人が所属する組織全体の評価につながってしまうことがある。このように，日常生活においても仕事のうえでも，評価をよくするためには，いかに第一印象が重要であるかを理解しておこう。

2. 第一印象を決めるポイント

　これまでさまざまな心理学者が，第一印象についての研究を発表している。それによると，第一印象は，数秒という"一瞬"で決まるといわれている。つまり，「人は他人を自分の瞬間の判断により『好感』『敵対感』『無関心』の3つの区分でイメージ化する」というのである。この3つに区分するポイントとして，① 身だしなみ，② 表情，③ 挨拶（返事），④ 立ち居振る舞い，⑤ 言葉遣いがあげられる。中でも，身だしなみ・表情・立ち居振る舞いは，一瞬にして目に飛び込んでくる視覚からの情報が大きく影響し，第一印象を決定づける要因といわれている。

　また，一度インプットされた第一印象を覆すには，多くの時間と労力が必要である。この第一印象が，その後の人間関係に深く影響を及ぼすだけに，よい第一印象をつくりあげることが大切である。そのために，自分自身をよく知り，普段から人によい第一印象をもってもらえるように心がけるとともに，内面を磨く努力を続けていきたい。

3. 身だしなみ

　「見かけ7割，中身3割」という言葉のとおり，視覚からの情報が，第一印象を決める大きなポイントである。したがって，初対面の相手によい印象をもってもらうためには，「身だしなみを整える」ことは大切なことである。一方で，「身だしなみ」と「おしゃれ」の違いを考えることも大切である。身だしなみとは，「周囲の目を意識すること」「周囲との調和や配慮を忘れないこと」である。おしゃれとは，「自分の個性が主体」「周囲の感情・感性や影響を考慮しない」ということである。

　このように，身だしなみとおしゃれの違いをよく理解し，医療機関に従事する者としてふさわしい身だしなみを心がけたい。

（1）身だしなみの基本

　身だしなみの整え方は，何よりも自分が所属する組織に合ったものにすることが大切であるが，どの業種・業態にも共通していえる身だしなみの基本は，「清潔感と機能性と品格を考える」ことである。

　特に，医療従事者の身だしなみは，その職員のイメージだけでなく医療機関に対するイメージに直結する。患者に不安感や不信感を与えないよう，「清潔感のある身だしなみ」は，重要な仕事のひとつと心得よう。

（2）身だしなみのポイント

　職場における身だしなみのポイントは，次のとおりである。

・清潔であること。

・上品であること。

・機能的であること。

・TPO に合っていること。

・相手（周囲）に違和感を与えないこと。

　また，医療機関にはさまざまな年齢層の人が出入りするため，自分の感覚を基準としないよう，次のチェックリストを参考にしたい。

TPO

　Time（時間），Place（場所），Occasion（場合）の頭文字をとった略語。時と場所，場合に応じた方法・態度・服装等の使い分けを意味する和製英語。

● 身だしなみ　チェックリスト ●

① 服　　装

□ ユニフォームがある場合は，着崩さず，規則どおりに着用する。

□ ネームプレートは，患者が確認しやすい所定の位置にまっすぐつける。

□ 着用している服（ユニフォーム）に汚れやしわがないか，またボタンが
　　とれていないかなど，しっかりと手入れをする。

□ 靴は医療機関勤務者としてふさわしいものを選び，汚れ・かかとのすり
　　減りにも気を配る。

□ ストッキングの伝線や靴下の汚れに気を配る。

② 頭　　髪

□ 髪型は，乱れにくく，清潔で活動的なスタイルにする（原則的に，短髪，
　　まとめ髪）。

□ 髪の色は，派手すぎない自然な色を心がける。

③ 化粧・手・爪・アクセサリーなど

□ 業務中の手の動きは患者の目にとまるので，手や爪が汚れていないよう
　　に心がける。

□ 派手なマニキュア・ネイルアートは避ける。

□ 化粧は，上品なナチュラルメイクを心がける。

□ 口臭・化粧・香水・整髪料・たばこの匂いなど，不快感を与える匂いに
　　注意する。

□ 仕事の邪魔になり品格を欠くようなアクセサリーはつけない。

4. 表　情

「笑顔に勝る武器はなし」といわれるように，相手の心に好印象を与える表情は「明るく自然な笑顔」である。笑顔には，不安をとり除き，相手を受け入れ，歓迎する気持ちが表現されている。

不安や苦痛などを抱いて医療機関に来る患者に対して，つねに温かくやさしい笑顔とやわらかなまなざしで応対するよう心がけたい。

表情づくり

1）笑顔－安心感を与える温かくやさしい笑顔

医療従事者の温かくやさしい笑顔は，患者の心を開かせ，安心感を与えることができる。日々の訓練で，信頼を得られる笑顔を身につけよう。

＜フェイスストレッチ＞
① 表情筋体操（ハ行を使って）
　ハ　「ハハハ」と声に出して
　ヒ　「ヒヒヒ」口角を思い切り横に引っ張って
　フ　「フフフ」歯切れよく
　ヘ　「ヘヘヘ」口角を上げて
　ホ　「ホホホ」口をすぼめ唇をとがらせて
② 口角上げ体操（5回以上）
　意識して口角を上げ「ハッピー・ラッキー・ウィスキー」と発声する

★口角を上げるだけで，こんなにイメージが違う！
どの表情が感じいい？

2）視線－信頼感を与えるアイコンタクト

「目は心の窓」といい，目を合わせることにより，お互いの心の動きを察知し合うこともできる。人と話をするときは，相手の目を見て話すようにする。どのようなときもやさしい目つきを心がけることが大切である。

以下に，視線の動かし方で注意すべき事がらをあげる。

> **＜視線で注意したいこと＞**
> ・視線を下から上に急に上げると，おべっかを使うなど，へつらった目つきになる。
> ・視線が横に流れると，人を軽蔑したような表情になる。
> ・視線を上に上げながら，横に向けると人を無視するような表情になる。
> ・伏し目になると，さみしく暗い表情になる。
> ・視線を丸く半円を描くような気持ちで視線を送ると，目元がやさしく明るくなる。

5. 挨拶と返事

挨拶で始まる人間関係

　挨拶はよい人間関係をつくるきっかけになる。一言の挨拶で相手の不安感や警戒心をとり除き，心を開かせる効果がある。また，名前を呼ばれたときや，用事を頼まれたときの「はい」という明るい声での返事は，相手に自分のやる気を伝え，好印象となる。日頃から相手に届く，はっきりした明るく気持ちのよい挨拶と返事を心がけたい。

> **＜挨拶と返事のポイント＞**
> ・いつでも，どこでも，誰にでも。
> ・自分から笑顔で元気に声を出す。
> ・プラスの一言を…。
> ・どんな小さなことにでも「ありがとう」。
> ・呼ばれたら明るく「ハイ！」と返事。
> ・椅子から立って，手を止めて。
> ・挨拶の基本動作「ハイオアシス」。
> 　「ハイ」はい
> 　「オ」　お疲れ様でした，お願いします
> 　「ア」　ありがとう
> 　「シ」　失礼します
> 　「ス」　すみません

医療接遇とは何か

　ものや情報があふれ，さまざまなサービス競争が激化する昨今，患者のサービスに対する意識はますます高くなっている。選ばれる施設となるためには「顧客満足」を超えて「顧客感動」を与えられるサービスを提供することが必須である。医療サービスをつくり出すのは「人」である。患者との接点をもち，医療サービスの最前線にいる「現場の医療従事者」こそが，その一瞬一瞬の患者のニーズをとらえ組織を成功へと導く鍵を握っている。

　医療は1995（平成7）年に，厚生白書において「サービス業」と定義づけられた。治療技術と同様に患者への接遇は患者を癒し，不安を払拭し，生きることへの意欲に導くファクターであるといってもよい。

　「接遇」とは，「接」…接する，「遇」…もてなす，という意味がある。人をもてなすこと，おもてなしの医療サービスこそ接遇である。相手がうれしいと思うことを形にして伝えること，あなたの思いやりを形にして伝える行動，それこそが接遇＝ホスピタリティである。ホスピタリティマインドをもって患者に好印象を与え，感動を与えることのできる医療従事者を目ざしたい。

 敬語表現と立ち居振る舞い

1.　美しい立ち居振る舞い－姿勢は心を映し出す鏡

　姿勢とは「姿（すがた）」の「勢い（いきおい）」と書く。姿勢を正す，姿勢を整える，〜に向かう姿勢…など，姿勢という言葉には，どこか凛とした，まっすぐ上に伸びる美しいたたずまいが感じられる。

　また，姿勢は内面的態度の表れといわれ，「姿勢＝態度」としてあなたの内面を映し出すものであり，姿勢がよい＝態度がよい＝よい人というイメージで伝わる。逆に態度が悪い＝姿勢が悪いと，当然のことながら悪いイメージが相手に伝わることになる。姿勢は人がらやその人そのものをダイレクトに映し出す。「姿勢＝態度」といっても過言ではない。

さて，医療従事者として求められる姿勢とはどのようなものだろうか。医療の現場はきわめて忙しい。だからこそバタバタと乱雑な振る舞いをしないよう努力し，患者に安心感を与える美姿勢と振る舞いを意識することが大切である。数センチの姿勢の工夫で，あなたの印象は格段に向上し，信頼へとつながるだろう。

（1）美しい姿勢のとり方

- 内またにならずまっすぐ立つ。
- Ｏ脚にならないようひざを寄せる。
- 背中は反りすぎず手のひらが1枚入る程度に適度なＳ字カーブをつくる。
- 肩甲骨を寄せる（デコルテが広がる）。
- あごの位置を床と平行にする。
- 手は自然に下ろすか前で重ねる。
- 笑顔でいる。

（2）挨拶とお辞儀

- おはようございます　　　：10時半頃までの朝の挨拶。
- お世話になっております　：名前を続けて呼ぶことを心がける。
- ありがとうございます　　：必ず目を見ていう。
- かしこまりました　　　　：すぐ後に復唱をする。
- 少々お待ち下さいませ　　：多用に注意する。
- お待たせいたしました　　：気持ちを込める。
- 誠に申し訳ございません　：誠意あふれる表情をする。
- ありがとうございました　：感謝の気持ちを込める。
- よろしくお願いいたします：相手に敬意をもち，伝える。

（3）お辞儀の種類

お辞儀には「辞」…「言葉」，「儀」…「形」のような意味がある。「辞」＋「儀」，つまり「言葉」＋「形」を合わせてお辞儀となる。「おはようございます」というときは目を見て，次にお礼の気持ちを形に表す。これは「語先後礼」といい，たいへんていねいな振る舞いである。できるだけ「言葉」と「形」を別々に，さらに「心」というエッセンスを加え，美しく心の込もった振る舞いを心がけることが大切である。

第一印象は数秒で決まるといわれている。姿勢という非言語（ノンバーバル）でのコミュニケーションで相手に安心感をもたせるために，美しい姿勢，心の込もった挨拶，そしてお辞儀を心がけることは大切である。

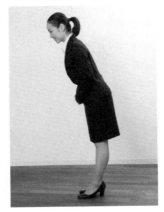
■会釈（15度）
すれ違うとき
入退室
「失礼いたします」

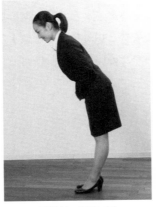
■敬礼（30度）
自己紹介時
初対面時
「よろしくお願いいたします」

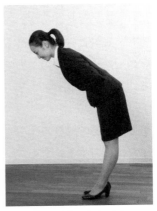
■最敬礼（45度）
深い感謝
謝罪時
「本日はありがとうございました」
「申し訳ございません」

図 6-1　お辞儀の種類

姿勢はすぐに身につくものではない。毎日の積み重ねが大切である。NG動作，例えば足を組む，肘をつく，猫背などを日常生活から削除し，心身ともに歪みのない，まっすぐで凛とした美しい立ち居振る舞いの医療従事者を目ざし，患者に安心と信頼を伝えてほしい。

2. 心遣いあふれる「言葉遣い」－心に響く言葉遣い

言葉遣いは『心遣い』といわれる。

言葉遣いは「言葉を使う」のではなく，「心を遣わす」もので，相手に思いやりの心を届ける日本語特有のコミュニケーションのスキルである。

私たちは日々，言葉というツールを使って相手とコミュニケーションをとっている。あたりまえのように使う日本語だが，相手の心を癒すこともあれば，時には悪気なく不快な思いをさせてしまうこともあり，なかなか上手に使いこなすのはむずかしいものである。実際，間違いも多く氾濫しているため，正しい日本語や**敬語**（表 6-1，6-2）を習得することは患者からの信頼へとつながる。

敬　語

2007 年に文部科学省文化庁から「敬語の指針」が発表された。敬語は3分類から5分類となり，間違いやすい敬語や日本語表現についての決まり事が詳しく記されている。

228

表 6-1　敬語の種類

尊敬語	謙譲語	丁寧語
① れる，られる ② お（ご）〜になる 　　〜下さる 　　〜なさる ③ 置き換え式	① お（ご）〜する 　　〜いたす ② 〜させて頂く ③ 置き換え式	① 「お」「ご」をつける ② 「です」「ます」 　「ございます」 ③ 置き換え式
主語は 「相手」 「相手の会社」 「第三者」	主語は 「私」 「私共」	物事や相手に対して 丁寧に言い表す言葉

表 6-2　敬語の活用例

普通語	尊敬語	謙譲語
する	なさる	いたす
いる	いらっしゃる　おいでになる	おる
行く	いらっしゃる	参る　伺う
来る	いらっしゃる　お見えになる お越しになる　おいでになる	参る　伺う
いう	おっしゃる	申す　申しあげる
見る	ご覧になる	拝見する
見せる	お見せになる	ご覧に入れる　お目にかける
聞く	お聞きになる	伺う　承る　拝聴する
食べる	召し上がる	いただく
知る・知っている	ご存知	存じあげる（対人） 存じる（対事柄・もの）
会う	お会いになる	お目にかかる
思う	思召す	存ずる
あげる	おあげになる	差しあげる
もらう（受けとる）	お受けとりになる	頂く・頂戴する・拝受する
借りる	お借りになる	拝借する
気に入る	お気に召す	————————
着る	召す・お召しになる	————————
読む	お読みになる	拝読する

（1）言葉遣いのポイント① クッション言葉を使い表現を和らげる

　クッション言葉（表 6-3）とは「恐れ入りますが」「失礼ですが」「もし
よろしければ」などの言葉であり，相手に何かを依頼するときや，断るとき
など，文章の前に使うとその表現が柔らかくなる。

表 6-3　クッション言葉

場　面	クッション言葉
話の内容が否定であるとき	あいにく　残念ですが　せっかくですが
話の内容が肯定であるとき	喜んで　ぜひ
お詫びのとき	申し訳ございませんが
ものを尋ねるとき	失礼ですが　お差支えなければ
手数をかけるとき	恐れ入りますが　お手数ですが 申し訳ございませんが　ご面倒ですが
こちらに来てもらうとき	ご足労ですが申し訳ございません

【例】

「差支えなければもう少し詳しくお話を聞かせていただけませんか」

「お忙しいところ恐れ入りますが，少しお話しできますか」

「何度もご面倒ですが，明日もう一度お越しいただけますか」

（2）言葉遣いのポイント② 間違いやすい敬語を理解し，正しい敬語を使う

【例】

　　「○○様おられますか？」×

　　「○○様いらっしゃいますか」◎

★相手に謙譲語を使っている誤用。尊敬語を使う。

　　「先程おっしゃられた件ですが」×

　　「先程おっしゃった件ですが」◎

★敬語を重ねる二重敬語になっている誤用。

（3）言葉遣いのポイント③ 相手に「やさしい」言葉を使う

【例】

　　「お話を聞かせてください」△

　　「もしよろしければお話を聞かせていただけませんでしょうか」◎

★『ください』は指示命令的に伝わる。クッション言葉＋依頼形で相手が主
　導となる話し方を心がける。

　　「甘いものは食べないでください」△

　　「甘いものは控えて頂けますでしょうか」◎

★『しないで』など禁止する際，相手の意志に委ねる。

　　「10分程しかお話できません」△

　　「10分程ですが，よければお話聞かせてください」◎

★否定でなく，肯定的に話す。

　同じ内容を話す場合でも，言葉遣いや日本語表現を工夫するだけで，相手が受ける印象はずいぶん違う。敬語は相手を尊重し，存在を認めるだけでなく，自分の意志を正確に伝えるために大切なスキルである。患者への思いやりを，言葉によって心遣いをしながら上手に伝えることで，相手も自分も心地よい時間を共有できる。

表 6-4　敬語ワークシート I

普通の表現	接遇用語
私・私たち	わたくし・わたくしども
私の会社	弊社・当社・小社
あなたの会社	御社・貴社
相手の同伴者（一緒の人）	お連れの方・お連れ様
きょう（今日）	本日
きのう	昨日（さくじつ）
おととい	一昨日
あす	明日（みょうにち）
あさって	明後日（みょうごにち）
今年	本年
去年	昨年（さくねん）
今	ただ今
あとで	後ほど
この間	先日
さっき	先ほど
ちょっと・少し	少々
ここ（こっち）そこ（そっち）あそこ（あっち）	こちら・そちら・あちら
この人	こちらの方・こちら様
どの人・誰	どちらの方・どちら様・どなた様
どんな	どのような
男	男性
女	女性
外人	外国の方
用	ご用件・ご用向き
ミス	不手際
〜くらい	〜ほど
息子　娘	（息子）令息・ご子息 （娘）令嬢　ご息女　お嬢様

　　　　　上達するためにはまず正しい知識を習得して「話す」ことが大事である。正しい知識を身につけ，自分の話す言葉一つひとつに関心をもち，積極的に自分から話しかけ，患者の心に響く言葉遣いを磨いてほしい。

表 6-5　敬語ワークシートⅡ

普通の表現	感じのよい表現／接遇用語
誰ですか。	失礼ですが，どちら様でいらっしゃいますか。
佐藤さんですか。	失礼ですが，佐藤様でいらっしゃいますか。
なんの用ですか。	失礼ですが，どのようなご用件でしょうか。
ちょっと待ってください。	恐れ入りますが，少々お待ちいただけますでしょうか。
それはできないんです。	申し訳ございません。そちらはいたしかねます。
私ではわかりません。	申し訳ございません。わたくしではわかりかねます。
ここで待っていてくれませんか。	恐れ入りますが，こちらでお待ちいただけませんでしょうか。
また来てくれますか。	ご面倒ですがもう一度ご足労願えますでしょうか。 恐れ入りますがもう一度お越しいただけますでしょうか。
具合はどうですか。	具合はいかがですか。
会議室を見てきます。	会議室を見て参ります。
帰ったら言っておきます。	戻りましたら申し伝えておきます。
電話をしてください。	恐れ入りますが，お電話を頂戴いただけますでしょうか。
わかりました。	かしこまりました。
これでいいですか。	こちらでよろしいでしょうか。
部長はいません。	申し訳ございません。あいにく，部長は不在でございます。
どうしましょうか。	どのようにいたしましょうか。
私の会社ではできません。	申し訳ございません。弊社ではいたしかねます（できかねます）。
課長は席にいません。	あいにく，課長は席を外しております。
さっきは失礼しました。	先ほどは失礼いたしました。
後で連絡します。	後ほどご連絡させていただきます。
後で電話します。	後ほどお電話差しあげます。
そうです。	さようでございます。
もう一度言ってください。	恐れ入りますがもう一度おっしゃって頂けますでしょうか。
和田さんを知っています。	和田さんを存じあげております。
あなたの会社を知っている。	御社を存じております。
その件について知っている。	その件につきましては存じております。
すみません。	申し訳ございません。
もう一度かけて（電話を）もらえませんか。	恐れ入りますがもう一度おかけ願えませんでしょうか。 申し訳ございませんがもう一度お電話頂戴できませんでしょうか。

表 6−6　敬語ワークシートⅢ

普通の表現	感じのよい表現
① 田中は今席にいません。	あいにく田中はただ今席を外しております。
② 10 時に来てください。	恐れ入りますが10時にお越しいただけませんでしょうか。
③ 後で行きます。	後ほど参ります。
④ 今お客様がおっしゃられましたように…	ただ今お客様がおっしゃったように…
⑤ ご参加される方はこちらにご記入下さい。	ご参加なさる方は…
⑥ 受付で伺ってください。	受付でお聞きになってください（お尋ねください）。
⑦ 失礼ですがお名前は何と申されますか。	失礼ですがお名前は何とおっしゃいますか。
⑧ 注文は何にいたしますか。	ご注文は何になさいますか
⑨ ○○様はおられますか。	恐れ入りますが，○○様はいらっしゃいますか。
⑩ どちら様でございますか。	どちら様でいらっしゃいますか。
⑪ そちらの会社の製品はどうしますか。	御社の製品はいかがなさいますか。
⑫ お元気でございますか。	お元気でいらっしゃいますか。
⑬ （得意先に）ご苦労様です。	お世話になっております。
⑭ 素晴らしいクリニックでいらっしゃいますね。	素晴らしいクリニックでございますね。
⑮ （自社の）係長にお伝えします。	係長に申し伝えます（係長に伝えます）。
⑰ Ａ社の田中様が参られました。	Ａ社の田中様がいらっしゃいました。
⑱ 質問はありますか。	恐れ入りますがご不明な点はおありでしょうか。
⑲ お客様にお教えいたします。	お客様にご説明いたします（申し伝えます）。
⑳ ご伝言は確かに田中のほうに申し伝えます。	（私○○と申しますが）ご伝言は確かに田中に申し伝えます。

応対業務

1. 心に響く電話応対−声は病院の「顔」

　電話応対は「声」の印象が，病院の第一印象を決定づける。顔が見えないからこそ対面時よりも意識を高め，姿勢を整え，笑顔で，はきはきとゆっくりとわかりやすく伝えることが大切である。

　また「声」には表情がある。第一印象の決定要因として声や話し方は40％近くを占める。例えば目を閉じて「声」だけに意識をして聞いてみると，その「声」から相手がどのような表情をしているか，ダイレクトに伝

わってくるものである。

　また「笑声」といわれる笑顔で話す声は，やさしく，あたたかく，相手を安心させる力がある。顔が見えない分，人は聞くことに集中し，その声だけで相手を判断しようとする。声だけが頼りの電話応対では，笑声を出して，患者に信頼と安心を伝えていく必要がある。

　さて，そんな「声」だけのやりとりである電話応対で，さらに重要なのは，「復唱」である。対面時や電子メールと違い『目に見えない言葉』が飛び交うため，必ずメモを取り，復唱する。「○○様でいらっしゃいますね」「○○日○時に変更でございますね」など数字や固有名詞には特に注意することが大切である。

　また，電話応対は相手の時間をいただくことである。コストと時間の両方を削減するため，話す内容をあらかじめまとめておくように心がけることが大切である。

　その他にも，電話応対にはさまざまなルールがある。

　病院に電話してくる患者や家族は，不安を抱え，時には痛みを抱えているかもしれない。事務的ではなく心を込めた電話応対が大切である。話しにくい状況ではないか，聞こえにくくないだろうか，今この瞬間の体調は大丈夫か，急いでいないか…相手の声や話すスピード，使う言葉などを鋭く観察し，配慮しながらやさしい口調で話すことが大切である。電話の向こうに届くあなたの声が，患者の心を癒し，「この人でよかった」と安心できるような電話応対を日々心がけ，毎日努力して生きることが大切である。

（1）電話応対の心構え

・電話応対は2コールで出るのが基本である。4〜5コールなら「大変お待たせいたしました」と言葉を添える。

・保留音は30秒以内にとどめる。それ以上かかる場合は中間報告を入れるか，改めてかけ直す。

・カレンダーや予定表・メモなど，すぐに対応できるようデスク周りを整理整頓しておく。

・電話の機能を把握しておく（保留・転送の仕方など）。

・受話器は利き手と反対にもつ（利き手にはペンをもつ）。

・フリーダイヤルを使わない（使うのは自分が客の立場のときのみ）。

・声が聞きとりにくいときは「お電話が遠いようですが」と伝える。

・上司在席の場合は在不在は言及せず「少々お待ちください」と伝え上司に指示をあおぐ。

・「おはようございます」を使うのは10時半頃までがよい（それ以降は

「お世話になっております」などがよい)。

・電話はかけたほうから切るのが基本であるが，相手が目上である場合は相手が先に切るのを待つこともある。

（2）電話の特性－メリット・デメリットを知り有効に活用する

1）表情が見えない

・姿勢を正し笑顔で話す。

・相手が目の前にいるつもりで話す。

・「間」をとってゆっくりと話す。

・滑舌よく母音をはっきりと話す。

・「ながら」電話をしない。

2）記録性がない

・メモをとる（5W3Hをポイントに）。

・復唱・確認をする。

3）一方的である

・相手の都合を聞く（話せる状況か，時間はあるかなど）。

・忙しい時間帯を避ける（出勤時や昼食時，退社時など）。

・周りの音に配慮する（電話は7～8mの音を拾う）。

・話す場所の配慮をする（情報の流出を防ぐ）。

・保留のまま待たせない（保留は30秒以内。中間報告をする）。

4）有料である

・電話代・人件費がかかっていることを認識する（3分以内を意識する）。

・あらかじめ話す内容をまとめておく。

・資料やメモなどを準備して簡潔に用件を話す。

（3）ビジネス電話のタブー

・「保留」にしないで待たせる。

・「保留」を長く（目安は30秒）続ける（長く待たる場合は，相手にその旨を伝え，改めてこちらからかけ直す）。

・「ながら」電話（～しながら）。

・電話中の人の近くで話をする。

・話す場所の配慮がない（個人情報および管理情報の流出につながる）。

・私用で使う。

・伝言の残し方に配慮が欠けている（用件など詳細は残さない。情報の流出を防ぐ意識をもつ）。

・専門用語を使う。

5W3H

　5W3Hを踏まえてメモをとる・伝えるなどを実践することで，漏れや重なりがなくなりむだなく端的に言いたいことを伝えることができる。

When （いつまでに）
What （何を）
Where （どこに）
Who （誰に，誰と）
Why （なんのために）
How （どのように）
How many （いくつ）
How much （いくら）

（4）電話応対－覚えておきたい基本フレーズ

電話応対では，さまざまな場合に基本となる文言（フレーズ）があるので，覚えておくとよい。表 6-7 にそれらの一例を示す。

表 6-7　電話応対の基本フレーズ

相手が名乗らない場合	「失礼ですがどちら様でしょうか」
名指し人不在でかけ手が困っている場合（相手の様子が急いでいる）	「お急ぎでいらっしゃいますか」
名指し人不在でかけ手が困っている場合	「わたくしでよろしければご伝言を承りますが…」
電話を切る際　終わりの挨拶（受け手）	「お電話ありがとうございました。失礼いたします」
名指し人が電話口に出たら挨拶言葉	「お世話になっております」
名指し人が電話に出たら用件に入る前に（かけ手）	「ただ今お時間よろしいでしょうか」 「～の件について○点確認（ご連絡）したいのですが…」
かかってきた相手にこちらも別の用事があるとき	「いただいたお電話で恐縮ですが…」
名指しされて出るとき	「お待たせいたしました。私○○課の○○でございます」
相手の電話番号を聞くとき	「念のためお電話番号をお聞かせいただけますでしょうか」
相手の声が小さく聞きとりにくいとき	「恐れ入りますがお電話が少々遠いようですが」
伝言を預かったとき，電話を切る前に	「わたくし○○がお受けいたしました」 「わたくし○○が確かにご伝言を申し伝えます」
ベルが3回（5回）以上鳴って出たとき	「（大変）お待たせいたしました」
何度も電話をかけているとき	「度々恐れ入ります」
相手に復唱してほしいとき	「恐れ入ります。念のため繰り返していただけますでしょうか」
間違い電話がかかってきたら…	「こちらは○○番の○○会社でございます。何番へおかけですか」
途中で切れたら	かけた方からかけ直し「先ほどは失礼いたしました」

（5）ワンランクアップの電話応対

●できるだけ電話の相手に負担をかけないよう「代案」を提示することが大切である。

【例】

「○○はおりません」

➡「○○は席を外しております。もしよろしければ折り返しご連絡いたしましょうか」

「今日の午後の診察は行っていません」

➡「明日は午後も診察がございます。ご予約をお取りいたしましょうか」

●折り返し電話する際は，あらかじめ日時を伺っておく。

【例】

「いつ頃お電話しましたらよろしいでしょうか。よろしければ二〜三，

ご都合をお聞かせいただけますでしょうか」

●伝言を受けた場合は必ず自分を名乗る

【例】

「わたくし○○がお受けいたしました。ご伝言確かに申し伝えます」

（6）伝言メモの作成

・メモはデスクなどに置く際落ちないように配慮する。

・メモだけに頼らず名指し人が戻り次第口頭でも伝える。

・5W3Hに従って簡潔に記入する。

```
                                    年　　月　　日（　）
                                       時　　分
_____ 様

_____ 様より
【電話番号　　　　−　　　−　　　　】

□電話がありました
□電話を頂きたい
□もう一度電話します（　月　日　時　分頃に）
□伝言して下さい

【用件】
```

図 6−2　伝言メモの例

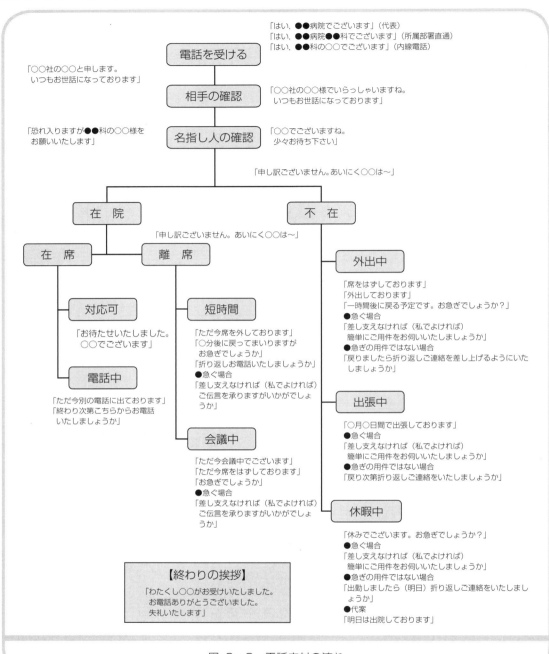

図 6-3　電話応対の流れ

2. 来客応対と訪問のマナー

　訪問する側のマナー，訪問される側のマナーは「もてなす」「もてなされる」という双方向のよりよいコミュニケーションから成り立つものである。医療人としてだけでなく，社会人として常識とモラル，マナーをわきまえた訪問や応対を心がけることが重要である。

（1）訪問直前

・約束の10分前には到着する。訪問は5分前にする。
・携帯電話をマナーモードに設定する。
・冬はコート・手袋・マフラーなどを脱ぎ，片手にもつ。
・身だしなみをチェックする。

（2）受付で

・「3時に営業部の○○様とお約束があって伺いました。●●の○○と申します」
・名刺を渡す。

（3）応接室で

・席を勧められてから着席する（席次を知っておく）。
・席を勧められない場合は下座に席をとり，荷物を置いて立って待つ。
・コート・カバンは自分の足元などに置く（テーブルの上に置かない）。
・名刺・必要書類・筆記具を準備する。
・お茶を出されたらいただいてもよい。

（4）担当者が入室

・ドアがノックされたらすぐに起立する。
・「お忙しいところお時間を頂戴いたしましてありがとうございます」などと挨拶する。
・名刺交換をする。
・席を勧められたら着席する（上座に移動することもある）。

（5）打ち合わせ中

・挨拶・名刺交換後アプローチ話法で場を和ます。
・姿勢・言葉遣いに注意して，落ち着いた態度を保つ。

気をつけるべき話題
・政治や宗教の話題
・暗いニュース
・競合他社（他院）の悪口やうわさ話

アプローチ話法
　活用できる雑談のきっかけである。初対面の相手とは緊張するものだが，お互いに共通の話題などを見い出せば親近感や安心感を与えることができる。
『木』気候・天気
『戸』道楽・趣味
『に』ニュース
『た』旅
『ち』地域・知人
『か』家族・家庭
『け』健康
『し』仕事
『衣』ファッション
『食』食べ物・食事
『住』住居・住まい

表 6-8　来客応対と取り次ぎ

	アポイントメントあり	アポイントメントなし（不意の来客） 取引先・上司の友人知人・マスコミ取材の申し込み・上司の親族など
受付での確認事項	① 氏名 ② 会社名 ③ 役職・所属（初来院の場合） ＊初めての来院の場合は名刺を預かる 「恐れ入りますがお名刺を頂戴できますでしょうか」	① 氏名 ② 会社名 ③ 用件（＊詳しくは聞かない） ④ 役職（名刺を預かり確認） ⑤ 紹介状の有無
上司在席時	① お待ちしておりました。○○様。 ② 応接室へご案内する。 ③ 上司に取り次ぐ。 ■先程まで在席していたが姿が見えないとき ① 応接室へご案内する（上司不在は伝えない）。 ② お茶を出す（すぐに上司を探す）。 ③ 上司が見つかり次第取り次ぎ応接室へ行ってもらう。 ＊上司の姿が見えないことは伏せておく。 ■来客が早く到着した場合 ① 応接室に案内して待っていただく。 ② 上司に来客の件を伝え指示を受ける。	① 上司の在・不在は伏せておく。 ② 「少々お待ち下さい」と待っていただく。 ③ 上司に連絡して会うかどうかの指示を受ける。 ④ ■会う場合は応接室へ案内。 　　■会えない場合は…基本の４応対。 ■上司が多忙なとき ① 面談のおおよその時間を聞く。 ② 多忙であり会えない可能性を告げておく。 ③ 上司に取り次ぐ。 ④ 会えないとき「あいにく○○はあわただしくしておりましてお目にかかることができません。わざわざお越しいただいたのに申し訳ないと申しております」 ⑤ 基本の４応対。
上司不在時	① 不在を告げる（理由を伝える）。 ② 丁重にお詫びする。 　「お約束を頂いておりながら申し訳ございません」 ■15分程度で戻る場合 ① 極力待っていただく。 ② 待っていただける場合応接室へお通ししパンフレットや雑誌，お茶の接待。 ③ 待っていただけない場合は，基本の４応対。 ■30分以上の遅れの場合…基本の４応対。 ＊ポイント：上司不在の理由で「院長の入院」「事故」「院内の緊急重要会議」などはまずは言わない。 「急用ができて・・」などと取り急ぎ伝えておく。	① 不在を告げる（理由は言わない）。 ② 帰院予定時間がわかれば伝える。 ③ 相手の意向に沿って対応する 基本の４応対。 ＊例外　上司の友人は代理が対応できないのでお帰りいただく場合が多い。 ■転任・就任の挨拶訪問（通常アポなし） 　① 挨拶に返礼する。 　② 名刺を預かり，秘書として名乗る。 　③ 代理人に出てもらい挨拶を交わしてもらう。 ■寄付・広告の依頼客 ＊相手の話はきちんと聞き丁寧に応対する。 ＊担当部門を紹介し担当者に会ってもらう。 ＊相手の依頼に応えられないことを詫びつつはっきりと断る。 「申し訳ございませんがそのお申し出はお受けいたしかねますのでお引取り願えないでしょうか」 （事前に上司と対処法を話し合っておくこと）

【基本の４応対】
1）代理の者でもよいか
2）上司への伝言を承る
3）後ほど連絡する
4）お客様が改めて出直すと言うことなら承る（希望日を聞いておく）（「いかがでしょうか？」と相手の意向を伺う聞き方をすること）

・お茶を出されて「どうぞ」といわれたらいただく。

・用件を簡潔に話す。結論を先，状況説明を後にして，５Ｗ３Ｈを踏まえて伝える。

・相手の話は最後まで聞き，ポイントは復唱する。

・資料や書類などを使って具体的に説明，または質問に答える。

・答えられない内容は自社に電話するか，持ち帰り改めて正しく回答する。

（6）辞　　去

・長引きそうな場合は「もう少しお時間よろしいですか」などと伝える。

・訪問したほうから切り上げる。

・起立してお礼を述べる。「本日はお忙しいところありがとうございました」

・「こちらで失礼いたします」

・玄関を出てからコートなどを身につける。

3. 席次の知識

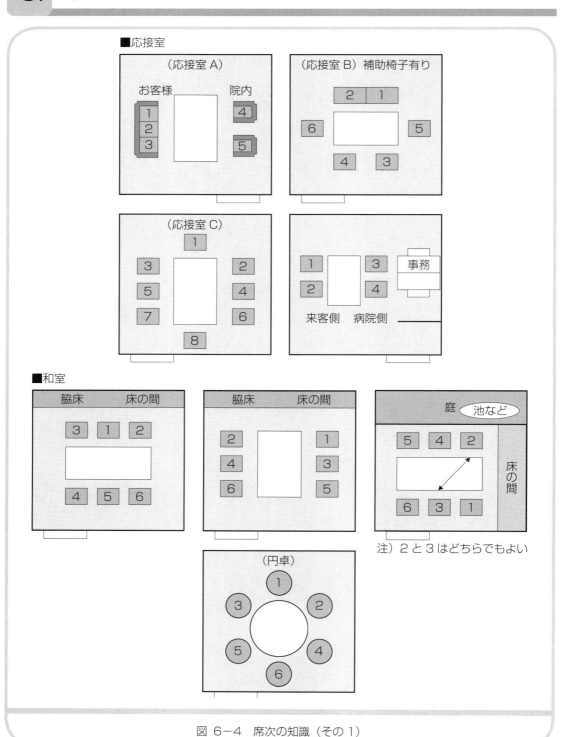

図 6-4　席次の知識（その1）

■乗用車・タクシー

（タクシー）
運転手

4

2 3 1

（上司やお客様が
運転する場合）

1

お客様・上司

3 4 2

■列車・飛行機

（列車）

2 4　　4 6 2

通路

1 3　　3 5 1

（飛行機）

通路

1 3 2　　2 4 3 1

■エレベーター

3 4

2 1

■会議

（対面型）

来賓側　　病院側

2　　　2

1　　　1

3　　　3

（口の字型）

1 議長 2

3　　　　4

5　　　　6

7　　　　8

9　　10

（円卓型）

議長

1　　　　2

3　　　　4

5

図 6-4　席次の知識（その2）

4. 名刺交換

**名刺を活用した
コミュニケーション**

　名刺をもらったとき
の日時や第一印象，外
見の特徴，面談内容等
を書き込んでおくとよ
い（相手に再度見せる
場合は書き込まない）。
次回には名前を覚えて
おき，名前で呼ぶこと
を心がければよりよい
コミュニケーションが
構築できるであろう。

　名刺はビジネスの場において自分をアピールし相手を知るための大切な
ツールである。名刺を相手・自分の分身だと考え，正しくスマートな名刺交
換を身につける。

（1）事前準備

・名刺は多めに準備する（10 枚以上）。

・専用の名刺入れに入れる（定期などと一緒にしない）。

・向きをそろえてすぐに渡せるように準備しておく。

・汚れているもの・端が折れているものなどないかチェックしておく。

・男性は上着のポケットなど，女性はバッグの中に準備する。

（2）名刺交換のルール

・必ず起立して渡す。

・下の者から上の者に出す。

・胸の位置でやり取りする。

・必ず復唱・確認する。

表 6-9　名刺交換の流れ

名刺の渡し方	名刺のいただき方
① 起立して一礼（テーブルなどは挟まず相手と正対する）	
② 相手が読みやすいように向け，胸の高さにもつ。	
③ 「わたくし，○○会社の○○と申します。よろしくお願いいたします」とお辞儀をしながら渡す。	② 両手を添えて受け取る。「頂戴いたします。○○会社の○○様でいらっしゃいますね。こちらこそよろしくお願いいたします」
【ポイント】 ■ 同時交換では右手で渡し，左手で受け取る。 ■ 名刺入れの上にいただいてもよい。	【ポイント】 ■ 受け取ったら目を通し相手の会社名・氏名を確認・復唱。 ■ 同時交換では左手で受け取り右手を添える（つままない）。 ■ 名刺入れの上にいただいてもよい。
	③ 聞き取れない・読み方がわからないときは必ず確認する。「失礼ですがお名前はどのようにお読みすればよろしいですか」
同時交換の場合はお互いに受け渡す。	
④ テーブルに並べる。 ■ 一人の場合は名刺入れの上に置く。 ■ 複数の場合は座席の順番に並べるとよい。	
⑤ 時期を見て名刺入れにしまう（ポケットにはしまわない）。	

（3）名刺のタブー

・人の前で名刺に書き込まない。

・名刺で手遊びしない。

・いただいた名刺を忘れて帰らない。

・いただいた名刺を落とさない。

・名刺を書類の下に追いやらない。

（4）こんなときどうする？

・名刺を出すのが遅れてしまった。

⇒　まず相手の名刺を受けとる。その後「申し遅れましたが・・」と改めて自分の名刺を渡す。

・名刺を切らしてしまった。

⇒　「申し訳ございません。名刺を切らせてしまいました。○○の○○と申します」とお詫びをして名刺交換時と同様の挨拶をする。後日一筆添えて郵送する。

5.　クレーム対応－クレームの奥にある期待から学ぶ

　クレームはなぜ起こるのだろうか。それは双方に「感情」があるからである。クレーム対応はただ単純に「解決策」を提示するだけでは，うまくいかない。誠実に相手（来院者）の「感情」に寄り添い，信頼関係を構築し直すこと，そして相手が何をしてほしいかを明確化し，最後に解決方法を提案する，そんなステップが大切である。このステップを間違え，解決方法から提案すると，クレームは増大し，二次的クレームをも引き起こし得る。クレーム対応のポイントを押さえ早期解決を目ざすことが大切である。

（1）クレームのメカニズムを知り「期待」に気づく

　クレームが発生する最初のきっかけは「クレームをもつ者からの期待」である。信頼し，期待があるからこそ，それが達成できていないとき，「な

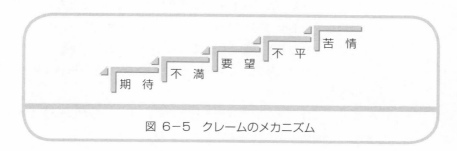

図 6-5　クレームのメカニズム

ぜ？」という不満が募る。最初はその期待を「すみませんが～してもらえませんか」という低姿勢で「要望」される。対応者がそれに気づかず，普通に対応してしまうと「不平」へと発展してしまう。いよいよ我慢がストレスとなり「不平」そして「苦情」「クレーム」と一気に発展してしまう。この段階で初めて相手は怒りの感情を出すため，対応者は「急に怒られた」ととらえてしまう。急にみえただけで実は相手の中ではすでに段階を経て大きくなっていたのである。

　まずは私たちは相手の「期待」に気づき，見える表情や言葉だけで判断せず，「先方の要望や期待にそえているだろうか」とつねに客観的に振り返ることが重要である。

（2）クレームは「聞く」「謝罪する」を徹底する

　クレーム対応がうまく解決した事例を調査すると，「話を聞いてくれた」「謝ってくれた」「気持ちを理解してくれた」などの意見が多く聞かれる。いいたいことがあふれている相手の話をさえぎらず，まずは初期対応者がしっかりと「聞く」ことに注力することが重要である。

（3）謝罪の言葉は具体的に

　謝罪はただ謝ればよいのではない。誠意のある謝罪は「具体的に謝る」ことである。

　　「お待たせして申し訳ございませんでした」
　　「この度はせっかくお越しいただきましたのに申し訳ございません」
　　「不愉快な思いをさせてしまい申し訳ございません」

　など，何に対してお詫びしているのかという具体的な事がらを添えて謝罪することが大切である。

（4）クレームは感謝で終わる

　クレームをもつ人20名のうちクレームを表明する人は1名ともいわれる。何も言わず去ってしまわれると私たちは気づきようがない。クレームをあえて伝えてくれる人は「改善策」を教えてくれているととらえ，クレーム対応の最後は「申し訳ございませんでした」＋「（教えていただいて）ありがとうございました」と感謝を伝えることが大切である。クレームを伝えてくれた人にも「役に立った」と思ってもらうことができ，円満な解決に導くことができる。

　クレームは相手の「期待の表れ」だと認識し，まずは感情に誠実に応えながら「信頼関係を再構築する」ことに努め，そしていいにくいことを伝えて

くれた人に対する「ありがとうございます」という感謝の気持ちでクローズすることに努めることが大切である。クレームがあるからこそ改善点に気づくのである。気づかせてもらった人に感謝の気持ちをもつ。そして組織内で情報を共有し，二度と同じことを起こさせない「仕組みづくり」を組織に根づかせていくことが，次へのクレームを防ぎ，さらなるよい対応を実践していくことにつながるのである。

6. 積極的傾聴法－相手の話の上手な聴き方

（1）3つの「きく」
聴く…LISTEN　相手の話の本質に耳を傾ける。
聞く…HEAR　　BGMのように音として聞く。
訊く…ASK　　　訊ねる（たずねる）こと。

（2）積極的傾聴＝アクティブリスニングの心構え

1）無条件の肯定的配慮・受容の姿勢
相手を尊重し，その人の行動や考え方が容認できなくても，評価したり批判したりせず，相手を尊重して聴く。

2）共感的理解・共感の姿勢
相手の私的な世界を，あたかも自分自身のものであるかのように感じ取る。ただし決して怒りや混乱に巻き込まれず，平静で客観的でなくてはならない。

3）相手が言おうとすることの意味や背後にある感情を聴く
本当は何が言いたいのか，どうしたいのか，背後にある感情を聴く。

4）準拠枠で聴かない
聴き手の価値観や先入観に支配されないこと。
自分の個人的な価値判断を脇に置く。
相手の伝えたいことをあるがまま聴く。

5）結論を急がせない
問題を解決したいと思うが，役に立ちたいという気持ちを抑え，よい聞き手に徹する。指導しない，自分の考えを押しつけないことがポイントである。

6）無知の姿勢で聴く
無知（not knowing）の姿勢「聴かせてもらう姿勢」でじっくり聴く。早わかりして決めつけない。

カタルシス効果
　傾聴によって相手が安心感をもち，話が促進され，胸の内にたまっていたものを吐き出すことができてすっきりする状態のこと。浄化効果ともいう。カタルシス効果は，相手にゆとりや冷静さをもたらし，客観的にものごとをみられるようになる。自分自身に関心をもち，受容できるようになる。相手が自己否定的な場合は聴いてもらうことで，徐々に自分を受け入れられるようになる。

7）全体に気を配る

相手の言葉だけでなく，非言語（声の調子・抑揚・姿勢・呼吸・手や目の動き）も聴く。

8）自分に気づく

聴いている自分自身の状態に気づく。入り込みすぎて動揺したり，情緒的になったりしない。冷静に落ちついて対応する。

（3）信頼関係づくり（リレーションづくり）

1）かかわり行動

・落ちつける場所の設定。

・優しい表情。

・姿勢はやや前傾。

・手足を動かしすぎない。

・足を組まない。

・腕組みしない。

・アイコンタクトは自然にソフトに。

・やさしい声がけ（相手への関心や歓迎を示す）。

2）簡単受容

うなずき・あいづちをうつ。

3）事がらへの応答

事がら（事実・でき事・状況）などを伝え返すこと（フィードバック）。

4）感情への応答

感情の言葉をとらえて，伝え返すこと。

5）意味への応答

本人の大切にしている価値観や信条を明確にして，伝え返すこと。相手の本意と異なる場合もあるため，伝え方を工夫して誠実に伝えなければならない。

6）要　　約

相手のまとまりのなくなりつつある話の要旨をまとめて，伝え返すこと。

・話が一段落したときにする。

・話が終わるとき，始めるときに使う。

・話が脱線したり，拡散したとき，わかりにくいときに使う。

7）質　問

<クローズド・クエスチョン　閉じた質問>

　はい，いいえで答えられる質問。答えやすいが，相手は受け身的になり，行きすぎると責められている感じになる。

　　「○○さんの意見には賛成ですか」

<オープン・クエスチョン　開いた質問>

　はい，いいえで答えられないため，さまざまな自由な答えが期待される。

　話し手が主体となり自身の感情や考えを整理できるが，答えるのにエネルギーがいることもある。

　　「○○さんの意見に対してあなたはどう思いますか」

　　「どのようなやり方がよいと思いますか」

<質問 NG >

　・質問攻め

　・誘導尋問

　・無関係な質問

　・思いつきの質問

　・プライバシーを侵害する質問

⑤　交際業務

　院内業務では，補佐的役割として，総務業務のひとつである交際業務の対応を求められる場合がある。

　冠婚葬祭・各種行事・季節ごとの贈答業務・見舞い・パーティーなど，どのような場面の交際業務にも対応できるよう，一通りの交際知識と技能を習得しておきたい。なお，交際のマナーには，長い歴史の中，人びとが人間関係を円滑に保つために必要なルールとして築きあげてきた地域独自のしきたりや慣習の形式・作法があり，画一にはいい切れないものがある。あくまでも一般論として把握したうえで対応したい。

1.　冠婚葬祭

賀　寿
　長寿の祝いのことで，次の決まった年齢で祝う。還暦（60歳），古稀（70歳），喜寿（77歳），傘寿（80歳），米寿（88歳），白寿（99歳）など。

地鎮祭
　土木・建築工事などで，工事を始める前に土地の神をまつり，工事の無事を祈る儀式。とこしずめのまつり。

起工式
　新たに土木・建築などの工事を始めるにあたり，施主や施工者，工事関係者などが参加して行われる式典のこと。

落　成
　工事が完成すること。竣工。

　冠婚葬祭とは，古来の四大礼式で，人生の節目となる慶び事と不幸に関する祭礼をさす言葉である。「冠」は元服，現代でいう成人式のことである。婚は婚礼，葬は葬儀，祭は現代では法事やお盆のほか，地域の祭りやイベント，季節の贈答までを含めている。祝い事や慶び事をさす慶事と，死去や葬儀などのお悔み事や悲しみ事をさす弔事を慶弔という略称でいい表すことがある。

（1）慶弔の種類

　表6−10に主な慶弔をあげる。

表6−10　慶弔の種類

種　類	一　般	企業など法人
慶　事	結婚，出産，入園，入学，卒業，成人式，就職，昇進，栄転，受賞，新築，転宅，**賀寿**など	創立，創業，開店，開設，周年記念，**地鎮祭，起工式，落成**，披露（役員の就任・退任，新製品発表など），表彰・受章（**勲章・褒章**）など
弔　事	通夜，葬儀，告別式，法要	社葬，法要
見舞い	中元，歳暮，病気見舞，災害・事故見舞，陣中見舞など	

（2）慶弔業務の内容

慶弔にかかわる業務には次のようなものがある。指示があったとき、すぐに対応できるよう把握しておきたい。

１）電報の手配

祝電、弔電、見舞電報など。

２）書状の手配

年賀状、暑中見舞状、慶事の祝い状、弔事の悔やみ状、年賀欠礼状、会葬礼状、就任・退任などの挨拶状など。

３）案内状・招待状の返信

案内状や招待状の出・欠席の返事を出す（図 6-6）。

４）贈答品の準備

中元、歳暮、慶事の祝い、弔事の香典や**供物**など。

５）訪問・弔問

慶事の訪問、弔事の弔問など。

勲 章

国家や公共に対する勲功・功労を表彰して国から授けられる記章のこと。

褒 章

ある分野において、立派な行い、功績のあった人を表彰するために国から授けられる記章のこと。

供 物

仏教では果物・生花・造花など。神道では果物・酒・魚・榊など。キリスト教では白系統の花など。

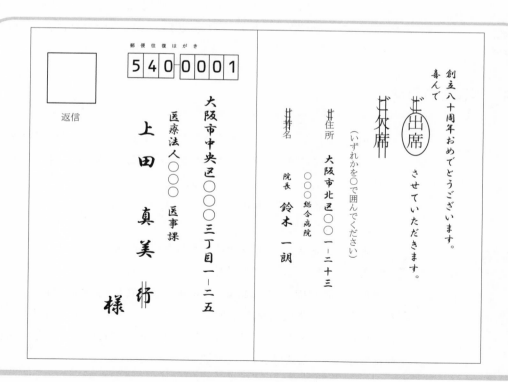

図 6-6　返信用はがきの書き方

（3）慶弔業務のポイント

　慶弔業務の指示を受けたときは，相手の立場に立って考え，思いやりと細やかな心配りで，タイミングを外さず処理することが大切である。そして，慶弔に関する情報を迅速かつ正確に入手できるように，テレビやラジオ・新聞や業界紙などの慶弔に関する記事・報道に注意しておくことが必要である。また，さまざまな立場の人から情報を入手できるように，日頃からよい人間関係をつくっておくことも大切である。

2. 慶事の心得

忌み言葉・重ね言葉

　不幸や不吉なことを連想させ縁起が悪いとされる表現。結婚式の場合は，「去る，別れる，帰る，戻る，切る」など。葬儀の場合は，「重ねがさね，たびたび，かえすがえす」など。新築の場合は「倒れる，燃える，傾く」など。

　慶事は，その情報を入手あるいは案内状・招待状を受けとったときにはタイミングよく祝電やお祝いの品を贈る。また，慶事の行事や宴など，華やかな席に参列・出席をするときには，その内容や目的，役割などを考慮したうえで，礼を欠くことがないよう服装や金品および**忌み言葉・重ね言葉**に注意をする。

　また，祝いの品は前日までに，花は当日の朝までに届け，現金は当日会場に持参する。なお，主催者側として当日受付業務を担当する場合は，事前に出席者の名前と所属する団体や地位などを把握し，来客にご挨拶とお礼を丁寧に述べる。その場合，仕事として参加することをわきまえた服装で臨むようにする。

3. 弔事の心得

　弔事は，予告なしに発生する不幸に対して迅速かつ的確な対応が求められる。訃報の情報に接した場合，すみやかに次のことを確認し，指示に従い対応する。

　・故人の氏名・役職・年齢。
　・亡くなった日時と死因。
　・通夜や葬儀などの日時・場所・電話番号・形式。
　・喪主の氏名・住所・電話番号・故人との続柄。

　通夜・葬儀・告別式などに参列する場合は，故人や遺族に対して礼を失しないよう，服装や態度を控えめにする。なお，弔事の祭祀の作法については，仏式・神式・キリスト教式など宗教・宗派や慣習によって違いがある。事前にしっかりと確認しておく必要がある。

（1）通　夜

　通夜は，本来葬儀の前に故人と家族や近親者，知人などが思い出とともに最期の夜を過ごす儀式であった。しかし，多忙な現代では，「一般会葬者は通夜または葬儀のいずれかに参列する」という慣例ができ，午後6時か7時頃から行われる1～2時間程度の通夜にのみ参列する人が多くなってきている。

　通夜の場合，急な連絡で仕事先から駆けつける場合が多いので，服装は平服でもよいとされている。女性の場合は地味な色のスーツなどで，アクセサリーをはずし化粧は薄くして参列する。男性の場合はダークスーツに黒ネクタイが望ましい。

（2）葬儀・告別式

　葬儀は，親族や知人が故人の冥福を祈り，死者を葬る儀式であり，告別式は，故人にゆかりのあった人が故人に最期の別れを告げる儀式である。現在では，葬儀と告別式を一緒に行うのが一般的である。

　服装は，喪服といわれる黒の礼服・略礼服を着用する。弔問の受付では，控えめな声で「このたびはご愁傷さまでございました」「ご霊前にお供えくださいませ」などとお悔やみを述べる。参列する場合は，金封を渡して会葬者記帳簿に氏名・住所・所属を記帳する。また，代理で参列する場合は，本来弔問に訪れるはずであった人の氏名を記帳し，左下に「代」と記入する。

（3）社　葬

　社葬は，業務上死亡した職員や法人に功績のあった職員，創立者や経営者などが亡くなったときに，法人が主催で執り行う葬儀をいう。

　社葬で受付業務などを担当する場合は，弔問客に慎み深い態度で対応し，受けた香典や供物などは紛失することのないよう厳重に管理することを心がける。

4. 贈答の心得

　贈答とは，季節の行事や冠婚葬祭などの折に，喜びや悲しみや感謝の気持ちを金品に託して贈る行為である。品物を贈る場合は交際の程度をわきまえ，贈る目的や相手との関係と，予算や好みを考慮したうえで品を選ぶようにする。

（1）贈答の基本

　贈答品は，本来ならば直接訪ねて手渡しするのがマナーであるが，現代ではデパートなど業者から直送する場合がほとんどである。この場合には品物に挨拶状を添えるか，あるいは品物が到着する2〜3日前に挨拶状が到着するようにする。

　1）病気見舞い

・鉢植えの花は避ける（「根づく＝寝つく」を連想させるので縁起が悪い）。

・シクラメンは避ける（「シク＝死苦」を連想させるので縁起が悪い）。

・椿は避ける（満開になると首がポトリと落ちるので縁起が悪い）。

・香りのきつい花や花粉が飛ぶ花，毒々しい色合いの花は避ける。

　2）新築祝い

・「火」「火災」を連想させるストーブや灰皿，ライター，ろうそくなど，また，赤い色のものは避けたほうがよい。

　3）結婚祝い

・贈り先の相手が希望する場合は別にして，包丁類やナイフ，ハサミなどの刃物，ガラス製品や陶磁器などは避ける。

・祝いの品を届ける場合は，式の1週間前までの吉日（大安・友引・先勝）の午前中が望ましい。**六曜（六輝）**を把握しておく。

　4）中元・歳暮

・夏は「御中元」，冬（歳末）は「御歳暮」として品物を届ける。

・贈る時期は地域によって異なる。

・盛夏は「暑中御見舞」，お盆を過ぎると「残暑御見舞」とする。

・歳暮は12月初め頃から20日頃までを目安に贈る。

・時期を逸して年末に近くなったら新年を待ち「御年賀」「謹賀新年」として贈る。

　5）返礼について

・お礼状は贈答品到着後すぐに送る。

・**お返しの予算の目安**は，いただいた金品の3分の1から半分程度である。

・災害見舞い，引越し，中元，歳暮，入学・入園祝いなどは，原則としてお返しは不要である。

・香典返しをいただいた場合の礼状は不要である。

（2）金　　封

　金封とは，慶弔時の現金を入れる封筒のことである。祝儀・不祝儀袋とも

六曜（六輝）

　日の吉凶を表す六つの日。先勝（せんしょう，さきかち：午前は吉，午後は凶），友引（ともびき：朝夕は吉，正午は凶など），先負（せんぷ，さきまけ：午前は凶，午後は吉），仏滅（ぶつめつ：何事も避けたほうがよいが，葬儀や法事は構わない），大安（たいあん：何をするにもよい日），赤口（しゃっこう，せきぐち：正午は吉，朝夕は凶）。

お返しのタイミング

　結婚祝いのお返しは，挙式後2〜3週間，新婚旅行後1〜2週間くらい，出産祝いのお返しは生後1か月のお宮参り頃がベスト。

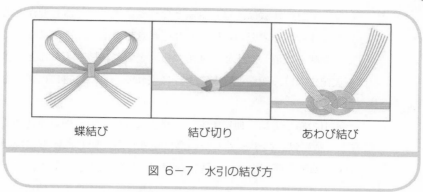

蝶結び　　　　　　結び切り　　　　　あわび結び

図 6-7　水引の結び方

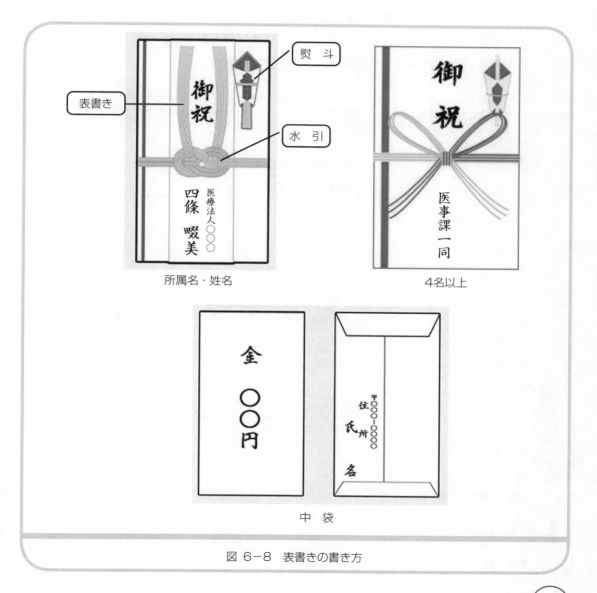

所属名・姓名　　　　　　　　　　　4名以上

中　袋

図 6-8　表書きの書き方

いう。金封の体裁は，包む金額とのバランスを考える必要がある。また，金封の熨斗（のし）の形や水引の色にもそれぞれ意味があり，地域によっても異なるので，意味を理解したうえで使用する。金封に紙幣を入れるときは，人物の顔を表側に向け，顔が上になるように入れる。また慶事には新札を用意する。

1）水　　引

水引の結び方は，何度でもありますようにという願いが込められた「蝶結び」（結婚以外のすべての祝い事に使う）と，同じことを二度繰り返さないという願いが込められた「結び切り」（結納・結婚・全快祝，弔事全般に使う）が基本である。しかし，近年では慶事・弔事ともに使用できる結び切りの変形である「あわび結び」を用いることが多い（図 6-7）。

2）表書き（上書き）

表書きは慶事や弔事の際，現金や品物を贈るとき，金封や熨斗紙に贈る主旨と贈り主の名前を書くことをいい，上書きともいう（図 6-8）。

表 6-11　主な表書きと水引

	目　的	表書き	水引の色	結び方
慶事	祝い全般	御祝・○○御祝	紅　白	蝶結び
	結　婚	寿・御祝・御結婚御祝	紅白・金銀	結び切り
	出　産	御祝・御出産御祝	紅　白	蝶結び
	賀　寿	寿・御祝・○○御祝	紅白・金銀	蝶結び
	結婚の返し	内祝・寿	紅　白	結び切り
	病気回復の返し	内祝・快気祝・全快祝	紅　白	結び切り
	慶事全般の返し	内祝・○○記念など	紅　白	蝶結び
弔事	仏　式	御香典・御霊前	黒白・銀	結び切り
	神　式	御玉串料・御霊前	黒白・銀	結び切り
	キリスト教式	御花料・御霊前	白封筒	
	無宗教式	御霊前	黒白・銀	結び切り
	僧侶への礼	御布施	白封筒	
	弔事の返し	志・忌明・偲草など	黄白・グレー	結び切り
	法　要	御供・御供物料など	黄　白	結び切り
見舞い	病　気	御見舞	紅　白	結び切り
	災　害	御見舞・近火御見舞	白封筒	
	選挙・合宿・公演・舞台など	陣中御見舞・祈必勝・楽屋御見舞	紅　白	蝶結び
その他	お礼・心づけ	御礼・謝礼・感謝	紅　白	蝶結び
		寸志・薄謝（目下の人に）	紅　白	蝶結び
	転宅・転勤・退職	御餞別・記念品	紅　白	蝶結び

・慶事の場合は濃い黒色，弔事の場合は薄い墨色で書く。

・氏名は中央に大きめに書き，病院名などの所属名は略さず名前の右上にやや小さめに書く。

・連名にする場合は，年長者や地位の高い人から順に右から書いていく。

・人数が多い場合は，代表者の氏名だけを書き「外一同」と書き添えるか，「△△課一同」と表に書き，中に全員の名前を書く。

参考までに，表書きと水引の主なものを表 6-11 にあげる。

参考文献●

・水原道子編著，上田知美・加藤晴美ほか：ビジネスとオフィスワーク，樹村房（2012）

・水原道子編著，森山廣美・上田知美ほか：ビジネス実務総論−企業と働き方−，樹村房（2010）

・水原道子編著，谷充之・工藤純子ほか：各業界こんなときどうする　接客の実務，樹村房（2006）

・日本産業カウンセラー協会編：産業カウンセリング，日本産業カウンセラー協会（2014）

・塩月弥栄子：上品な話し方−人をひきつけ自分を活かす（知恵の森文庫），光文社（2002）

・日本医療福祉実務教育協会　http://www.iryo-fukushi.com/

・水原道子・黒田廣美・中村芙美子ほか：実践オフィスワーク，樹村房（1999）

・松村明編集：大辞林　第三版，三省堂（2006）

索 引

〔編著者〕

有吉 澄江　株式会社 H・BRIDGE　メディカル部　GM　　第4章2,3
　　　　　　元山陽女子短期大学　准教授

沖山 圭子　滋賀短期大学　教授　　　　　　　　　　　　序章・第2章1〜4・第4章1-3,4

〔著　者〕（五十音順）

岩﨑 充孝　元保健医療経営大学　特任教授　　　　　　　第3章

上田 知美　四天王寺大学短期大学部　准教授　　　　　　第6章1,5

小辻 一巳　学校法人大和学園 京都栄養医療専門学校　　第1章・第4章1-2
　　　　　　医療事務・医療秘書科, 診療情報管理士科　学科長

小松 仁美　株式会社 CAREER LABO　代表　　　　　　　第6章2〜4

藤堂 隆司　学校法人大和学園 京都栄養医療専門学校　　第5章4
　　　　　　診療情報管理士科　非常勤講師

中川 雅登　学校法人大和学園 京都栄養医療専門学校　　第2章5,6・第4章1-1
　　　　　　医療事務・医療秘書科　准教授

萩原 勇人　東筑紫短期大学　教授　　　　　　　　　　　第5章1〜3

病院事務のための
医療事務総論／医療秘書実務〔第2版〕

2017年（平成29年）4 月 1 日　初版発行〜第2刷
2021年（令和 3 年）4 月30日　第2版発行
2022年（令和 4 年）12月20日　第2版第2刷発行

　　　　　　　　監　修　日本医療福祉
　　　　　　　　　　　　実務教育協会

　　　　　　　　編著者　有 吉 澄 江
　　　　　　　　　　　　沖 山 圭 子

　　　　　　　　発行者　筑 紫 和 男

　　　　　　　　発行所　株式会社 建 帛 社
　　　　　　　　　　　　　　　　KENPAKUSHA

112-0011　東京都文京区千石4丁目2番15号
　　　　　TEL　(03)3944-2611
　　　　　FAX　(03)3946-4377
　　　　　https://www.kenpakusha.co.jp/

ISBN 978-4-7679-3735-9 C3047　　　あづま堂印刷／愛千製本所
© 有吉澄江・沖山圭子ほか, 2017, 2021.　　Printed in Japan
（定価はカバーに表示してあります）